"宁夏医科大学支持学术著作"出版基金资助

枸杞经方集

主　编　　付雪艳

副主编　　李婷婷　　张义伟　　张立明

　　　　　李存兵　　黄晓芬

U0380307

东南大学出版社
SOUTHEAST UNIVERSITY PRESS
·南京·

内容简介

本书是在查阅大量的史料书籍及相关文献的基础上编撰而成的。全书共分为上、下两篇。上篇共分为2章,下篇共分为6章。从《圣济总录》《杨氏家藏方》《医方考》等经典古籍中筛选含枸杞的经典方剂1 000余首,并从内科疾病(虚证、脾胃肠病证、肢体经络病证、肝胆病证、肺系病证、外感病证、心脑病证、气血津液病证)、五官科疾病、外科疾病、儿科疾病、妇科(男科)病、其他疾病等六大方面疾病进行分类。其中许多方剂以枸杞为主药应用于临床,例如枸杞汤、枸杞子散等。每个方子均从方源、组成、用法、主治四个方面进行系统总结。本书保留了原方、原药、原法,通俗易懂,具有较高的临床使用价值、研究价值和收藏价值,并可为大宗药材枸杞进一步的科学研究及产品开发提供依据。

图书在版编目(CIP)数据

枸杞经方集 / 付雪艳主编. -- 南京 : 东南大学出版社,2023.12. -- ISBN 978-7-5766-1318-6

Ⅰ. ①R282.71

中国国家版本馆 CIP 数据核字第 2024BT9543 号

责任编辑:陈 跃　　责任校对:子雪莲　　封面设计:顾晓阳　　责任印制:周荣虎

枸 杞 经 方 集
Gouqi Jingfangji

主　　编:付雪艳
出版发行:东南大学出版社
出 版 人:白云飞
社　　址:南京四牌楼 2 号　邮编:210096　电话:025 - 83793330
网　　址:http://www.seupress.com
电子邮件:press@seupress.com
经　　销:全国各地新华书店
印　　刷:南京玉河印刷厂
开　　本:700 mm×1000 mm　1/16
印　　张:17
字　　数:330 千字
版　　次:2023 年 12 月第 1 版
印　　次:2023 年 12 月第 1 次印刷
书　　号:ISBN 978-7-5766-1318-6
定　　价:96.00 元

《枸杞经方集》编委会

前　言

枸杞子为茄科植物宁夏枸杞(*Lycium barbarum* L.)的干燥成熟果实。始载于《神农本草经》,久服枸杞能坚筋骨、耐寒暑,轻身不老,乃中药中之上品。《太平圣惠方》中记载:"药有一种,春名天精,夏名长生草,秋名枸杞子,冬名地骨。按四时采服之,可与天地同寿。"

枸杞起源于中国,在温带和亚热带地区均有分布,其中宁夏回族自治区作为枸杞的道地产区之一,在近 1 400 年前《千金翼方》中就有记载:"(枸杞)取甘州者为真,叶厚大者是。"中宁、海原、同心等地区枸杞资源丰富,枸杞历史绵延千年。随着枸杞成为宁夏九大重点产业之一,宁夏枸杞已成为"一带一路"上的地理标志产品。

枸杞作为我国最早批准的药食同源中药材品种之一,近年来在新产品的研发和深度加工等方面都有了显著的发展。其中,枸杞茶、枸杞干红、枸杞原浆等产品更是人人皆知,枸杞提取物在食品、药品、化妆品等诸多方面都有很好的应用。但是在现代大宗药材的研究中,枸杞的深度研究和产品开发略显不足。现代临床上枸杞常作为臣药使用,发挥滋补肝肾、益精养血、明目消翳、润肺止咳的作用。基于此,本书在总结前人工作的基础上,对枸杞经典方剂进行分类总结、归纳、整理,共整理方剂1 000 余首,从而为枸杞进一步的科学研究、产品开发以及临床应用提供依据。

付雪艳

2023. 11

目　录

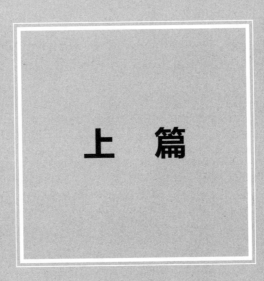

上 篇

第一章　枸杞的历史沿革

枸杞子是传统药食同源功能型特色中药材和常用大宗药材，药食兼优，是固本扶正、强身健体的滋补佳品，在我国有近 4 000 年的食用和药用历史。枸杞始载于《神农本草经》，列属上品，称其"久服，坚筋骨，轻身不老"[1]。同时，隋唐之前诸家本草也都有记载。唐代的《千金翼方》是首次全面记载枸杞药性的典籍，此书不仅继承了《神农本草经》关于枸杞的药性理论，而且增加了枸杞性味、有无毒性、药性主客等知识，可以说中药枸杞在此时才形成完善的理论体系。其后的历代本草或医学著述在言及枸杞药性时，皆是继承了《千金翼方》的理论体系[2]。

宋元时期是中药发展的重要阶段，枸杞作为一种重要的中药材，也得到了广泛的关注和研究。在这个时代，枸杞的栽培和利用经历了显著的发展。首先，宋代是枸杞栽培和利用的重要时期。李迅等著名的医学家，对枸杞进行了深入的研究，并将其列为官方药材之一。枸杞的栽培面积逐渐扩大，特别是在北方地区广泛种植，如宁夏、甘肃等地。其次，宋代人们对枸杞药用价值的认识进一步提升。枸杞被认为具有滋补肝肾、明目和抗衰老的功效，并被广泛应用于中医药治疗。宋代医学家将枸杞与其他药材、药物进行配伍，形成多种常用方剂，如枸杞子糕等，进一步丰富了枸杞的应用。《本草衍义》中记载："枸杞，性平味甘，主养肝明目，滋阴益精，强筋壮骨。适用于肝亏肾虚、视疲劳、腰膝酸软等症。"[3] 元代对枸杞的发展更加注重科学研究。元代医学家朱丹溪等继续对枸杞进行研究，并撰写了关于枸杞的专著，详细介绍了其性味归经、功效、应用等方面的知识，为后世的研究提供了重要的参考。

明清时期枸杞作为一种重要的中药材，得到了更为广泛的应用和研究。首先，众多医药学家纷纷对枸杞进行了详细的记载和论述，将其列为重要的药材之一。《本草纲目》中描述：枸杞，补肾生精，养肝，明目，坚精骨，去疲劳，易颜色，变白，明目安神，令人长寿。同时《本草汇言》载："枸杞能使气可充，血可补，阳可生，阴可长，火可降，风湿可去，有十全之妙用焉。"其次，枸杞的种植规模得到了扩大。明朝时期，枸杞主要分布在宁夏、甘肃等地，而到了清朝，枸杞种植扩展到了新疆等地区。枸杞的种植技术也得到提高，更好地满足了药材需求。另外，明清时期还出现了一些对枸杞功效的新认识。除了朱丹溪等医药学家的经验总结，一些民间医者也将枸杞运用于祛湿、补肾、延年益寿等方面，丰富了枸杞的应用范围[4]。

民国时期随着科技的进步和农业技术的发展，枸杞作为一种传统中药材，经历了一段重要的发展历程。首先，枸杞的种植和栽培技术得到了极大的改善。农民学习到了更科学的种植方法，包括土壤调理、病虫害防治等，这使得枸杞的产量和质量大幅提升。其次，枸杞的药用价值被广泛认可，并被纳入许多中药方剂中。民国时期，中医药学得到了蓬勃发展，许多中医师认识到了枸杞在保健和养生方面的独特作用，因此广泛使用枸杞来治疗和预防一系列的疾病。《本草正义》载：枸杞"味重而纯，故能补阴。阴中有阳，故能补气，所以滋阴而不致阴衰，助阳而不使阳旺"[5]。同时，枸杞的药材贸易也逐渐兴盛起来，成为中药市场的重要组成部分。此外，枸杞的国际影响力也逐渐扩大。在民国时期，枸杞开始出口到一些国家，成为中国特色的名贵中药材之一，这为我国的中药外贸带来了新的机遇和挑战。

现代枸杞的发展可以说是一个蓬勃而迅猛的过程。枸杞作为传统的中药材，在现代医学研究的推动下，其药用价值得到了更加全面深入的认识。通过大量的实验研究和临床验证，现代科学逐渐揭示了枸杞的多种保健功效和药理作用，包括提高免疫力、抗氧化、抗肿瘤、抗衰老等。这些研究结果不仅使得枸杞在中医药领域得到广泛应用，而且引起了国际学术界的关注[6]。同时，现代农业技术的进步也带动了枸杞产业的快速发展。在种植技术方面，科学家通过选育优良品种、改进栽培模式、增施有机肥料等手段，提高了枸杞的产量和品质[7]。农民通过合理管理和精细化种植，使得枸杞的规模化种植成为可能。此外，现代农业科技还在种植过程中广泛应用无公害栽培、智能化管理等技术，提高了枸杞的生产效率和质量。现代社会对健康和养生的关注度不断提升，枸杞作为一种天然、安全、有效的中药材，成为广大人民追求健康生活的首选。

表1　隋唐以前枸杞记载时间序列表

时间	出处	内容
西周	《诗经》	南山有杞，北山有李。
汉	《神农本草经》	味苦寒。主五内邪气，热中消渴，周痹，久服，坚筋骨，轻身不老。一名杞根，一名地骨，一名枸忌，一名地辅。生平泽。
东汉	《中藏经》	疗百疾延寿酒……枸杞子(五升)……
三国	《吴普本草》	一名杞芭，一名羊乳。
东晋	《抱朴子》	象柴，一名纯卢，是也。或名仙人杖，或云西王母杖，或名天精，或名却老，或名地骨，或名枸杞也。
南朝	《灵宝五符经》	枸杞酒方……灵宝服食地黄枸杞酒方……
唐	《千金翼方》	味苦，寒。根：大寒；子：微寒，无毒。主五内邪气，热中消渴，周痹风湿，下胸胁气。客热头痛，补内伤，大劳嘘吸，坚筋骨，强阴，利大小肠。久服坚筋骨，轻身不老，耐寒暑。

第二章 枸杞方剂配伍规律

1. 与生地黄配伍更具补肝、生津之功

生地黄具有清热凉血，养阴生津功效，《名医别录》中记载"补五脏内伤不足，通血脉，益气力"[8]。枸杞性平、味甘，具有养血、益气、润肺、明目等功效，对于虚损血亏、气血不足、肺热咳嗽、目干等症状有一定的治疗作用。而生地黄性寒、味甘，具有滋阴、清热、润肺、养胃等功效，对于阴虚火旺、肺热咳嗽、消渴等症状有疗效。同时，枸杞和生地黄可以相辅相成，共同调养五脏六腑。肝主疏泄，肺主气，心主血，脾主运化，肾主藏精。枸杞具有养肝明目之功效，而生地黄则有滋阴养血之效，两者配伍可以同时调养肝肾阴血，平衡气血的运行，以达到调整五脏六腑功能的目的。最后，枸杞和生地黄还具有协同增强的作用，两者配伍使用可以相辅相成，增强药效，提高疗效。常用方如延龄广嗣酒、延龄固本丹等[9]。

2. 与熟地黄配伍更具补益肾经之功

熟地黄具有补血滋阴、益精填髓之能；枸杞甘平，能补肾益精，《伤寒温疫条辨》中写到枸杞"以其味重而纯，故能补阴，以其阴中有阳，故能补气，阴滋则血盛，气足则阳旺……故用以佐熟地最良，其功聪耳明目，益神魂添精髓，强筋骨，补虚劳，止消渴"[8]。两者配伍使用对于肾阴虚、肾阳不足、血虚等症状有一定的治疗作用。两者都可以补充肾脏能量，调节阴阳平衡，具有类似的治疗方向。另外，枸杞和熟地黄可以协同增强疗效，两者配伍使用可在滋阴补肾、养血调经等方面更好地达到补益肾阴和血液的目的。例如左归丸中重用熟地黄滋肾益精，佐以枸杞子补肾益精、养肝明目，从而增强药效。右归丸中枸杞子配伍熟地黄、山萸肉、山药，共同滋阴益肾，养肝补脾，填精益髓，并取"阴中求阳"之义[8]。

3. 与菊花配伍更具补肝、益精之功

菊花具有发散风热、清肝明目、平抑肝阳、清热解毒之效，且药性甘苦微寒[10]；枸杞可以补肝肾益精，达到治本之效，一补一清，标本兼顾。枸杞与菊花还有一定的养肝作用。中医认为肝主目，枸杞与菊花都具有清肝明目的功效。枸杞能滋补肝肾，强健体魄；菊花则能清热解毒，平肝明目。两者相结合，可以达到养肝明目的效果。两者配伍使用常用于肝肾不足、视物昏花、两目干涩疼痛，或迎风流泪、头晕、腰膝酸痛，或肝阳上亢、肝风上扰而见两目昏暗、视物模糊不清、头目眩晕等。另外，枸杞子性微温，久服则有温燥之嫌，配伍甘苦微寒之菊花则无此弊端。常用方剂如杞菊地黄丸中使用熟地黄补血滋肾阴、填精，枸杞子滋补肝肾精血，两者配伍使用以达增强疗效的作用。常用方剂如延龄聚宝丹、庆世丹等[8]。

4. 与人参配伍更具补气、生精之功

人参具有大补元气、调补五脏、祛除邪气、明目益智、复脉固脱等功效，枸杞为多汁之品[11]，二者配伍相辅相成，能更好地发挥滋补作用。《医方考》指出："人参善于固气，气固则精不遗。枸杞善于滋阴，阴滋则火不泄。"常用方剂如壮火丹、赞化血余丹等[8]。

5. 与当归配伍更具补肝肾、生精之功

枸杞和当归均具有滋补血液、调理气血的功效。枸杞能够滋养肝肾、养血明目，而当归则具有活血调经、补血养颜的作用。二者合用，可以共同起到滋阴补血的效果，有助于调理气血不足的症状，如面色苍白、乏力、月经不调等。同时，枸杞和当归的配伍还能够互补彼此的功能。枸杞有滋养肝肾的作用，而当归则有活血养颜的功效。两者相结合，能够更好地提升滋补润燥、调节血液循环的效果。此外，枸杞和当归也具有一定的相容性。中医认为，枸杞入肝经，而当归入血药，二者配伍能够相互促进，发挥更好的疗效。常用方剂如壮腰健肾汤、安睡丹等[8]。

6. 与菟丝子配伍更具补肾、明目之能

枸杞味甘性平，具有滋补肝肾、明目养肝的功效，主要用于肝肾亏损、视力模糊等症状的治疗。而菟丝子味苦性寒，具有清热解毒、利水通淋等功效，主要用于湿热病症、淋病等症状的治疗[12]。二者的药性互补，配伍后可以起到补益肝肾、调理阴阳的作用。常用方剂如羊肝丸、七宝美髯丹等[8]。

7. 与山药配伍更具体虚补益之能

枸杞味甘性平，具有滋补肝肾、明目养肝的功效，主要用于肝肾亏损、视力模糊等症状的治疗。而山药味甘性平，具有补脾胃、益气补血的功效，主要用于脾胃虚弱、气血不足等症状的治疗。两者的药性互补，配伍后可以起到滋补肝脾、益气血的作用。如明代名医缪希雍所说："枸杞虽为益阴除热之上药，若脾胃薄弱，时时泄泻者勿入。须先治其脾胃，俟泄泻已止，乃可用矣。即用，尚须同山药、莲肉、车前、茯苓相兼，则无润肠之患矣。"[13]常用方如固本健阳丹、羊肝退翳丸等[8]。

8. 与黄精配伍更具补益之能

黄精药性甘平且具有滋肾润肺、补脾益气的作用。《本草便读》谓"此药味甘如饴，性平质润，为补养脾阴之正品"。枸杞与黄精配伍使用，在补阴补气中加以补阳益精之效；并且黄精注重后天补益而枸杞多助先天，故两者配伍使用达到先后天并补、气血阴阳得以兼顾的用处。可用于肝肾阴血不足、精气虚乏、阴血亏损等。常用方如延龄长春丹、琼浆药酒等[8]。

9. 与龙眼肉配伍更具阴阳双补之能

枸杞和龙眼肉在中医理论中都具有滋补养生的功效。枸杞能够滋阴补肾、明目养肝、补益精血，而龙眼肉能够补血养心、益脾安神。两者配伍使用能够相辅相成，共同发挥滋补养生的作用。同时，二者均有润肺化痰的功效。枸杞能够清肺热，润燥止咳；而龙眼肉则能够润肺止咳，化痰止咳。二者配伍使用能够协同作用，对于

肺热燥咳、痰多咳嗽等症状具有良好的疗效。此外，枸杞和龙眼肉还能够相互调和，减轻药物的副作用。枸杞有温热的属性，而龙眼肉则偏凉，二者配伍能够相互调和，减少药物的不良反应，提高疗效。常用方如狐仙封脏丸、百补膏、延龄酒等[8]。

10. 与车前子配伍更具补肾、明目之能

枸杞和车前子在中医理论中都具有利尿的功效。枸杞能够滋阴补肾、明目养肝，而车前子则有清热利湿、通淋止痛的作用。两者配伍使用能够相互补充作用，提高利尿效果。同时，二者均有明目的功效。枸杞和车前子还能够相互调和，减轻药物的副作用。枸杞有温热的属性，而车前子则偏凉，二者配伍能够相互调和，减少药物的不良反应，提高疗效。常用方如斑龙固本丹、滋阴生光散等[8]。

11. 与白芍配伍更具补阴、明目之能

枸杞和白芍都具有滋补养阴的功效。枸杞对肝肾阴虚、眩晕乏力等症有良好的滋补作用，而白芍能够滋养血液、调理月经等，两者搭配能够互补，滋补阴血，增强调理作用。同时，白芍有破血通络的功效，能够排除体内淤血瘀滞，两者配伍能够协同作用，增强活血化瘀的效果。此外，枸杞能够益肝明目，有良好的滋养眼睛的功效，而白芍能够调理气血、改善面色苍白等症状，两者搭配使用能够综合调理肝脏和眼睛，增强效果。常用方如滋阴百补丸、滋阴补肾丸等[8]。

12. 与沙棘配伍更具补肝肾、明目养血之能

枸杞和沙棘都具有滋补肝肾的功效。两者配伍使用，能够滋养肝肾，提高机体的抗氧化能力，以达到增强滋补肝肾的效果。同时枸杞和沙棘都具有明目的作用。枸杞能够滋养肝肾，明目养肝；而沙棘对改善视力有一定的帮助[14]。此外，枸杞和沙棘还都具有养血生发的作用。枸杞能够滋养血液，增强头发的生长和发质的改善。而沙棘能够促进血液循环，增加血液中的氧气供应，从而对头发生长有益。因此，两者配伍使用能够协同促进养血生发的效果。

13. 与甘草配伍更具补益之能

首先，枸杞具有滋养肝肾、明目补血的功效，可以改善肝肾功能衰竭、眼睛疲劳等症状。而甘草具有益气、补脾、解毒的作用，可以调和脾胃功能、增强体质。枸杞和甘草的配伍可以共同发挥滋养肝肾、补益脾胃的作用。其次，枸杞具有养阴补血的功效；而甘草则能调和药性、增强药物的效果，使之更好地发挥作用。枸杞与甘草配伍后，能够加强枸杞的滋养阴血的作用。最后，枸杞与甘草的配伍还具有协同作用，可以相互增强药效，提高治疗效果。二者配伍后，能够相互补充不足、弥补缺陷，使疗效更加显著。常用方剂如滋阴明目汤、滋阴清化丸等[15]。

参考文献

[1] 童丽梅,姜胤秀,郭盛,等.枸杞子药食产品研究现状及开发策略分析[J].南京中医药大学学报,2023(9):943-953.

[2] 杨乾鹏.历史时期枸杞称谓与产地变迁研究[D].上海:上海师范大学,2023.

［3］寇宗奭.本草衍义［M］.北京:中国医药科技出版社,2018.

［4］周莉江,肖隆祥.初探中药在美容化妆品中的应用［J］.海峡药学,2018,30(8):25-27.

［5］张山雷.本草正义［M］.山西:山西科学技术出版社,2013.

［6］张飔宇.中医药治疗糖耐量异常的用药规律及 Meta 分析［D］.武汉:湖北中医药大学,2021.

［7］王磊.宁夏 A 企业竞争环境分析及营销体系构建研究［D］.银川:宁夏大学,2014.

［8］龙一梅,王荣,牛阳.枸杞在常用方剂中的配伍应用［J］.宁夏医科大学学报,2010,32(8):847-848.

［9］王杰群.冷疗法在中西医临床中的运用［J］.中医研究,2017,30(10):78-80.

［10］肖雪.菊明颗粒配合耳穴贴压法对Ⅰ级高血压患者的临床疗效观察［D］.沈阳:辽宁中医药大学,2013.

［11］高英鑫.经典名方半夏泻心汤的物质基准研究［D］.长春:长春中医药大学,2022.

［12］姜仁建,王美元.五味消毒饮外敷治疗Ⅰ期拇趾甲沟炎疗效观察［J］.实用中医药杂志,2017,33(6):624.

［13］刘昕妍.中药治疗青盲的文献研究及黄芪多糖对 TON 大鼠视神经保护作用实验研究［D］.北京:北京中医药大学,2018.

［14］刘大群,张程程,吴卫成.一种明日叶混合青汁粉及其制备方法和应用:201711295443.8［P］.2018-05-15.

［15］田新洋.健脾降浊汤对高脂血症患者颈动脉内膜中层厚度的影响［J］.黑龙江中医药,2020,49(4):159-160.

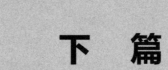

下　篇

第一章 内科疾病

第一节 虚 证

一、 虚劳病证

1. 二神交济丹

【方源】 《医学入门》卷七

【组成】 茯神、薏苡仁各三两，酸枣仁、枸杞、白术、神曲各二两，柏子仁、芡实、生地黄、麦门冬、当归、人参、陈皮、白芍、白茯苓、砂仁各一两

【制法、用法】 上为末，用熟水四盏，调炼蜜四两，煮山药末四两，为丸如梧桐子大。每三五十丸，米饮送下。

【主治】 虚劳，心脾肾三经虚者。

2. 十味回生丸

【方源】 《何氏济生论》卷二

【组成】 杜仲二两，山萸二两，熟地黄四两，山药四两，知母二两，牡丹皮、茯神、枸杞、黄柏各二两，泽泻一两五钱

【制法、用法】 炼蜜为丸服。

【主治】 虚劳。

3. 七味干漆散

【方源】 《外台秘要》卷十七引《崔氏方》

【组成】 干漆（熬，烟断）三两、干地黄八两、芍药二两、肉苁蓉二两、五味子二两、山茱萸四两、枸杞子四两

【制法、用法】 上为散。酒服方寸匕，渐加至二匕，日二服。以知为度。

【主治】 虚羸。

4. 地仙丸

【方源】 《圣济总录》卷一八七

【组成】 枸杞子、陈曲（炒）、甘菊、熟干地黄（焙）、肉桂（去粗皮）各二两，肉苁蓉（切，酒浸一宿，焙干）一两半

【制法、用法】 上为末，炼蜜为丸，如梧桐子大。每服三十丸，空心、食前酒、饮任意送下。

【主治】 劳伤，头目昏眩。

5. 柴胡汤

【方源】 《圣济总录》卷九十

【组成】 柴胡(去苗)一两半，鳖甲(去裙边，醋炙)、秦艽(去苗土)、知母(焙)、肉桂(去粗皮)、人参、白茯苓(去黑皮)、附子(炮裂，去皮脐)、黄芪、五味子、羌活(去芦头)、木香、沉香各半两，枳壳(去瓤，炒)一分，枸杞子一分，槟榔(炮，锉)二枚

【制法、用法】 上锉细粉，如麻豆大。每服三钱匕，水一盏，煎至六分，去滓温服，不拘时候。

【主治】 五劳七伤，四肢少力，肌瘦盗汗，遗精心松，不思饮食，咳嗽唾脓血。

6. 柴胡鳖甲丸

【方源】 《杨氏家藏方》卷十

【组成】 柴胡(去苗)、鳖甲(醋浸一宿，炙黄)、地骨皮、人参(去芦头)、枸杞子、白茯苓(去皮)、白芍药、知母、贝母(去心)、麦门冬(去心)、黄芪(蜜炙)、山栀子仁(炒)各等分

【制法、用法】 上为细末，炼蜜为丸，如梧桐子大。每服三十丸，煎乌梅、青蒿、小麦汤送下，不拘时候。

【主治】 虚劳客热，荣卫不和，全不思食，寒热相间，咳嗽痰涎，肢体倦怠，及伤寒汗后，余热不解，潮作寒热，日渐消瘦。

7. 秘传三意酒

【方源】 《松崖医径》卷下

【组成】 枸杞子、生地黄各半斤，火麻子半升(蒸)

【制法、用法】 上切细，用无灰好酒一大坛，以生绢盛药入不津坛内，春、秋浸十日，夏浸七日，冬浸半月。口服，二十至三十毫升，早晚各一次。

【主治】 虚损。

8. 中正丸

【方源】 《石室秘录》卷二

【组成】 紫河车一具、鹿角胶二两、龟胶三两、玄参三两、熟地黄八两、山茱萸四两、地骨皮五两、人参二两、白术五两、白芍五两、炒枣仁三两、枸杞子三两、麦冬三两、人乳二碗(浸熟地晒干)、砂仁五钱

【制法、用法】 上药各为末，制以成丸。每日半夜白滚水送下五钱。此方不热不寒，可以长服。

【主治】 劳瘵，虚劳，病入膏肓骨髓者。

9. 枸杞汤

【方源】 《外台秘要》卷十七引《古今录验》

【组成】 枸杞叶十斤、干姜二两、桂心一两、甘草(炙)五两、大麻子仁二升

【制法、用法】 上切碎。以河水三斗，煮取九升，去滓，每服一升，一日三次。

【主治】 虚劳少气，骨节中微热，诸疼痛。

10. 枸杞酒

【方源】 《医方考》卷三

【组成】 枸杞子一斗，酒二斗

【制法、用法】 上同煎，或渍之。随量饮三五杯。

【主治】 肝劳，面目青，口苦，精神不守，恐畏不能独卧，目视不明者。

11. 枸杞叶粥

【方源】 《太平圣惠方》卷九十七

【组成】 鲜枸杞叶(切)半斤、粳米二合

【制法、用法】 上药以豉汁相和，煮作粥，以五味末、葱白等调和食之。

【主治】 ①《太平圣惠方》：五劳七伤，房事衰弱。②《寿世新编》：肝血火旺血衰。

12. 枸杞煎

【方源】 《千金》卷二十二

【组成】 枸杞三十斤(锉。叶生至未落，可用茎叶，落而未生可用根)

【制法、用法】 上以水一石，煮取五斗，去滓，将滓更入釜与水依前煮取五斗，并前为一斛，澄之去淀，釜中煎之，取二斗许，更入小铜锅子煎，令连连如饴，或器盛重汤煮更好。每日早朝服一合半，日再服。初服一合，渐渐加之。

【主治】 虚劳。

13. 鳗鲤丸

【方源】 《惠直堂经验方》卷一

【组成】 当归(酒洗)、杜仲(盐水炒)、生地黄(酒洗)、熟地黄(酒蒸)、枸杞(人乳浸)、菟丝子(酒蒸)、女贞(人乳浸，蒸)、红枣肉、莲子(去心)、山药(炒)、牡丹皮(炒)、藕节、川贝(去心)、百合、龟胶(酒化)、苍术(米泔浸，炒)、豆仁(炒)、石菖蒲(炒)、诃子(面裹煨，去核，取肉)、金樱子(去毛刺，炒)各等分

【制法、用法】 上药为末，入鳗灰加倍，共炼蜜为丸，如梧桐子大。每服五十至七十九丸，米汤送下。

【主治】 虚劳。

14. 枸杞羹

【方源】 《圣济总录》卷一八八

【组成】 枸杞叶一斤、羊肾(切)一对、羊肉(切)三两、葱白(切)七茎

【制法、用法】 上以五味汁煮作羹，空腹食之。

【主治】 虚劳羸瘦。

15. 枸杞子散

【方源】 《太平圣惠方》卷二十九

【组成】 枸杞子一两、黄芪(锉)一两半、人参(去芦头)一两、桂心三分、当归

一两、白芍药一两

【制法、用法】 上为散。每服三钱，以水一中盏，入生姜半分，大枣三个，饴半分，煎至六分，去滓，食前温服。

【主治】 虚劳，下焦虚伤，微渴，小便数。

16. 枸杞子散

【方源】 《太平圣惠方》卷三十

【组成】 枸杞子一两、五味子三分、覆盆子三分、白芍药三分、白龙骨一两、麦门冬(去心，焙)一两

【制法、用法】 上为细散。每服二钱，以温粥饮调下，不拘时候。

【主治】 虚劳，小便精出，口干心烦。

17. 枸杞叶羹

【方源】 《太平圣惠方》卷九十七

【组成】 枸杞叶三两、青蒿叶一两、葱白(去须，切)一握、豉一合

【制法、用法】 上先以水三大盏，煎豉取汁一盏五分，去豉，下枸杞叶等，煮作羹，调和食之。

【主治】 骨蒸劳，背膊烦疼，头痛，不能下食。

18. 覆盆子丸

【方源】 《太平圣惠方》卷九十八

【组成】 覆盆子、薯蓣、石斛(去根，锉)、熟干地黄、牛膝(去苗)、阳起石(酒煮半日，细研，水飞过)、桂心、巴戟天、肉苁蓉(酒浸一宿，刮去皱皮，炙干)、菟丝子(酒浸三日，晒干，别捣为末)、蛇床子、山茱萸、枸杞子、五味子、人参(去芦头)、赤石脂、泽泻、鹿茸(去毛，涂酥，炙令微黄)、白茯苓、远志(去心)各一两

【制法、用法】 上为末，炼蜜为丸，如梧桐子大。每服二十丸，空心温酒送下。渐加至三十丸。

【主治】 五劳七伤。

19. 麋茸丸

【方源】 《圣济总录》卷九十一

【组成】 麋茸(酒浸，去毛，炙黄色)一两半、肉苁蓉(酒浸，去皱皮，焙干)一两半、菟丝子(酒浸一宿，别捣)三分、巴戟天(去心)半两、牛膝(去苗，酒浸，锉碎)三分、肉桂(去粗皮)三分、甘草(炙，锉)一两、山茱萸半两、枸杞子三分、五味子三分、干姜(炮)三分、人参三分、赤石脂一两、柏子仁(微炒)三分、泽泻三分、细辛(去苗叶)半两、白茯苓(去黑皮)三分、远志(去心)一两半、枳壳(麸炒，去瓤)半两、厚朴(去粗皮，生姜汁炙)一两、熟干地黄(焙)三分、石斛(去棍)三分、山芋三分、白术三分

【制法、用法】 上为末，炼蜜为丸，如梧桐子大。每服二十丸，空心温酒送下，渐至三十丸。

【主治】 虚劳脱营，气血消夺，形体日减，少气失精，多惊健忘。

20．钟乳丸

【方源】 《太平圣惠方》卷三十

【组成】 钟乳粉二两、熟干地黄一两半、人参(去芦头)一两、薯蓣一两、肉苁蓉(酒浸一宿，刮去皱皮，炙干)二两、牛膝一两半、黄芪一两、白茯苓一两、枸杞子一两、巴戟天一两、杜仲(去粗皮，炙微黄，锉)一两半、续断一两、天门冬(去心，焙)一两半、石斛(去根，锉)一两半、桂心一两、蛇床子一两、补骨脂(微炒)一两、石龙芮一两、覆盆子一两、防风(去芦头)一两、山茱萸一两、五味子一两、远志(去心)一两、附子(炮裂，去皮脐)一两、鹿茸(去毛，涂酥，炙微黄)二两、车前子一两

【制法、用法】 上为末，炼蜜为丸，如梧桐子大。每服三十丸，食前以温酒送下。

【主治】 虚劳乏弱，精少骨痿，腰膝无力，不能饮食，日渐羸困。

21．养阴凉血补心滋肾丸

【方源】 《广笔记》卷二

【组成】 麦门冬六两、鳖甲六两、五味子六两、怀生地黄八两、山茱萸四两、牡丹皮三两、白茯苓(拌人乳晒至六两)三两、天门冬四两、杜仲(去皮，切片，酥炙)四两、黄柏四两、砂仁二两、甘草一两、怀山药四两、柏子仁(拣净酒蒸，另研细如泥)八两、车前子三两、菟丝子(净末)八两、枸杞子(去枯者)八两、远志肉三两、牛膝四两

【制法、用法】 上为末，炼蜜为丸。每服五钱，空心白汤送服。

【主治】 虚弱。

22．玄菟固本丸

【方源】 《丹溪心法附余》卷十九

【组成】 生地黄(酒浸)、熟地黄(酒浸，蒸，俱不犯铁器)、天门冬(去心)、麦门冬(去心)、五味子(去皮)、茯神(去皮木)各四两，干山药三两(白者，微炒)，莲肉、人参(去芦)、枸杞子(甘州者佳)各二两，菟丝子(酒煮数沸，捣烂，捻作饼子，晒干，净称八两)一斤

【制法、用法】 上为末，炼蜜为丸，如梧桐子大。每服五十丸，渐加至八九十丸，空心滚白汤送下，或淡盐汤、温酒送下亦可。

【主治】 虚劳，下元衰弱。

23．加减地黄丸

【方源】 《活人方》卷一

【组成】 生地黄二两、熟地黄二两、茯苓二两、山药二两、天冬二两、麦冬二两、牛膝二两、枸杞(小茴、川椒、盐酒、芝麻四制)四两、人参四两、萸肉四两、当归一两、何首乌一两、牡丹皮五钱、泽泻五钱

【制法、用法】 上为末，炼蜜为丸。早空心吞服四五钱，白滚汤送下。

【主治】 虚劳，骨蒸内热。

24. 补天丸

【方源】 《医级》卷八

【组成】 紫河车(初胎者，米泔洗净，入砂锅内，用水一碗煮沸，候冷取起，放小竹篮中，用纸密糊烘干)一具，黄柏(蜜炒)、知母(乳炒)、龟板(酥炙)各三两，熟地(煮)五两，牛膝(酒洗)、肉苁蓉(酒洗)、麦冬、山药、虎胫骨(酥炙)、茯神各一两半，杜仲、首乌、人参、白芍、生地黄、天冬、当归、五味子各三两，枸杞二两

【制法、用法】 上为末，猪脊髓三条，蒸熟，炼蜜为丸。每服七八十丸，空心淡盐汤送下。

【主治】 男妇虚损劳伤，形体羸乏，腰背疼痛，遗精带浊。

25. 黄芪丸

【方源】 《千金方》卷十九

【组成】 黄芪、鹿茸、茯苓、乌头、干姜各三分，桂心、芎䓖、干地黄各四分，白术、菟丝子、五味子、柏子仁、枸杞、白皮各五分，当归四分，大枣三十枚

【制法、用法】 上为末，炼蜜为丸，如梧桐子大。日服十丸，夜十丸。酒送下，以知为度。

【主治】 虚劳。

26. 黄芪丸

【方源】 《太平圣惠方》卷三十

【组成】 黄芪(锉)一两、防风(去芦头)半两、人参(去芦头)一两、远志(去心)半两、酸枣仁(微炒)三分、熟干地黄一两、羌活三分、白茯苓一两、薏苡仁一两、羚羊角屑三分、当归三分、桂心三分、山茱萸一两、枸杞子三两

【制法、用法】 上为末，炼蜜为丸，如梧桐子大。每服三十丸，不拘时候，以温酒送下。

【主治】 虚劳。四肢羸瘦，心神虚烦，筋脉拘挛疼痛，少得睡卧。

27. 黄芪丸

【方源】 《圣济总录》卷九十

【组成】 黄芪(锉)一两，熟干地黄(焙)二两，石斛(去根)、五味子(炒)、白术、枸杞子、肉苁蓉(酒浸一宿，去皱皮，焙)、山芋、肉桂(去粗皮)、人参、甘草(炙，锉)各一两半

【制法、用法】 上为末，炼蜜为丸，如梧桐子大。每服二十丸，温酒送下，饮下亦得，每日二次。稍加至三十丸。

【主治】 虚劳。阳气不足，四肢逆冷，虚羸少气。

28. 黄芪补肺汤

【方源】 《杏苑》卷五

【组成】 黄芪一钱五分，五味子、人参各一钱，麦门冬八分，桑白皮五分，枸杞子六分，熟地黄七分

【制法、用法】 上咬咀，水煎熟，不拘时候服。

【主治】 虚劳嗽血。

29. 黄芪鳖甲饮

【方源】 《医略六书》卷十九

【组成】 黄芪(蜜炙)三钱、鳖甲(生，醋炙)三钱、白芍(炒)一钱半、熟地黄五钱、归身二钱、麦冬(去心)三钱、茯神(去木)二钱、山药(炒)三钱、甘枸杞三钱、桂圆(去壳核)二钱、大枣三枚

【制法、用法】 水煎去滓，温服。

【主治】 虚劳羸瘦，脉软数者。

30. 猪肾羹

【方源】 《圣济总录》卷一八八

【组成】 猪肾(切)一对、枸杞叶(切)一斤、猪脊膂(去脂膜，切)一条、葱白(切)十四茎

【制法、用法】 上以五味汁作羹，空腹食之。

【主治】 虚羸。

31. 鹿茸丸

【方源】 《圣济总录》卷九十

【组成】 鹿茸(酒浸，炙黄)、肉桂(去粗皮)、石膏(碎)各三分，熟干地黄(洗，焙)、续断、牛膝(酒浸一宿，锉，焙)各一两，肉苁蓉(酒洗，切，焙)、干姜(炮)各半两，杜仲(去粗皮，酥炙)二两，菟丝子(酒浸，别捣)、荆子、五味子(炒)、人参、巴戟天(去心)、远志(去心)、蛇床子(炒香)、石斛(去根及黑者)、枸杞子各一两

【制法、用法】 上为末，炼蜜为丸，如梧桐子大。每服十五丸，渐加至二十丸，空心、食前、夜卧时温酒送下；亦可为散，每服一钱匕，酒调下。

【主治】 虚劳，两足疼冷，或时发热；由于行房失度，两目眈眈，四肢沉重，多卧少起。

32. 麻仁汤

【方源】 《圣济总录》卷八十八

【组成】 大麻仁五两、枸杞叶五两、干姜(炮)一两、肉桂(去粗皮)半两、甘草(炙，锉)二两

【制法、用法】 上为粗末。每服三钱匕，以水一盏，煎取半盏，去滓，空腹温服。

【主治】 虚劳少气，骨节热痛。

33. 麻黄根散

【方源】 《太平圣惠方》卷二十九

【组成】 麻黄根一两、牡蛎粉一两、黄芪(锉)二两、人参(去芦头)一两、枸杞子一两、麦门冬(去心)三分、白龙骨一两、白茯苓一两、熟干地黄一两

【制法、用法】 上为散。每服四钱,以水一中盏,加生姜半分。大枣三枚,煎至六分,去滓温服,不拘时候。

【主治】 虚劳盗汗,口干心烦,不欲饮食,四肢少力。

34. 松子丸

【方源】 《太平圣惠方》卷二十七

【组成】 松子(去皮)、白茯苓、麦门冬(去心,焙)、柏子仁、薯蓣、枸杞子、五味子、菌桂、山茱萸、覆盆子、熟干地黄、泽泻、女贞子、石南、黄芪(锉)、远志(去心)各一两,肉苁蓉(酒浸一宿,刮去皱皮,炙令干)二两,石斛(去根,锉)一两半,杜仲(刮去皱皮,炙令黄)一两半,甘草(炙微赤,锉)半两

【制法、用法】 上为末,炼蜜为丸,如梧桐子大。每服三十丸,空心及晚食前温酒送下。

【主治】 虚劳百病,绝伤羸瘦。

35. 大补益散

【方源】 《千金翼方》卷十五

【组成】 肉苁蓉、干枣肉、石斛各八两,枸杞子一斤,菟丝子、续断、远志(去心)各五两,天雄(炮,去皮)三两,干地黄十两

【制法、用法】 上为散。每服方寸匕,酒送下,一日二次。

【主治】 ①《圣惠》:虚劳不足,乏力少食。②《圣济总录》:虚劳脱营,失精多惊,营卫耗夺,形体致沮。

36. 大黄芪丸

【方源】 《千金翼方》卷十二

【组成】 黄芪、柏子仁、天门冬(去心)、白术、干地黄、远志(去心)、泽泻、薯蓣、甘草(炙)、人参、石斛、麦门冬(去心)、牛膝、杜仲(炙)、薏苡仁、防风、茯苓、五味子、茯神、干姜、丹参、肉苁蓉、枸杞子、车前子、山茱萸、狗脊、萆薢、阿胶(炙)、巴戟天、菟丝子、覆盆子各一两

【制法、用法】 上药治下筛,炼蜜为丸。每服十丸,酒送下,日稍加至四十丸。

【主治】 虚劳百病。

37. 大琥珀散

【方源】 《圣济总录》卷九十一

【组成】 琥珀(研)二两、干姜(炮)、石苇(去毛)、滑石(研)、牡丹皮、白茯苓(去黑皮)、芎䓖、石斛(去根)、续断、当归(切,焙)、远志(去心)、人参、牛膝(去苗)各三两,肉桂(去粗皮)二两半,肉苁蓉(酒浸,去皱皮,焙)、松脂(炼了者)、牡蒙、陈橘皮(汤浸,去白,焙)各四两,荏子、松实(和皮用)、柏子仁各三升,车前子、菟丝子(酒浸,别捣,焙)、庵䕡子、枸杞子、胡麻子、芜菁子、麦门冬(去心,

焙)各一升，木通十四两，蛇床子(炒)半升

【制法、用法】 上为细散。每服三钱匕，以牛乳半盏，水一盏，同煎少时，和滓温热服。

【主治】 虚劳脱营，真气不足，形体毁沮，四肢沉重，咽干口燥，饮食无味，远视腕脘，惊悸不安，五脏虚损，病从内生。

38. 川椒丸

【方源】 《太平圣惠方》卷二十八

【组成】 川椒(去目及闭口者，微炒去汗)一两，白茯苓、柏子仁、芎劳、人参(去芦头)、桂心、黄芪、干姜(炮，锉，去皮脐)、枸杞子、薯蓣各三分，枳实(麸炒微黄)半两，牛膝(去苗)、厚朴(去粗皮，涂生姜汁，炙令香熟)、肉苁蓉(酒浸一宿，刮去皱皮，炙干)、石斛(去根)、熟干地黄、菟丝子(酒浸三日，焙干，别捣为末)各一两

【制法、用法】 上为末，炼蜜为丸，如梧桐子大。每服三十丸，空腹以温酒送下，晚食前再服。

【主治】 虚劳羸瘦，食饮无味，百节疲痹，神思昏沉，四肢无力。

39. 小肉苁蓉散

【方源】 《鸡峰普济方》卷九

【组成】 肉苁蓉、枸杞子、天雄各一两，石斛三分，远志半两，续断、原蚕蛾各三分，菟丝子三两，熟干地黄一两半

【制法、用法】 上为细末。每服二钱，食前以温酒调下。

【主治】 虚劳羸损，阴痿，精气乏弱。

40. 天真丸

【方源】 《良方集腋》卷上

【组成】 肉苁蓉(酒洗去鳞甲及肉中白筋，净)二两、甘枸杞(酒蒸合研)五钱、独活(酒蒸)二钱、沉香(忌火)一钱五分、芡实(炒，研)五钱、巴戟天(去硬心，酒蒸)五钱、朱砂(镜面者佳)一钱五分、母丁香一钱五分、菟丝饼五钱、阳起石(煅红，盐水淬七次)二钱五分、锁阳(酒蒸，焙，研，红者佳)三钱五分、知母(去毛，忌铁，酒蒸，焙，研末合之)七钱五分、麝香(真当门子佳)一分

【制法、用法】 如法制准，饴糖为丸。每晚好酒调服。

【主治】 虚劳。

41. 木香汤

【方源】 《圣济总录》卷八十七

【组成】 木香半两，枸杞子半两，沉香半两，山芋半两，附子(炮裂，去皮脐)半两，天麻半两，半夏(汤洗七遍，焙)半两，秦艽(去苗土)半两，当归(切，焙)半两，鳖甲(去裙襕，醋炙)半两，黄芪半两，牛膝(酒浸，切，焙)半两，羌活(去芦头)一分，枳壳(去瓤，麸炒)一分，巴戟天(去心)一分，白茯苓(去黑皮)一分，肉豆

蔻(去壳)四枚，柴胡(去苗)一两，人参一两，甘草(炙)一两

【制法、用法】 上㕮咀，如麻豆大。每服三钱匕，水一盏，加生姜二片，葱白一寸，煎至七分。去滓温服，不拘时候。

【主治】 气劳，身体羸瘦，四肢少力，面色萎黄，饮食减少，呕逆痰沫，咳嗽胸满。

42. 五五酒

【方源】 《摄生秘剖》卷四

【组成】 糯米、黍米、胡麻、大麦米、小黑豆各六合(以上为五谷)、圆眼肉、红枣肉、白果肉、胡桃肉、莲肉(去皮心)(以上为五果)、松子仁、柏子仁、杏核仁、芡实仁、薏苡仁(以上为五仁)、枸杞子、冬青子、菟丝子、覆盆子、蒺藜子(真正道地者)(以上为五子)、巴戟(天之精)、甘菊(日之精)、首乌(山之精)、五加皮(草之精)、桑椹(木之精)(以上为五精)各六两，白酒浆四十斤，好烧酒二十四斤

【制法、用法】 先将五谷共蒸熟，摊冷，五果、五仁取净肉；五子、五精共用瓷罐盛之，封固其口，重汤煮三炷香，取起，冷定打开，同前各味为一处，用烧酒浸三七，再入白酒浆藏七七。每日早、午、晚服三次，多寡随意。

【主治】 五劳。

43. 五云宫秘授固真丹

【方源】 《何氏济生论》卷二

【组成】 菟丝子一斤，当归八两，生地黄、山药、枸杞、莲肉、知母(酒炒)、黄柏(酒炒)、五味子、肉苁蓉(去鳞膜，酒洗)各十两，茯苓、杜仲(炒断丝)各四两，远志二两，真秋石二两，沉香(不见火，研)一两

【制法、用法】 牛髓和蜜为丸，如梧桐子大。每服七八十丸，酒送下。

【主治】 五劳。

44. 肉苁蓉丸

【方源】 《太平圣惠方》卷二十七

【组成】 肉苁蓉(酒浸一宿，刮去皱皮，炙令干)、熟干地黄各二两，钟乳粉一两，五味子、龙骨、山茱萸各三分，车前子一两，桂心、人参(去芦头)各三分，牛膝(去苗)一两，枸杞子、远志(去苗)各三分，白茯苓一两，黄芪(锉)三分，杜仲(去粗皮，微炙，锉)一两半，防风(去芦头)、薯蓣、石菖蒲各三分，附子(炮裂，去皮脐)、石斛(去根，锉)各一两，菟丝子(酒浸三日，焙干，另捣为末)二两

【制法、用法】 上为末，炼蜜为丸，如梧桐子大。每服三十丸，空心及晚食前以温酒送下。

【主治】 虚劳，肾气不足，梦交，心多怔悸，头目昏闷，四肢少力，不欲饮食。

45. 肉苁蓉丸

【方源】 《太平圣惠方》卷二十八

【组成】 肉苁蓉(酒浸一宿，刮去皱皮，炙令干)二两，菟丝子(酒浸三日，晒

干，别捣为末)、薯蓣、牛膝(去苗)、巴戟天、杜仲(去粗皮，炙微黄)、续断、白茯苓、枸杞子、五味子、蛇床子、山茱萸各一两，茯神、远志(去心)、柏子仁各二两

【制法、用法】 上为末，炼蜜为丸，如梧桐子大。每服三十丸，空腹以温酒送下，晚食前再服。

【主治】 虚劳羸瘦，心神健忘，腰膝多疼，脏腑气虚，阳事衰绝。

46. 肉苁蓉散

【方源】 《太平圣惠方》卷二十七

【组成】 肉苁蓉(酒浸一宿，刮去皱皮，炙令干)、菟丝子(酒浸一宿，焙干，别捣)、牛膝(去苗)、附子(炮裂，去皮脐)、杜仲(去粗皮，炙令黄，锉)、白茯苓各一两，防风(去芦头)、桂心、巴戟天、续断、枸杞子各三分，五味子半两，蛇床子半两，山茱萸半两

【制法、用法】 上为细散。每服二钱，食前以温酒调下。

【主治】 风劳。

47. 肉苁蓉散

【方源】 《太平圣惠方》卷二十九

【组成】 肉苁蓉(酒浸一宿，刮去粗皮，炙令干)、黄芪(锉)各一两，五加皮三分，牡蛎粉、熟干地黄、枸杞子、白茯苓、石斛(去根)各一两，五味子半两，当归、白术、牛膝(去苗)各一两

【制法、用法】 上为粗散。每服四钱，以水一中盏，加生姜半分。大枣三枚，煎至六分，去滓，食前服。

【主治】 虚劳盗汗，四肢无力，腰脚冷疼。

48. 琥珀散

【方源】 《千金方》卷二十

【组成】 琥珀(研)一升，松子、柏子、荏子各三升，芜菁子、胡麻子、车前子、蛇床子、菟丝子、枸杞子、庵䕡子、麦门冬各一升，橘皮、松脂、牡蛎、肉苁蓉各四两，桂心、石韦、石斛、滑石、茯苓、芎䓖、人参、杜蘅、续断、远志、当归、牛膝、牡丹皮各三两，通草十四分

【制法、用法】 上为末，盛以韦囊。食前服方寸匕，日三夜一，用牛羊乳汁煎令熟，长服。

【主治】 虚劳百病，阴痿，精清力不足，大小便不利如淋状，脑门受寒，气结在关元，强行阴阳，精少余沥，腰脊痛，四肢重，咽干口燥，食无常味，乏气力，远视眈眈，惊悸不安，五脏虚劳，上气满闷。

49. 琼玉膏

【方源】 《扶寿精方》

【组成】 新鲜地黄(取自然汁)八斤，新罗人参(锉，杵一千下)十二两，甘枸杞半斤，天门冬(去心)、麦门冬(去心)各半斤，白蜜五斤，白茯苓(去皮捶碎，春细，

水飞，去浮筋，澄，晒干，复为末）一斤半

【制法、用法】　此半料药也。一料分五剂，可救瘫痪者五人，分十剂，可救瘵者十人。

【主治】　劳瘵，瘫痪。

50. 棘刺丸

【方源】　《外台秘要》卷十六引《深师方》

【组成】　棘刺、天门冬（去心）各二两，干姜、菟丝子、乌头（炮）、小草、防葵、薯蓣、石龙芮、枸杞子、巴戟天、萆薢、细辛、蓤蕤、石斛、厚朴（炙）、牛膝、桂心各二两

【制法、用法】　上为末，以蜜、鸡子白各半为丸，如梧桐子大。食前服五丸，每日三次。

【主治】　虚劳诸气不足，数梦或精自泄。

51. 葆真丸

【方源】　《全国中药成药处方集》（沈阳方）

【组成】　豨莶草、白蒺藜各一斤六两，天冬、熟地黄、人参各八两，茯神、枣仁、枸杞、牛膝、杜仲、续断、五加皮、山药、山茱萸、白术、菟丝饼、沉香、朱砂、南星、沙苑子、半夏、鹿茸、虎胆各四钱，乳香、没药、黄芩、山楂、龙骨、地龙、土鳖、甜瓜子、骨碎补、肉桂、附子、炙甘草各二两

【制法、用法】　上研极细末，炼蜜为丸，二钱重。每服一丸，黄酒送下。

【主治】　五劳七伤，左瘫右痪，腰酸腿痛，倦息无力，少腹窜痛，男子遗精，肾虚头晕，心脏衰弱，失眠自汗。

52. 磁石丸

【方源】　《圣济总录》卷一○二

【组成】　磁石（火煅，醋淬十遍）、车前子各三两，羚羊角（镑）、茯神（去木）、防风（去杈）、菟丝子（酒浸一宿）、牛膝（酒浸，切，焙）、山芋、山茱萸、白茯苓（去黑皮）、覆盆子、槟榔（煨，锉）、枸杞子、芎䓖各一两半，熟干地黄（焙）二两，甘菊花一两

【制法、用法】　上为末，炼蜜为丸，如梧桐子大。每服四十丸，空心煎黄芪汤送下。

【主治】　肾劳。眼目昏暗。

53. 坎离既济丸

【方源】　《鲁府禁方》卷二

【组成】　熟地黄（酒蒸，姜汁浸，焙）四两，生地黄（酒浸）、天门冬（去心）、麦门冬（去心）、山茱萸（酒蒸，去核）、山药、甘枸杞、肉苁蓉（酒洗，蒸）、黄柏（去皮，酒炒）、知母（酒炒）、当归（酒洗）、白芍药（酒炒）各二两，白茯苓（去皮）、牡丹皮各一两半，泽泻、五味子、拣参、远志（甘草水泡，去心）各一两

【制法、用法】　上药研为细末，炼蜜为丸。如梧桐子大。每服一百丸，空腹时用盐汤或黄酒送下。

【主治】　滋阴降火。治虚损证属肾阴不足，心火亢盛者。

54. 柏子仁丸

【方源】　《奇效良方》卷三十四

【组成】　柏子仁、枸杞子(炒)各一两，地肤子一两半，韭子(须十月霜后采者，酒浸，晒干，微炒)三两

【制法、用法】　上为细末，煮枣肉和丸，如梧桐子大。每服三十丸，空心及晚食前以粥饮送下。

【主治】　虚劳梦泄。

二、五脏亏虚方

1. 十宝丸

【方源】　《瑞竹堂经验方》卷一

【组成】　破故纸(酒浸一宿，焙干)、附子(炮，去皮脐)、苍术(锉，泔浸一宿，焙干)、当归(去芦，焙)各一两，石枣(去核)半两，枸杞子(焙)半两，菟丝子(酒浸，焙干)、肉苁蓉(酒浸，焙干)、白茯苓(去皮)各半两，地黄(去芦，拣肥壮者，酒浸，蒸，焙干，如此九次，透黑为度，焙干，妙处全在此一味)二两

【制法、用法】　上为细末，醋糊为丸，如梧桐子大。每服三五十丸，空心用温酒或盐汤送下，干物压之。

【主治】　补益肝、脾、肾三经。

2. 坎离丸

【方源】　《瑞竹堂经验方》卷一

【组成】　苍术(健如豆大，泔浸三日，或焙或晒干，分作四处。一份用真乌豆一两，去皮脐，切作片子；又用川楝子净肉一两，同苍术炒焦黄色为度。一份用川椒去目一两，又用陈皮一两、破故纸一两，酒浸一宿，炒令干，次下苍术、川椒同炒黄。一份用茴香净一两、青盐一两半、食盐炒半两，先下苍术炒熟，次下茴香等同炒黄色。一份用醇酿酒、醋各一碗，浸苍术，令自干，炒燥，后入药)八两，麦门冬(去心，焙干)三两，天门冬(去心，焙)三钱，茯神(去皮木，炒)三分，远志(去心，焙)二钱，沉香一两，鹿茸(燎去毛，酥炙)、胡芦巴(酒浸，炒)、川巴戟(去心，酒浸，炒)各五钱，当归(酒浸，焙)半两，人参(去芦)、枸杞子、雀脑、川芎、陈皮(去瓤)各半两

【制法、用法】　上为细末，好酒煮神曲二两，打糊为丸，如梧桐子大。每服四五十丸，空心服。如补心，枣汤送下；补肾，温酒或盐汤送下。

【主治】　心、脾、肾三经不足。

3. 八圣丹

【方源】 《奇方类编》卷下

【组成】 沙蒺藜八两、川续断(酒洗)四两、覆盆子(酒洗,去蒂)四两、干枸杞四两、山萸(去核,酒洗)二两、菟丝子(酒煮)二两、芡实四两、莲须四两

【制法、用法】 蒸饼,酒打为丸,如梧桐子大。每服三钱,空心白滚汤送下。

【主治】 无子。

4. 长春益寿丹

【方源】 《慈禧光绪医方选议》

【组成】 天冬(去心)、麦冬(去心)、大熟地(不见铁)、山药、牛膝、大生地(不见铁)、杜仲、山茱萸、云苓、人参、木香、柏子仁(去油)、五味子、巴戟天各二两,川椒(炒)、泽泻、石菖蒲、远志各一两,菟丝子、肉苁蓉各四两,枸杞子、覆盆子、地骨皮各一两五钱

【制法、用法】 为极细末,炼蜜为丸,如梧桐子大。初服五十丸,一个月后加至六十丸,百日后可服八十丸,便有功效,每早空心以淡盐汤送下。

【主治】 大补心、肾、脾、胃四经虚损不足,壮筋骨,补阴阳,乌发,壮神,健步,暖子宫,泽颜色。主腰酸体倦,神衰力弱。

5. 五补汤

【方源】 《医方类聚》卷十二引《新效方》

【组成】 莲子、枸杞子、山药、锁阳

【制法、用法】 上为末。沸汤调服,加酥油尤妙。

【主治】 补心肝脾肺肾。

6. 五子全鹿丸

【方源】 《赤水玄珠》卷十

【组成】 金樱子(去核)、枸杞子(酒洗,去蒂)、菟丝子(水淘净,酒浸三日,焙干)、黄柏(去粗皮)各五斤,白茯苓(去皮)、牛膝(去芦)、杜仲(去粗皮,姜汁炒)各二斤,车前子(洗净)一斤,五味子(酒洗)一斤半

【制法、用法】 上为粗末,用角鹿一只,取血拌药晒干,其角煎胶;肉与五脏煮极烂,将药末拌匀,捣成饼,焙干;骨用油炙酥,皮煮成胶,将前饼复磨为细末,用鹿角胶及鹿皮胶加酒拌匀,再加炼蜜为丸,如梧桐子大。每服七八十丸,空心及下午食前淡盐汤送下;寒月酒送下。

【主治】 补五脏,养精神,填骨髓,壮元阳,健筋骨,多生育,延年益寿。

7. 河车大造丸

【方源】 《全国中药成药处方集》(济南方)

【组成】 人参二两,黄芪(蜜炙)、白术(土炒)各三两,当归(酒蒸)、枣仁(炒)、远志(去心,炙)、白芍(酒炒)、山药、茯苓各一两五钱,枸杞子、大熟地各四两,河车(甘草水洗)一具、鹿角一斤、龟板(与鹿角同熬膏)八两

【制法、用法】 上以龟鹿胶和药，加炼蜜为丸。每服四钱，早晨开水送下。

【主治】 虚损劳伤，精血亏虚，肺肾不足之虚劳咳嗽。

8. 琼玉膏

【方源】 《活人方》卷二

【组成】 熟地、麦冬、枸杞各八两，葳蕤、牛膝、桂圆肉、黑枣各六两，人参、黄芪、白术、天冬各四两，广陈皮二两

【制法、用法】 上熬膏，炼蜜收。每服二三钱，早、晚隔汤炖热，嚼化。

【主治】 脾肺肾之元气不足，情志郁结，生机不能启发，致精神气血有亏，遂成虚劳咳嗽，嗽久音哑，咯血咳血，渐及神销形萎，自汗气促，睡梦不宁，遗精泄泻，皮寒骨蒸，肢体酸弱，阴火冲逆，畏寒喜熬。

9. 麦门冬丸

【方源】 《圣济总录》卷一八六

【组成】 麦门冬(去心，焙)二两半，天门冬(去心，焙)一两三分，茯神(去木)、杜仲(去粗皮，炙，锉)、柏子仁、石菖蒲(切，焙)、枸杞子、生干地黄(焙)、百部根(去皮)各一两，白茯苓(去黑皮)、山芋、人参、肉苁蓉(酒浸，切，焙)、贝母(去心，炒)各一两半，防风(去杈)、五味子、丹参各一两一分，远志(去心)半两

【制法、用法】 上为细末，炼蜜为丸，如梧桐子大。每服二十丸，空心米饮送下，食后常含化一丸。

【主治】 补心育神，强力益志，兼止肺嗽，及肾脏风冷。

10. 长生不老丹

【方源】 《奇方类编》卷下

【组成】 青盐(用水五碗，煎至三碗，澄清，听用)三两，黑豆(肥者，听用)一升，何首乌(米泔水泡，铜刀刮去皮，将黑豆并青盐水，对酒各一半，同煮何首乌干，去筋)五斤，白茯苓、赤茯苓、归身(酒洗)、白扁豆(姜汁浸，酒、水各半煮干)、芡实(去壳，炒)、薏米仁(炒)、天冬(去心)、麦冬(去心)、知母(酒炒)、枸杞(酒炒)、菟丝子(酒煮)、莲肉(去心)、牛膝(酒浸)、冬青子(酒浸)、川巴戟(酒浸)、黑脂麻(酒拌炒)各八两，覆盆子(酒蒸)一两，人参量加

【制法、用法】 上为细末，炼蜜为丸，如梧桐子大。每服二三钱，空心白滚汤送下。

【主治】 滋阴健脾，补气养血，顺畅三焦，培补五脏，乌须发，固齿。

11. 枸杞子丸

【方源】 《圣济总录》卷一八五

【组成】 枸杞子(汤洗)、菊花(拣净)、肉苁蓉(酒浸一宿，切，焙)、肉桂(去粗皮)、黄芪(涂酥炙，锉)、牛膝(酒浸一宿，焙)、生干地黄(酒浸一宿，焙)、远志(去心)、山芋各二两，柏子仁(酒浸，焙炒)、人参、白茯苓(去黑皮)各一两半

【制法、用法】 上为末，以浸药酒煮面糊为丸，如梧桐子大。每服三十丸，空心

用温酒或盐汤送下。

【主治】 平补心肾，延年驻颜。

12. 枸杞子丸

【方源】 《圣济总录》卷一八六（为原书卷一八五"延年丸"之异名）

【组成】 菟丝子（酒浸七日，炒黄）三两，枸杞子（去梗）、覆盆子（去萼）、车前子（酒浸）、巴戟天（去心）、远志（去心）、生干地黄、细辛（去苗叶）、白术（炒）、菖蒲（锉）、何首乌（去黑皮）、地骨皮、牛膝（酒浸一宿）、续断、菊花（去梗萼）各一两半

【制法、用法】 上为末，以浸药酒煮面糊为丸，如梧桐子大。每服三十丸，空心常服；丈夫盐汤、妇人醋汤送下，午食前更一服。服至十服，其人病却有发时，是药动病本，功应也。

【主治】 平补五脏，治百病；育神气，强力益志，美颜色，变髭发。

13. 养生主

【方源】 《摄生秘剖》卷四

【组成】 当归身（酒洗）一两、圆眼肉八两、枸杞子四两、甘菊花（去蒂）一两、白酒浆七斤、好烧酒三斤

【制法、用法】 用绢袋盛之，悬于坛中，再入二酒封固，藏月余，不拘时候随意饮之。

【主治】 补心肾，和气血，益精髓，壮筋骨，安五脏，旺精神，润肌肤，驻颜色。

14. 养寿丹

【方源】 《御药院方》卷六

【组成】 远志（去心）、菖蒲、巴戟天（去心）、白术、茯苓、地骨皮、续断、枸杞子、甘菊花、细辛、熟地黄、车前子、何首乌、牛膝、肉苁蓉、菟丝子（三味酒浸）、覆盆子各半两

【制法、用法】 上为细末。炼蜜为丸，如梧桐子大。每服二十丸，空心温酒送下。

【主治】 补五脏，散麻痛，驻容颜，乌须发，壮筋骨。久服不老。

15. 固本种子丸

【方源】 《救产全书》

【组成】 大怀熟地黄（酒煮，晒，杵膏）、补骨脂（青盐二两化，酒炒，去衣）、透明鱼胶（醋煅牡蛎粉炒成珠）各八两，山萸肉、枸杞、淮山药各四两，白茯苓（人乳拌，晒）、牛膝肉、杜仲（刮去皮，盐水炒）、泽泻（去毛）、牡丹皮、辽五味各三两，厚肉桂（去皮，不见火）一两，菟丝子（酒煮）二两

【制法、用法】 上为细末，炼蜜为丸，如梧桐子大。先服三钱，后渐加至五钱止，男用每早空心白滚汤服。

【主治】 种子。治男子不育。

16. 固本种子丸

【方源】 年氏《集验良方》卷二

【组成】 巴戟天二两、远志肉二两、石斛四两、杜仲四两、川牛膝二两、五加皮三两、青盐二两、生地黄三两、当归二两、大茴香一两、山茱萸（去核）二两、沙苑蒺藜四两、益智子二两、羚羊角四两、锁阳十二两、鱼鳔八两、枸杞十两、人参十两、破故纸六两、覆盆子二两、桑螵蛸一斤半、巨胜子四两、阿胶一斤半、龟板胶一斤半、肉苁蓉半斤、何首乌三斤、白茯苓八两、鸽蛋二百个、淫羊藿、黑驴肾一具、黄狗肾（炙脆，为末）十具、鳖头一个

【制法、用法】 炼蜜为丸，如梧桐子大。每服三钱，黄酒送下。寅、午、戌三时服三次，或早、晚二次。

【主治】 固本种子。

17. 固本种子丸

【方源】 《惠直堂经验方》卷一

【组成】 九香虫（黄酒洗净，焙）五十对，五味子四两，百部（酒浸一宿，焙）、肉苁蓉（酒洗）、远志（去心）、杜仲（炒）、枸杞子、防风、茯苓、蛇床子、巴戟天（酒洗，去心）、柏子仁（去油）、山药各一两

【制法、用法】 上为细末，炼蜜为丸，如梧桐子大。每服五十丸，食前温酒或盐汤送下。

【主治】 固本种子。

18. 二至丸

【方源】 《扶寿精方》

【组成】 怀熟地黄（肥大沉水者，酒浸，九蒸、九晒，竹刀切）、白术（无油者，面炒）、败龟板（酒浸一宿，酥炙脆，石器捣碎）、黄柏（厚者，酒浸，春秋一日半，夏一日，冬三日，炒褐色）各三两，知母（肥大者，酒浸一宿）、当归（肥大者，酒洗）、生地黄（肥大者，酒浸软，竹刀切，晒干）、山茱萸（鲜红者六两，水润，剥肉去核）各二两，白芍药（酒浸一时，铿，炒）、白茯苓（坚白者，去皮筋）、人参（肥白人如数，苍黑人减半）、绵黄芪（蜜炙）、山药（白而无皮，手可粉者）、广陈皮（水润，去白）、五味子（肥大者）、甘枸杞、破故纸（炒）、菟丝子（酒浸一宿，蒸熟，杵，去皮，晒干）、杜仲（酒浸，炒，去丝）、牛膝（肥大者，酒浸一宿）、肉苁蓉（去甲心，酒浸一宿，酥炙黄，竹刀切）、虎胫骨（酥炙黄）各一两

【制法、用法】 上为细末，炼蜜为丸，如梧桐子大。每服八十至一百丸，无灰酒、盐汤送下，不拘时候。

【主治】 肝肾阴虚，口苦咽干，头昏眼花，失眠多梦，腰膝酸软，下肢痿软，遗精，早年发白等。

19. 二至丸

【方源】 《摄生众妙方》卷二

【组成】　当归身(去芦，酒浸洗)一两五钱、川芎一两、白芍药(酒浸洗，晒干)二两、熟地黄(肥壮沉实者，酒浸，晒干)二两、人参(去芦，坚实者)五钱、白茯苓(洁白坚实者，去皮)一两、白术(坚白者，去梗，洗净)一两五钱、陈皮(红薄者，晒干，洗净)一两、枸杞子(鲜红润小者)二两、山茱萸(鲜红肉厚者，酒浸，去核，晒干)二两、菟丝子(酒淘洗去土，酒浸，捣成饼，晒干)一两、琐阳(酥炙)五钱、杜仲(去粗皮，细切，生姜汁拌，炒去丝净)一两、肉苁蓉(竹刀刮去鳞，酒浸，细切，晒干)一两、巴戟天(连珠者，酒浸，去心，晒干)一两、远志(甘草水浸，去心，晒干)一两、干山药一两、莲芯(白莲者佳)一两、牛膝(去芦，酒浸，晒干)一两、辽五味五钱

【制法、用法】　上各为细末，炼蜜入人乳半碗为丸，如梧桐子大。每服五七十丸，空心淡盐汤送下。

【主治】　生精健脾，补血气，壮筋骨，却百疾，养寿生子。

20. 二精丸

【方源】　《圣济总录》卷一九八

【组成】　黄精(去皮)、枸杞子各二斤

【制法、用法】　上二味，于八九月间采取。先用清水洗黄精一味，令净。控干细锉，与枸杞子相和，杵碎拌均匀，阴干再捣，罗为细末，炼蜜为丸，如梧桐子大。每服三五十丸，空心、食前温酒下。

【主治】　助气固精，保镇丹田，活血驻颜，长生不老。

21. 十补丸

【方源】　《摄生众妙方》卷二

【组成】　黄芪(蜜炒)、熟地黄(酒浸九次，陈米饭蒸)、白茯苓、山药、枸杞子、肉苁蓉(去皮)、牛膝(去芦)、香附子各一两

【制法、用法】　上为细末，醋煮蒸饼糊为丸，如梧桐子大。每服五十丸，空心温酒送下；盐汤亦可。年五十以下者用枳壳，以上者用香附子(麸炒去毛)，煎汤送下。

【主治】　肾气不足，面色黧黑，足冷足肿，耳鸣耳聋，肢体羸瘦，足膝软弱，小便不利，腰脊疼痛。

22. 十精丸

【方源】　《万氏家抄方》卷五

【组成】　枸杞子、甘菊花、菟丝子(酒煮，捣成饼)各二两，山茱萸、天门冬、白茯苓各三两，官桂、淮熟地(用生者，酒蒸九次)各四两，肉苁蓉(酒浸一宿)、汉椒(去目)各一两

【制法、用法】　上为末，炼蜜为丸，如梧桐子大。每服三十丸，空心盐、酒送下。

【主治】　精寒阳萎。

23. 七宝美髯丹

【方源】　《本草纲目》卷十八引《积善堂方》

【组成】　赤、白何首乌各一斤(米泔水浸三四日，瓷片刮去皮，用淘净黑豆二

升，取出去豆，晒干，换豆再蒸，如此九次。晒干），赤、白茯苓各一斤（去皮，研末，以水淘去筋膜及浮者，取沉者捻块，以人乳十碗浸匀，晒干，研末），牛膝（去苗，酒浸一日，同何首乌第七次蒸之，至第九次止，晒干）、当归（酒浸，晒）、枸杞子（酒浸，晒）、菟丝子（酒浸生芽，研烂，晒）各八两，补骨脂（以黑芝麻炒香）四两

【制法、用法】 上为末，炼蜜为丸，大丸如弹子大，共一百五十丸，余药为小丸，如梧桐子大。每日服大丸三丸，清晨温酒送下，午时姜汤送下，卧时盐汤下；每日空心酒服小丸一百丸。

【主治】 肝肾不足，白发，脱发，不育，崩带，齿牙动摇，腰膝酸软，肾虚无子。

24. 七宝美髯丹

【方源】 《仙拈集》卷三

【组成】 何首乌（切片，米泔水浸过，用乌豆五升浸软，一层豆，一层首乌，密盖，九蒸晒）八两，当归、人参、黄柏、菟丝子各二两，熟地黄、茯苓各五两，天冬、麦冬、生地黄、牛膝、枸杞、山萸各三两，山药二两半，五味子一两

【制法、用法】 上为末，炼蜜为丸，如梧桐子大。每服六十丸，空心淡盐汤送下。

【主治】 肝肾不足。

25. 壶隐子双鹿丸

【方源】 《增补内经拾遗》卷四

【组成】 雄麝一只，雌鹿一只，枸杞子十六斤，当归（合用酒浸）、川芎（不得见火）、白芍（炮）、生地黄（酒煮捣膏）、人参、白术（东壁土炒）、白茯苓（去皮）、甘草（蜜炙）各三斤

【制法、用法】 上药各为细末，备另收贮；取雄麝宰血，和四君如弹子，雌鹿宰血，和四物如弹子，晒干，复为末；二鹿各去毛秒，二脑二髓和地黄膏，再捣如泥，二骨酥炙，各磨为粉；二肉二皮二杂，各炼为膏，麋角煮为霜，角汁熬为胶，和前药末为丸，如不成丸，少加炼蜜，如梧桐子大。每服五十丸，加至一百丸，空心温酒送下；盐汤亦得。药性回润，仍须常晒。

【主治】 肾精亏，失精。

26. 起痿丹

【方源】 《医方大成》卷四

【组成】 附子（炮，去皮脐）、枸杞子（拣去枝梗）、肉苁蓉（酒浸，焙干）、沉香（不见火）、官桂、朱砂（别研）、熟地黄（酒浸，蒸）、母丁香各一两，木香（不见火）、阳起石（火煅）、天雄（炮，去皮脐，或鹿茸亦可）、硫黄、麝香（别研）各一两，腻粉半两，白丁香少许

【制法、用法】 上为末，炼蜜为丸，如弹子大。每用一丸，以生姜汁火上入药溶化，用手点药于腰眼上，磨搽至药尽，用至二十丸。若有他处瘫痪风疾，加皂角一

片，去筋捶烂，姜汁浸一宿，瓦上焙干为末，入前药内，依法用。

【主治】 肾经虚败，遂成骨痿，腰脚难举，日加困乏。

27. 起痿丹

【方源】 《寿世保元》卷五

【组成】 菟丝子(酒洗，煨，烂捣饼，晒干)二两五钱、肉苁蓉(酒浸)二两、川萆薢、破故纸(酒炒)、胡芦巴(酒炒)、沙苑蒺藜(微炒)、川牛膝(去皮，酒洗)、川杜仲(酒炒)、防风(酒洗)、甘枸杞子各二两

【制法、用法】 上为末，酒煮猪腰子，捣烂为丸，如梧桐子大。每服七八十丸，空心酒送下。

【主治】 肾气虚惫，腰膝酸痛，行步无力。

28. 起痿汤

【方源】 《医学集成》卷三

【组成】 杜仲、破故纸、枸杞、菟丝子、葫芦巴、牛膝、萆薢、防风、沙蒺藜

【制法、用法】 每日煎服一剂，连煎两次，首次清水一千毫升煎至二百五十毫升，第二次清水五百毫升煎至一百五十毫升，煎得药液一日分早、中、晚三次温服。

【主治】 肾气虚惫之痿证。

29. 起阳至神丹

【方源】 《石室秘录》卷三

【组成】 熟地半两、山茱萸四钱、远志一钱、巴戟天一钱、肉苁蓉一钱、肉桂二钱、人参三钱、枸杞子三钱、茯神三钱、杜仲一钱、白术五钱

【制法、用法】 水煎服。

【主治】 过于琢削，日泄其肾中之水，而肾中之火亦日消亡，致痿而不振者。

30. 秘真丹

【方源】 《医学正传》卷六

【组成】 菟丝子(酒浸，炒)、韭子(炒)、柏子仁各一两、龙骨(煅)、牡蛎(煅，醋淬)、山茱萸(去核取肉)、赤石脂(煅)各五钱、补骨脂一两(炒)、远志(去心)、巴戟天(去心)、覆盆子、枸杞子、黄柏(盐酒炒至黑色)、山药各七钱五分、芡实(去壳)、杜仲(姜汁炒断丝)各一两、金樱子(半青黄者，去刺核取肉，焙干)二两、干姜(炒至黑色)一两、鹿角胶一两五钱(炒成珠)

【制法、用法】 上为细末，炼蜜为丸，如梧桐子大，每服一百丸，空心姜盐汤送下。

【主治】 房事过度导致肾虚，遗精梦泄，白淫白浊。

31. 秘传起痿丹

【方源】 《医方大成》卷四

【组成】 附子(炮，去皮尖)、枸杞子(拣去枝梗)、肉苁蓉(酒浸，焙干)、沉香(不见火)、官桂(去粗皮)、朱砂(别研)、熟地黄(酒洗，蒸)、母丁香、木香(不见

火)、阳起石(火煅)、天雄(炮去皮脐，或用鹿茸亦可)、硫黄、麝香(别研)各一两，腻粉半两，白丁香一两

【制法、用法】 上为末，炼蜜为丸，如弹子大。每用一丸，以姜汁火上入药溶化，却用手点药于腰眼上磨擦至药尽，用至二十丸。

【主治】 肾经虚败，遂成骨痿，腰脚难举，日加困乏。

32. 秘传大补元丸

【方源】 《直指附遗》卷九

【组成】 黄柏(蜜炒至褐色)、知母(乳汁浸，炒)、龟板(酥炙)各三两，淮熟地黄(酒洗)五两，牛膝(酒洗)、麦门冬(去心)、肉苁蓉(酒洗)、虎胫骨(好酒炙)、淮山药、茯神(去心)、黄芪(蜜炙)各一两半，杜仲(去粗皮，好酒炒断丝)、枸杞子(甘州者佳)、何首乌(去皮)、人参(去芦)各二两，当归身(酒洗)、天门冬(去心)、五味子(去枝核)、淮生地黄(酒洗)各一两，白芍药(酒炒)二两(冬月只用一两)，紫河车(一名混沌皮，即今之胞衣，取初产者为佳，如无初产者，或壮盛妇人胎者亦可。取一具，用线吊于急流水中漂一昼夜，去其污浊血丝，取起，再用净米泔水一碗许，于小罐内微火煮一沸，取出勿令泄气，再用小篮一个，四周用纸密糊，将河车安于篮内，用慢火烘干，为末)一具

【制法、用法】 上为极细末，入猪脊髓三条，炼蜜为丸，如梧桐子大。每服八十丸，空心以淡盐汤送下，寒月用温酒送下。

【主治】 男妇诸虚百损，五劳七伤，形体羸乏，腰背疼痛，遗精带浊。

33. 健步虎潜丸

【方源】 《北京市中药成方选集》

【组成】 当归四十两、知母四十两、黄柏四十两、秦艽四十两、独活四十两、熟地黄四十两、龟板(炙)四十两、白术(炒)四十两、白芍四十两、黄芪四十两、补骨脂(炒)四十两、杜仲(炒)四十两、羌活四十两、锁阳四十两、茯苓四十两、防风四十两、菟丝子四十两、木瓜八十两、续断八十两、枸杞子八十两、牛膝八十两、川附片十两、人参(去芦)十两、虎骨(炙)六十两

【制法、用法】 上为细末，炼蜜为丸，每丸重三钱。每服一丸，淡盐汤或温开水送下，一日二次。

【主治】 下元虚损，筋骨痿软，足膝无力，步履艰难。

34. 健步虎潜丸

【方源】 《全国中药成药处方集》(济南方)

【组成】 虎骨、黄芪(炙)、茯神、当归、木瓜、川羌活、独活、防风、石菖蒲、知母(炒)、薏苡仁(炒)、生地黄、熟地黄、白术(土炒)、枸杞、白芍(炒)、怀牛膝、盐黄柏、补骨脂(炒)、杜仲(炒黑)、麦冬、远志(炒)各二两，五味子、沉香、附子(制)各半两，龟板(炙)一两半，人参二两

【制法、用法】 上为细末，炼蜜为丸，每丸重三钱。每服一丸，温开水送下。

【主治】 筋骨无力，行步艰难，下部虚损，腿酸腰软，四肢无力，阳事痿弱，阴囊湿汗。

35．豹骨木瓜丸

【方源】 《全国中药成药处方集》（禹县方）

【组成】 豹骨四两、木瓜六两、黄芪八两、白芍八两、黄柏八两、当归八两、山药四两、锁阳四两、枸杞子四两、龟板四两、菟丝子四两、破故纸六两、杜仲六两、五味子六两、川牛膝一斤、熟地黄二斤

【制法、用法】 上为细末，炼蜜为丸。每服二钱，空心以白开水送下。

【主治】 腰膝腿疼，脚膝拘挛，筋骨无力；肝肾双亏，两腿麻木。

36．益志汤

【方源】 《三因》卷八

【组成】 鹿茸（酥涂炙，去毛尽）、巴戟天（去心）、熟干地黄（酒浸）、枸杞子、肉苁蓉（酒浸）、牛膝（酒浸）、附子（去皮、脐，炮）、桂心（不焙）、山茱萸、白芍药、防风（去杈）、甘草（炙）各等分

【制法、用法】 上为散。每服四大钱，水一盏半，加生姜五片，盐少许，煎七分，去滓，食前服。

【主治】 右肾虚寒，小便数，腰胁引痛，短气咳逆，四肢烦疼，耳鸣，面黑，骨间热，梦遗白浊，目眩，诸虚困乏。

37．调营敛肝饮

【方源】 《医醇剩义》卷四

【组成】 归身二钱、白芍一钱五分（酒炒）、阿胶一钱五分（蛤粉）、枸杞三钱、五味子五分、川芎八分、枣仁一钱五分（炒研）、茯苓二钱、广皮一钱、木香五分

【制法、用法】 上加大枣两个，生姜三片，水煎服。

【主治】 肝虚作痛。操烦太过，营血大亏，虚气无归，横逆胀痛。

38．桑椹膏

【方源】 《慎斋遗书》卷七

【组成】 桑椹不拘多少（取汁）、苍术；肾气虚，加枸杞子4两（研末）；肺气虚，加人参1两

【制法、用法】 取桑椹汁，入苍术共熬，去滓成膏。

【主治】 骨蒸。

39．玉柱杖

【方源】 《医便》卷一

【组成】 没石子五钱、沉香二钱、大茴香三钱、槐子三两、五加皮三两、枸杞子三两、破故纸（新瓦炒）三两、怀熟地黄三两

【制法、用法】 上药共一斤，胡桃肉一斤，白糖半斤，共为末，炼蜜一斤为丸，如弹子大。每服二丸，空心盐汤化下。

【主治】 填精益肾，乌须黑发，延年益寿。

40．地黄丸

【方源】 《圣济总录》卷一二〇

【组成】 生地黄(切，焙)一两，白茯苓(去黑皮)、防风(去杈)、独活(去芦头)、枸杞子、山芋各半两

【制法、用法】 上为细末，炼蜜为丸，如梧桐子大。每服十丸至十五丸，空心煎枣汤送下。

【主治】 肾脏虚，食冷热物齿皆痛。

41．右归丸

【方源】 《景岳全书》卷五十一

【组成】 大怀熟地黄八两、山药(炒)四两、山茱萸(微炒)三两、枸杞(微炒)四两、鹿角胶(炒珠)四两、菟丝子(制)四两、杜仲(姜汤炒)四两、当归三两(便溏勿用)、肉桂二两(渐可加至四两)、制附子二两(渐可加至五六两)

【制法、用法】 上先将熟地蒸烂杵膏，加炼蜜为丸，如梧桐子大。每服百余丸，食前用滚汤或淡盐汤送下。或丸如弹子大，每嚼服二三丸，以滚白汤送下。

【主治】 ①《景岳全书》：元阳不足，或先天禀衰，或劳伤过度，以致命门火衰不能生土，而为脾胃虚寒，饮食少进；或呕恶膨胀；或翻胃噎膈，或怯寒畏冷；或脐腹多痛；或大便不实，泻痢频作；或小水自遗，虚淋寒疝；或寒侵溪谷，而肢节痹痛；或寒在下焦，而水邪浮肿。总之，真阳不足者，必神疲气怯，或心跳不宁，或四肢不收，或眼见邪祟，或阳衰无子等症。②《会约》：阳亏精滑，阳萎精冷。

42．右归饮

【方源】 《景岳全书》卷五十一

【组成】 熟地黄二三钱或加至一二两、山药(炒)二钱、山茱萸一钱、枸杞二钱、甘草(炙)一二钱、杜仲(姜制)二钱、肉桂一二钱、制附子一至三钱

【制法、用法】 水二钟，煎七分，空腹温服。

【主治】 肾阳不足，腰膝酸痛，气怯神疲，大便溏薄，小便频多，手足不温，及阳萎遗精，舌苔淡薄，脉象沉细者。①《景岳全书》：命门之阳衰阴盛者。②《会约》：阳虚咳嗽。③《医部全录》：产妇虚火不归元而发热者。④《医方简义》：肾虚火衰，睾坠而痛。⑤《方剂学》：肾阳不足，气怯神疲，腹痛腰酸，肢冷，舌淡苔白，脉沉细；或阴盛格阳、真寒假热之证。

43．左归丸

【方源】 《景岳全书》卷五十一

【组成】 大怀熟地黄八两、山药(炒)四两、枸杞四两、山茱萸肉四两、川牛膝(酒洗，蒸熟)三两(精滑者不用)、菟丝子(制)四两、鹿胶(敲碎，炒珠)四两、龟胶(切碎，炒珠)四两(无火者不必用)

【制法、用法】 上先将熟地蒸烂杵膏，炼蜜为丸，如梧桐子大。每服百余丸，食

前用滚汤或淡盐汤送下。

【功用】 ①《景岳全书》：壮水之主，培左肾之元阴。②《方剂学》：填补肝肾真阴。

【主治】 真阴肾水不足，不能滋养营卫，渐至衰弱，或虚热往来，自汗盗汗；或神不守舍，血不归原；或虚损伤阴，或遗淋不禁；或气虚昏运；或眼花耳聋；或口燥舌干，或腰酸腿软，凡精髓内亏，津液枯涸之证。

44．左归饮

【方源】 《景岳全书》卷五十一

【组成】 熟地黄二三钱或加至一二两、山药二钱、枸杞二钱、炙甘草一钱、茯苓一钱半、山茱萸一二钱（畏酸者少用之）

【制法、用法】 水二钟，煎七分，空腹服。

【主治】 真阴不足，腰酸且痛，遗精盗汗，咽燥口渴。①《景岳全书》：命门之阴衰阳盛者。②《会约》：阴衰阳盛，身热烦渴，脉虚气弱。③《医方简义》：肾虚腰痛，偏坠遗精。④《方剂学》：真阴不足，症见腰酸遗泄，盗汗，口燥咽干，口渴欲饮，舌光红，脉细数。

45．坎炁丹

【方源】 《古方选注》卷下

【组成】 坎炁二十四两（男者良）、人乳粉二两四钱、熟地黄八两（砂仁一两五钱、陈煮酒八两制，久晒者良）、人参二两、枸杞子四两

【制法、用法】 上法制，烘燥，入磨为末，用酒酿四两、白蜜四两同炼为丸，每服五钱，清米饮汤送下。

【主治】 ①《古方选注》：少阴男人，耳薄鼻尖，毛悴精寒，难以种子。②《医级》：阴阳两虚，精神气血皆伤，虚危之疾。

46．坎离丸

【方源】 《寿世保元》卷四

【组成】 龙骨（火煅）五钱、远志（甘草水泡，去骨）一两、白茯神（去皮末）一两、石菖蒲（去毛）五钱、龟甲（炙酥）五钱、酸枣仁（炒）一两、当归身（酒洗）一两、人参五钱、麦门冬（水洗，去心用）一两、天门冬（水净，去心）一两、生地黄（酒洗）二两、熟地黄（酒蒸）二两、山茱萸（酒蒸，去核）一两、川黄柏（去皮，酒炒）一两、五味子一两、柏子仁一两、山药一两、甘枸杞子一两、知母（去毛，酒炒）一两

【制法、用法】 上药石臼内捣成饼，晒干，为细末，炼蜜滴水成珠，每用蜜一斤，加水一碗，调和前药为丸，如梧桐子大。每服三钱，清晨空心盐汤送下，或酒亦可。

【主治】 思虑过度，心血耗散，房欲失节，肾水枯瘁，肾水一虚，心火即炽，酿成痨瘵，精神昏倦，健忘者。

47. 坎离既济丸

【方源】 《饲鹤亭集方》

【组成】 人参、生地黄、熟地黄、天冬、麦冬、萸肉、白芍各四两，知母、川柏、肉桂、肉苁蓉、枸杞子、五味子、山药、茯苓、茯神、丹皮、泽泻、枣仁、远志各三两

【制法、用法】 炼蜜为丸。每服三钱，空心淡盐汤送下。

【主治】 五劳七伤，心肾不交，虚火上炎，口燥舌干，骨蒸发热，五心烦躁，虚痰咳嗽，自汗盗汗，夜梦遗精，五淋白浊。

48. 杜仲丸

【方源】 《医学入门》卷七

【组成】 杜仲、龟板、黄柏、知母、枸杞子、五味子、当归、芍药、黄芪、故纸各一两

【制法、用法】 上为末，炼蜜同猪脊髓为丸，如梧桐子大。每服八十丸，空心盐汤送下。

【主治】 肾虚腰痛，动止软弱，脉大虚，疼不已。

49. 杞元膏

【方源】 《济众新编》卷五

【组成】 龙眼肉、枸杞子各一斤，黑豆一升

【制法、用法】 黑豆，用水三斗，文武火浓煎取汁一斗三升，入药再煎至七升余，去滓，入炼蜜一升。熬成膏至四升半，即滴水成珠矣，瓷器盛。白沸汤或淡姜茶化下。

【主治】 阴虚火动发渴。

50. 苁蓉丸

【方源】 《养老奉亲书》

【组成】 肉苁蓉四两、巴戟二两、菊花二两、枸杞子二两

【制法、用法】 上为末，炼蜜为丸，如梧桐子大。每服二十丸，盐汤送下。

【主治】 补肝肾，明目。

51. 人参固本酒

【方源】 《墨宝斋集验方》卷上

【组成】 人参二两，天门冬(去心)、麦门冬(去心)、怀生地黄、怀熟地黄、枸杞子各四两，虎胫骨(酥炙黄脆)、龟板(酥炙黄脆)各二两，何首乌(大者佳，竹刀去皮，切片，米泔水浸一宿，用黑豆三升浸软，一层豆，一层药，密盖蒸熟，九蒸九晒)四两，当归一两

【制法、用法】 用好酒三十斤，盛入二罐内，将药分一半，用好绢小袋盛药，吊入罐内，将面封固，桑柴文武火煮二炷香为度，埋土内。一七后，空心任服。

【主治】 补肝肾，填精髓，益气血

52. 人参固本酒

【方源】 《墨宝斋集验方》卷上

【组成】 人参、枸杞、天门冬(去心)、怀生地黄、怀熟地黄各二两,当归二两,白茯苓一两,麦门冬(去心)二两,何首乌(制法如常)二两

【制法、用法】 用酒二十四五斤,盛入二罐内,将药各一半,用好绢小袋盛药,入罐内,用面糊封固,用桑柴阴阳火煮二炷香为度。一七后方可服。

【主治】 补肝肾,填精髓,益气血。

53. 九制硫黄丸

【方源】 《内外科百病验方大全》

【组成】 硫黄

【制法、用法】 用老白豆腐,每硫黄一斤,豆腐一斤(或黑豆煮亦可),将硫黄研末,用砂净锅,以竹篱夹锅底,篱上盖豆腐一层,铺硫黄一层,迭迭铺好,入水煮至豆腐黑黄为度,用清水漂净腐渣,再煮三次;二制用大生萝卜挖空,一硫二卜,将硫黄末入内盖紧,缚好,慢火煮至萝卜黄黑烂为度,清水漂净,复煮两次,或萝卜切片拌亦可;三制将紫背鲜浮萍洗净,一硫三萍,拌硫黄末,煮至硫、萍烂为度,但煮根须叶最多,清水漂净,或打烂取汁,拌煮亦可;四制用新绿豆拣淘洗净,一硫二豆,以取硫磺末拌,煮至豆烂为度,清水漂净;五制用石菖蒲或菖蒲,洗净,切小段,拌硫黄末,入水煮烂为度,取汁拌煮更妙;六制松柏叶各半,洗净,去枝用叶,剪碎拌硫黄末,煮至叶烂为度,清水漂净:七制或藕或梨,或藕、梨各半,切片,同硫黄末煮至藕、梨烂为度;八制肥壮猪大肠,洗净气味,将硫黄末研细漂净,装入大肠,两头扎紧,勿令走漏,煮至大肠熟烂为度,用清水漂过夜,澄出阴干;九制地黄二两,全归、天冬、麦冬各一两,川芎、陈皮、枸杞、杜仲、茯苓、炙甘草、前胡、防风、泽泻、蛇床子、五加皮各五钱,每硫黄一斤,用药一料,照硫黄递加,用清水煎浓,将硫末投入,煎至药汁干,起出阴干,用糯米煮粥,拌为丸,如绿豆大,阴干,用瓷瓶收贮。

【主治】 耳聋眼花,齿落发白,阳痿。

54. 三肾丸

【方源】 《北京市中药成方选集》

【组成】 人参(去芦)十六两,当归一百六十两,鹿鞭子(代睾丸)五条,枸杞子八十两,白术(炒)一百六十两,川芎十六两,驴鞭子(代睾丸)五条,杜仲炭、茯苓、生地黄各一百六十两,狗鞭(代睾丸)三十条,续断一百六十两,甘草十六两,白芍八十两,鹿茸(去毛)六十四两,川牛膝一百六十两,葫芦巴(炒)一百六十两,巴戟肉(炙)八十两,补骨脂(炒)八十两,锁阳一百六十两,冬虫夏草四十八两,青盐六十四两,小茴香(盐炒)、菟丝子、韭菜子、肉苁蓉(炙)各一百六十两,五味子(炙)十六两

【制法、用法】 以上除三鞭外,重二千六百四十两,用黄酒一千六百两下罐蒸

（包括三鞭），蒸后晒干。共研为细末，过箩，炼蜜为丸，每重三钱。每服一丸，日服二次，温开水送下。

【主治】 肾水亏损，阳痿不举，命门火衰，精神疲倦。

55. 三肾丸

【方源】 《全国中药成药处方集》（天津方）

【组成】 鹿肾、驴肾、狗肾各一具，生黄芪、人参(去芦)、当归、熟地黄、龟板(醋制)、茯苓(去皮)、枸杞子各二两，生白术、生阿胶、山茱萸(酒蒸)、制附子、淫羊藿(羊油炒)、蒺藜(盐炒)、补骨脂(盐炒)、菟丝子、鱼鳔(滑石烫)、杜仲炭(盐炒)、鹿茸(去毛)各一两，肉桂(去粗皮)八钱

【制法、用法】 先将方内三种肾洗净，用水煮烂，连原汤与群药共串一处晒干，共为细粉，炼蜜为丸，每重二钱，蜡皮或蜡纸筒封固。每次服一丸，白开水送下。

【主治】 腰肾不足，精血亏损，腰腿酸痛，肾囊湿冷，身体衰弱，倦怠少食。

56. 三肾丸

【方源】 《全国中药成药处方集》（沈阳方）

【组成】 熟地六两，丹皮、广砂仁、锁阳、肉苁蓉、车前、茯苓、破故纸、枸杞、川断各二两，白术六两，附子五钱、川芎八钱、黄肉一两五钱、怀膝一两五钱、制草一两五钱、山药三两、杜仲二两、泽泻二两、当归二两、淫羊藿二两、丝瓜二两、白芍一两、肉桂五钱、广木香八钱、首乌二两、黑驴肾、黄狗肾一具

【制法、用法】 上为极细末，炼蜜为丸，每重二钱。每服一丸，淡盐汤送下。

【主治】 肾脏衰弱，畏寒怕冷，过劳气喘，四肢疲乏，下焦虚寒，腰腿酸痛，生殖机能减退，一切肾病偏于寒凉者。

57. 仁寿丸

【方源】 《三因》卷二

【组成】 附子(炮熟，去皮、脐)一两，桂心、白茯苓、山茱萸、五味子、杜仲(去皮，姜制，炒断丝)、续断、枸杞子、熟地黄(洗)、巴戟天(去心)、菟丝子(酒浸湿，研)、防风各半两，牛膝(酒浸)二两

【制法、用法】 上为末，炼蜜为丸，如梧桐子大。每服三五十丸，食前温酒、盐汤送下。

【主治】 ①《三因》：肝肾气虚，风冷所中，筋脉瞤动，口眼歪斜。②《杨氏家藏方》：真元气虚，脚膝缓弱，及素有风，手足拘挛，气血衰少，饮食不进。

58. 干地黄汤

【方源】 《圣济总录》卷五十三

【组成】 熟干地黄(焙)、鹿茸(去毛，酥炙)、巴戟天(去心)、枸杞子、丹参、五加皮各二两，车前子一两，桂(去粗皮)一两三分、防风(去杈)一两

【制法、用法】 上为咀，如麻豆大。每服四钱匕，水二盏，煎取一盏，去滓，通口服。

【主治】 肾虚多唾。

59. 大还丹

【方源】 《内外科百病验方大全》

【组成】 淫羊藿(剪去边毛、羊油炒)十两,地黄(酒浸、九蒸九晒)十二两,金樱(去心毛、酒浸)、破故纸(酒浸)、仙茅(酒浸)各八两,当归(酒浸)、石斛(酒浸)各六两,菟丝子(酒洗)五两,麦冬(去心,炒)、白菊花各四两二钱,杜仲(盐水炒)、肉苁蓉(酒洗,去筋膜,焙干)、山萸肉(酒浸)、枸杞子(酒浸)、锁阳(酒浸)、怀山药(炒)、白蒺藜(砂锅炒)、沙苑蒺藜(炒)各四两,续断(炒)、青盐各三两二钱,巴戟肉(酒洗)、白茯苓、牡丹皮(炒)、小茴香(酒浸)、楮实子(酒浸)、覆盆子(酒浸)、淮牛膝(酒浸)、远志肉(甘草水炒)、泽泻(炒)、石菖蒲(炒)各三两,天冬(晒干)二两一钱、北五味(炒)、葫芦巴(酒浸)各二两,核桃肉(又名胡桃)一斤,猪腰子十二个,羊腰子十二个

【制法、用法】 上药各为细末,将腰子切开,以药塞满为度,不必尽入,麻绳缚定,放蒸笼内蒸熟,晒干,连腰子捣成细末;用白蜜六七斤炼熟,和药为丸,如梧桐子大。每早、晚用二三钱,淡盐汤送下。

【主治】 温阳补肾,益精补血。

60. 大造丸

【方源】 《症因脉治》卷三

【组成】 怀熟地黄、甘枸杞、菟丝子、厚杜仲、山药、白茯苓、紫河车

【制法、用法】 每服八十至九十丸,空腹时用盐汤送下,冬月酒下。

【主治】 肝肾虚胀,腰软常痛。

61. 枸杞丸

【方源】 《普济方》卷二一七

【组成】 枸杞子(冬采者佳)、黄精各等分

【制法、用法】 上为细末,二味相和,捣成块,捏作饼子,干复捣末,炼蜜为丸,如梧桐子大。每服五十丸,空心温酒送下。

【主治】 肾虚精滑。

62. 枸杞丸

【方源】 《明医指掌》卷六

【组成】 枸杞子四两、南星二两、半夏二两、黄柏(酒炒)四两、苍术(盐炒)三两、山楂三两(去核)、白芷二两、神曲(炒)二两、滑石(炒)三两、昆布四两、吴茱萸四两

【制法、用法】 上为末,酒糊为丸,如梧桐子大。每服七十丸,空心盐汤送下。

【主治】 补肾。

63. 枸杞汤

【方源】 《医学入门》卷七

【组成】 枸杞子、肉苁蓉、茯苓各一钱，五味子七分，人参、黄芪、山栀仁、熟地黄、石枣肉、甘草各五分，生姜一片，灯心草一握

【制法、用法】 早空心温服。

【主治】 肾虚精滑。

64. 枸杞酒

【方源】 《圣济总录》卷一八七

【组成】 枸杞子二斤、生地黄汁三升

【制法、用法】 上每于十月采枸杞子，先以好酒二升，于瓷瓶内浸二十一日，开封再入地黄汁，不犯生水者，同浸，勿搅之，却以纸三重封头，候至立春前三十日开瓶。空心暖饮一杯。

【主治】 精血虚损。

65. 枸杞粥

【方源】 《长寿药粥谱》

【组成】 枸杞子三十克、粳米六十克

【制法、用法】 上加水适量，煮粥。供早点或晚餐服食，四季均可。

【主治】 中老年人肝肾不足，腰膝酸软，头晕目眩，久视昏暗，以及老年性糖尿病。

66. 枸杞膏

【方源】 《眼科阐微》卷三

【组成】 枸杞二三斤(肥大赤色者)

【制法、用法】 上药以乳汁拌，蒸烂，捣膏，加水煎，拧出浓汁，去滓，加蜜，又熬成膏，贮瓷器内。每服四五茶匙，早上以温开水或龙眼肉汤、参汤调下。

【主治】 读书劳目力，年过四十，阴气半衰，神光渐减，两目昏花。

67. 枸杞子丸

【方源】 《杨氏家藏方》卷二十

【组成】 枸杞子、苣胜子、菟丝子(酒浸，别捣)、覆盆子、当归(洗，焙)、熟干地黄(洗，焙)、干山药、白茯苓(去皮)、白芍药、白术、白蒺藜(炒，去刺)、牛膝(酒浸一宿)、香白芷、延胡索、荜澄茄各一两，破故纸二两(炒)

【制法、用法】 上为细末，用无灰酒煮面糊为丸，如梧桐子大，候干，以苍耳叶罨一宿。每服三十丸至五十丸，空心温酒或盐汤送下。

【主治】 滋补真元，通流血脉，润泽颜色，久服乌髭须，延年耐老。

68. 长春方

【方源】 年氏《集验良方》卷二

【组成】 鱼鳔(蛤粉炒成珠，极焦)一斤、棉花子(取净仁，去尽油，酒蒸)一斤、金钗石斛八两、白莲须八两、金樱子(去子毛，净)一斤、菟丝子四两、沙蒺藜四两、枸杞子六两、五味子(炒)四两

【制法、用法】 上药为末。用鹿角五斤，锯薄片。河水煮三昼夜，去角，取汁熬骨，和药末为丸，如梧桐子大。每服三钱，温开水送下。

【主治】 肾虚精冷。

69. 枸杞羊肾粥

【方源】 《圣济总录》卷一八九

【组成】 枸杞叶一斤、羊肾(细切)一对、米三合、葱白十四茎

【制法、用法】 上细切，加五味煮粥如常法。空腹食。

【主治】 阳气衰，腰脚疼痛，五劳七伤。

70. 枸杞羊肾粥

【方源】 《饮膳正要》卷二

【组成】 枸杞叶一斤、羊肾(细切)一对、葱白一茎、羊肉(炒)半斤

【制法、用法】 上四味拌匀，入五味，煮成汁，下米熬成粥，空腹食之。

【主治】 ①《饮膳正要》：阳气衰败，腰脚疼痛，五劳七伤。②《药粥疗法》：肾虚劳损，阳气败，腰脊疼痛，腿脚痿弱，头晕脑鸣，听力减退或耳聋，阳痿，尿频或遗尿。

71. 枸杞还童丸

【方源】 《普济方》卷二一八引《德生堂方》

【组成】 茅山苍术一斤(四两酒浸，四两米泔浸，四两盐水浸，四两醋浸，各浸已日，将苍术和合作一处，自初伏一日为始，早晨朝东晒，日午南晒，至晚西晒，夜则露天明放，至伏尽日收起不晒，如遇天阴下雨，收藏至晴明日再晒)、西枸杞子一斤(晒干，另研细用)

【制法、用法】 上为末，和匀，酒糊为丸，如梧桐子大。每服五七十丸；空心枣盐汤或酒送下，或米饮汤下亦可。

【主治】 肝肾俱冷，眼目昏花，饮食少进。

72. 胡尚书壮阳丹

【方源】 《扶寿精方》

【组成】 莲肉(水浸，去皮心)八两，甘枸杞、芡实、干山药、白茯苓(去皮)、山茱萸(去核)各四两

【制法、用法】 上为细末，熟糯米一升，炒黄色为末，白糖五两，酥油五两，拌匀，瓷器贮。每服五六匙，早朝沸水汤、酒任调下，干物压之。

【主治】 滋补元阳，美颜益寿。

73. 茸菟丸

【方源】 《普济方》卷三十三引《经验方》

【组成】 鹿茸、肉苁蓉、干地黄、萆薢、杜仲、五味子、白茯苓各二两，木瓜一两，巴戟天、枸杞子、川牛膝、补骨脂、青盐各二两，菟丝子、金铃子各五两，莲肉八两

【制法、用法】　上为末，酒煮山药末糊为丸，如梧桐子大。每服五六十丸，空心温酒或盐汤送下。

【主治】　心肾不交，小便滑数，精神耗散，腰脚无力。

74. 草灵丹

【方源】　《医方便览》卷三

【组成】　茴香三两、川椒（去目）四两、甘草二两、熟地黄二两、山药二两、川乌一两、枸杞子一两半、苍术一两

【制法、用法】　上炼蜜为丸，如梧桐子大。每服三五十丸，空心盐汤送下，干物压。

【主治】　中年后阴痿，腰膝痿痹，不能运用。

75. 拯肾汤

【方源】　《会约》卷二

【组成】　熟地四钱，枣皮、山药、枸杞、杜仲（盐水炒）、巴戟天（去心）各一钱半，茯苓一钱，五味子三分，补骨脂（盐水炒）一钱

【制法、用法】　空心服。服之而效可照分量加二十倍，再加菟丝子酒蒸四两，青盐五钱，炼蜜为丸，每服七八钱，空心淡盐汤送下。

【主治】　肾阴虚，神昏身倦，或遗精白浊，玉茎隐痛。

76. 种子大补丸

【方源】　《医学入门》卷七

【组成】　人参、麦门冬、生地黄、熟地黄、杜仲、巴戟天、沙苑子（白蒺藜）、天门冬、枸杞子、黄柏、白茯神、白茯苓、白术、白芍药各四两，牛膝、当归、黑桑椹、芡实、龙眼肉、鹿角胶各五两

【制法、用法】　上为末，用雄鹿血和蜜为丸，如梧桐子大。每服五十丸，空心温酒、盐汤任下。

【主治】　治阳痿，用于肾虚精亏之不育。

77. 种子延龄酒

【方源】　《医学正印》卷上

【组成】　生地黄、熟地黄、天门冬、麦门冬、当归各二两，南芎一两，白芍药（炒）一两五钱，人参五钱，白术（土炒）、白茯苓、何首乌（同黑豆蒸，干片）、牛膝（盐酒炒）、杜仲（盐酒炒）、枸杞子（研碎）、巴戟天（净肉，酒蒸过）、肉苁蓉（酒洗去甲膜）各二两，远志肉（甘草汤制过）一两，石菖蒲五钱、破故纸（盐酒炒）、山茱萸（去核净肉）、石斛（盐酒蒸晒）、甘菊花（去蒂净）、砂仁（研末）、木香（锉末）各五钱，虎胫骨（酥炙）、龟板（酥炙）各二两，陈皮、柏子仁（去壳净肉，研）、酸枣仁（炒，研）、小茴香（盐酒炒）各一两，大枣肉二两，龙眼肉、青盐、胡桃肉、生姜、灯心草各一两

【制法、用法】　上锉制如法，将药入坛内，用无灰酒四十斤煮三炷香取起，坐水

缸内，频频换水，浸三日夜，倾绢袋内滤清。将药渣再用酒二十斤，如前煮三炷香，取起坐水缸浸三日夜，滤干去渣不用。将酒合一处埋土中三日，去火毒。每早晚或饥时量饮三五杯。清明后，霜降前，药不必煮，只将酒浸二十一日后取饮。其药渣晒干，焙燥磨为末，炼蜜为丸，将前酒下药甚妙。

【主治】 肾脏虚损、气血不足、腰膝酸软、须发早白、头晕、耳鸣、面色不华、动则劳倦、心神不宁、婚后无子等。

78. 保元丹

【方源】 《纲目拾遗》卷八引《千金不易方》

【组成】 黄精一斤、甘枸杞四两、酒酿五斤、好黄酒五斤

【制法、用法】 捣为丸服。上入罐煮一炷香，每饮一茶杯，药渣加胡桃肉八两、大黑枣八两、青州柿饼一斤。

【主治】 保养元气。

79. 保生丹

【方源】 《嵩崖尊生》卷十三

【组成】 枸杞八钱，熟地黄、柏仁、莲蕊(酒煮)各四钱，菟丝子、芡实各四钱，龙骨(煅)一钱

【制法、用法】 金樱汤和蜜为丸。如欲泄，饮车前汤半盏即泄。

【主治】 梦遗。

80. 保阴煎

【方源】 《顾松园医镜》卷十一

【组成】 熟地黄三钱至一两，生地黄、麦冬各二三钱，天冬二钱，牛膝(酒蒸)二三钱，茯苓二钱，山药(蒸)二三钱，玉竹、鳖甲、龟甲各四五钱(加桂圆肉十枚)

【制法、用法】 骨蒸内热有汗，加骨皮二钱；无汗，加丹皮一钱；腰痛，加枸杞三至五钱、杜仲二钱，或猪腰子一枚，脊髓四五条；盗汗，加枣仁(炒，研细)二至八钱，五味子二分至一钱；咳嗽，加鲜百合一至二两，款冬花二至三钱，枇杷叶三大片；有痰，加贝母二至三钱；有血，加藕汁、童便各一杯；食少，加米仁(炒)五钱至一两；肺经无热、肺脉按之无力者，量加人参；便溏，去生地黄、天冬。

【主治】 ①《顾松园医镜》：真阴虚衰，相火炽盛而发热，其热在于午后子前，或但皮寒骨蒸，五心常热，鼻中干燥，唇红颧赤，口苦舌干，耳鸣目眩，腰膝酸软，四肢无力，倦怠嗜卧，大便燥结，小便黄赤，六脉弦数或虚数无力。或病日久，饮食少思，大便溏泄，午后洒淅恶寒，少顷发热，或热至鸡鸣寅卯时分，盗汗身凉等证。②《吴医汇讲》：虚劳。

81. 保身丸

【方源】 《全国中药成药处方集》(武汉方)

【组成】 党参三两，牡蛎二两，炙黄芪三两，巴戟天四两，当归三两，龙骨二两，甘草一两，杜仲、补骨脂各二两，续断三两，菟丝子四两，川芎、益智仁各二

两，枸杞子四两，酸枣仁三两，淮牛膝、杭白芍各二两，远志四两，白术三两，广陈皮一两，云茯苓三两

【制法、用法】 小丸：取上药干燥，为细末，明净粉量加炼蜜50%～52%，迭成小丸，每钱不得少于二十五粒。大丸：加炼蜜115%～125%，和成大丸，每丸重二钱。每服二钱，白开水送下。

【主治】 精神疲倦，腰酸肢软，虚烦盗汗，心悸不宁。

82. 保命延龄丸

【方源】 《杨氏家藏方》卷九

【组成】 苣胜子(去皮，九蒸九晒)、补骨脂(酒浸一宿，焙)、牛膝(酒浸一宿，焙)、甘菊花、天门冬(去心)、菟丝子(酒浸一宿，湿杵作饼，火焙再杵)、枸杞子、人参(去芦头)、肉苁蓉(酒浸一宿，切，焙)、白茯苓(去皮)、巴戟天(去心，生用)、酸枣仁、柏子仁、山药、覆盆子、五味子、楮实、天雄(炮，去皮尖)各一两，肉桂(去粗皮)四两，生干地黄(切细，新瓦上炒令干)八两

【制法、用法】 上为细末，春夏用白沙蜜、秋冬用燕枣肉为剂，加好胡桃(去皮)十枚，同药剂于臼内捣为丸，如梧桐子大。每服三十丸，加至五十丸，空心、食前温盐汤送下。

【主治】 阴阳两虚，肾精不足所致须发早白。

83. 保真种玉丸

【方源】 《北京市中药成方选集》

【组成】 鹿茸(去毛)一两二钱、鹿肾二具、海马八具、虎骨(炙)一两、狗肾六具、熟地黄八钱、肉桂(去粗皮)一两、山药一两二钱、当归一两六钱、杜仲炭一两二钱、白术(炒)一两二钱、牛膝一两二钱、枸杞一两二钱、五味子(炙)一两二钱、茯苓一两二钱、党参(去芦)三两、补骨脂(炒)二两、菟丝子二两、核桃肉二两、小茴香(炒)二两、沙苑子二两、附子八两、肉苁蓉八两、巴戟肉(炙)八两、龙骨(煅)一两、母丁香三两、黄芪二两、山萸肉(炙)一两二钱、甘草(炙)一两

【制法、用法】 上为细末，炼蜜为丸，每丸重三钱。每服一丸，温开水送下，一日两次。

【主治】 肾气亏虚，阳痿不兴，腰膝无力，久无子嗣。

84. 济川饮

【方源】 《医学集成》卷三

【组成】 熟地黄八钱，人参四钱，茯神、山药、杜仲、枸杞各三钱，枣仁二钱，五味子一钱半

【制法、用法】 煨姜、灯心草为引，水煎，用金樱膏冲服。

【主治】 遗精，无梦亦遗，心肾虚弱者。

85. 济阴丸

【方源】 《丹溪心法》卷三

【组成】 黄柏(盐酒拌炒)二两七钱，龟板(炙)一两三钱半，陈皮七钱，当归(酒浸)一两，知母(酒炒)一两，虎骨(酥炙)七钱，锁阳一两，牛膝一两三钱半，山药、白芍、砂仁、杜仲(炒)、黄芪各七钱(盐水拌炒)，熟地黄七钱，枸杞五钱，破故纸(炒)三钱半，菟丝子(酒浸)一两三钱半

【制法、用法】 上为末，以地黄膏为丸。每服七十丸。

【主治】 《东医宝鉴·杂病篇》：阴虚劳证。

86. 济阴地黄丸

【方源】 《证治准绳·类方》卷七

【组成】 五味子、麦门冬、当归、熟地黄、肉苁蓉、山茱萸、干山药、枸杞子、甘菊花、巴戟肉各等分

【制法、用法】 上为末，炼蜜为丸，如梧桐子大。每服七八十丸，空心白汤送下。

【主治】 足三阴亏损，虚火上炎，致目睛散大，视物不清，昏花涩紧，作痛畏明；或阴虚火燥，唇裂如茧。

87. 济阴浚泉丸

【方源】 《会约》卷二

【组成】 熟地黄八两、枣皮(去核，酒蒸)四两、淮药(微炒)四两、丹皮二两五钱、茯苓四两、泽泻一两半、枸杞(酒蒸)三两、上肉桂二三两

【制法、用法】 加真龟板胶三四两，水、酒蒸化合，炼蜜为丸。

【主治】 阴虚劳热，骨蒸喉痛，尿赤夜躁。

88. 养元汤

【方源】 《奇方类编》卷下

【组成】 当归、川芎、白芍(炒)、炙甘草、熟地黄、杜仲(炒，去丝)各一钱，枸杞一钱八分，杏仁一钱五分，白茯苓一钱五分，金樱子(去刺)一钱五分，羊藿(酥炒，去边)一钱，石斛一钱四分，牛膝一钱八分

【制法、用法】 水三钟，煎一钟，空心服，晚复滓连服。十剂为妙。

【主治】 补虚，益肾，种子。治肾虚无子。

89. 乌须种子方

【方源】 《奇方类编》卷下

【组成】 黑豆(砂锅内黄酒煮熟，晒干)五升、破故纸(盐水炒)一斤、枸杞子(酒炒)一斤、菟丝子(酒煮透)一斤、川椒(去闭口目者，先洗净地一块，用炭火烧红，用水泼湿，将椒放在地上，以瓷盆盖之，一宿取用)八两

【制法、用法】 上为末，酒糊为丸，如梧桐子大。每服三钱，空心白滚汤送下。

【主治】 精虚无子；肾水不足，须发渐白。

90. 神芎汤

【方源】 《医学入门》卷七

【组成】 升麻、川芎、人参、枸杞子、甘草、远志、黄芪、当归、地骨皮、破故纸、杜仲、白术各四分，生姜一片，莲肉七枚

【制法、用法】 水煎温服。如无家莲肉，莲花须亦可。

【主治】 遗精经久，肾虚下陷，玉门不闭，不时漏精。

91. 神仙五子丸

【方源】 《医方类聚》卷一五三引《经验秘方》

【组成】 覆盆子、五味子、枸杞子、蛇床子、菟丝子(酒浸三日)、干山药、熟地黄、巴戟天(去心)、白茯苓(去皮)、续断、肉苁蓉(酒浸二日)、牛膝(酒浸三日，焙)、肉桂、槟榔、附子(炮)各一两，木香、沉香、乳香(另研)、没药(另研)、破故纸(炒)、木鳖子(去壳)、革薢各半两，茴香(盐炒，去盐)一两，枳实二两

【制法、用法】 上为细末，酒糊为丸，如梧桐子大。每服三十丸，空心温酒送下。服至一月，气力俱壮，皮肤滑润，冬不至冷，夏不至热。

【主治】 男子失精，肌肉陷下，形色俱脱，骨蒸虚劳，诸风变易，脾胃久虚，全不思食，四肢怠惰，夜梦泄精，阴囊肿痛，湿润瘙痒。

92. 神效补天丹

【方源】 《全国中药成药处方集》(吉林、哈尔滨方)

【组成】 制黄芪五两，巴戟天四两半，枸杞、熟地各四两，杜仲、白术、白芍、人参、破故纸、菟丝子各三两，茯苓、远志各二两半，边桂、枣仁、茱萸肉、龙骨、当归各二两，柏仁、五味子、附子、覆盆子各一两半，鹿胶三钱，黑驴肾一具，砂仁二两

【制法、用法】 先将驴肾用滑石烫焦，再合诸药一处碾细，炼蜜为小丸，如梧桐子大，包于纸袋内严封，贮于瓷罐内。每服二钱，早、晚空腹各服一次，白水或淡盐汤送下。

【主治】 气虚血亏，百病蜂起，瘦弱难支，纳入便溏，气息微弱，动则作喘，腰酸酸软，健忘怔忡，自汗眩晕，寐而不实；并治肾虚阳痿，肾虚滑精，阳痿不举，举而不坚，见色自泄，精汁清冷，缺乏子嗣。

93. 神效鹿胎丸

【方源】 《全国中药成药处方集》(吉林、哈尔滨方)

【异名】 百补鹿胎丸。

【组成】 茱萸肉、革薢、熟地黄、生地黄、寸冬、五味子、小茴、破故纸、覆盆子、鹿胶、杜仲、怀牛膝、青盐、柏仁、归身、巴戟、远志、锁阳、肉苁蓉、菟丝饼、巨胜、酒母、酒柏、川椒各五钱，仙茅、枸杞、黄精、云苓、人参、山药各一两，首乌二两，鹿胎一具

【制法、用法】 将鹿胎洗净晒干，合诸药一处碾细，炼蜜为丸，重二钱一分，大赤金为衣，用棉纸包之，外用蜡皮封固，贮于玻璃瓶或瓷坛中。早晚各服一丸，枣汤为引，或淡盐汤为引。

【主治】 肾虚阳痿，月经不调，子宫寒冷，虚劳。

94. 神仙巨胜子丸

【方源】 《普济方》卷二二二

【组成】 熟地黄、生地黄、何首乌各四两，牛膝(酒浸三日)、官桂(研)、枸杞子、肉苁蓉(酒浸三日)、菟丝子(酒浸三日)、人参、天门冬(酒浸三日)、茯苓(去皮)、巨胜子(焙，去皮)、天雄(去皮脐)、覆盆子(炒)、山药、楮实、川续断、柏子仁、酸枣仁、破故纸(炒)、巴戟天(去心)、五味子、广木香、韭子、鸡头实、莲蕊、莲肉各一两

【制法、用法】 上为细末，加胡桃十个研细，春、夏炼蜜为丸，秋、冬枣肉为丸，如梧桐子大，每服二十丸，渐加至三十丸，空心以温酒或盐汤送下，每日两次。服一月元气充足，六十日白发变黑，一百日容颜改变，目明可黑处穿针，冬月单衣不寒。

【主治】 《北京市中药成方选集》：气虚血亏，肾寒精冷，遗精白浊，腰腿无力。

95. 水火既济丹

【方源】 《惠宜堂方》卷一

【组成】 茯苓四两，山药、柏子仁(去油)各三两，归身(酒洗)、生地黄(酒洗)、五味子、龙眼肉(捣膏)、枸杞(盐炒)、秋石、麦冬(去心)、莲肉(去心)、元参各二两，丹参一两五钱

【制法、用法】 上为末，用芦根捣汁，打芡实粉糊为丸，如梧桐子大。每服一钱，渐加至二钱，早、晚白汤送下。

【主治】 养心血，益心气，滋肾水。

96. 既济丸

【方源】 《全国中药成药处方集》(武汉方)

【组成】 熟地黄、生地黄、山茱萸肉、天冬、麦冬、白芍(炒)各四两，五味子、当归身、黄柏(盐水炒)各三两，党参四两，肉苁蓉、枸杞子、茯苓、茯神、丹皮、泽泻、枣仁、远志各三两

【制法、用法】 上药干燥，混合碾细，按净粉量加炼蜜45%～50%迭成小丸，每钱不得少于二十丸。每服三钱，温开水送下。

【主治】 口燥舌干，骨蒸发热，五心烦躁，自汗盗汗，夜梦遗精等症。

97. 四补丹

【方源】 《普济方》卷二十九

【组成】 何首乌(泔浸，春、秋五日，夏三日，冬七日)、苍术(去皮，制度同上)、甘州枸杞(酒浸一宿)、小茴香(盐炒令热)各等分

【制法、用法】 上为细末，酒打面糊为丸，如梧桐子大。每服三十丸至四十丸，空心好酒送下。

【主治】 肾虚。

98. 生地黄煎

【方源】 《魏氏家藏方》卷九

【组成】 生地黄(洗净)、枸杞子(去梗)、五味子(去枝)各等分

【制法、用法】 上为细末，炼蜜为丸，如梧桐子大。每服七十丸，食前盐酒、盐汤、米饮任下。

【主治】 补肝明目。

99. 生髓育麟丹

【方源】 《辨证录》卷十

【组成】 人参六两、山茱萸十两、熟地黄一斤、桑椹(干者)一斤、鹿茸一对、龟胶八两、鱼鳔四两、菟丝子四两、山药十两、当归五两、麦冬六两、北五味子三两、肉苁蓉六两、人胞两个、柏子仁二两、枸杞子八两

【制法、用法】 上药各为细末，炼蜜为丸。每日早、晚时用白滚水送下五钱。服三月，精多且阳亦坚。

【主治】 男子精少，泄精之时，只有一二点，不能生子。

100. 精种子奇方

【方源】 《医学正印》卷上

【组成】 沙苑子、蒺藜八两(微焙，四两为末入药，四两为膏入蜜)，川续断(酒蒸)二两，菟丝子(酒煮见丝)三两，山茱萸(生用)、芡实粉(生用)、莲须(生用)各四两，覆盆子(生用)、甘枸杞子各二两

【制法、用法】 上为末，以蒺藜膏同炼蜜为丸，如梧桐子大。每服四五钱，空腹淡盐汤送下。

【主治】 梦遗滑泄，真精亏损，以致无子。

101. 加味左归饮

【方源】 《医学从众录》卷四

【组成】 熟地黄七钱，山茱萸、怀山药、茯苓、枸杞各三钱，肉苁蓉(酒洗，切片)四钱，细辛、炙甘草各一钱，川芎二钱

【制法、用法】 水三杯，煎八分，温服。

【主治】 肾虚头痛及眩晕目痛。

102. 加味宁神丸

【方源】 《医部全录》卷三三一

【组成】 怀生地(酒洗)、枸杞子各一两半，石菖蒲、人参、元参各五钱，珍珠母(如无，以细珍珠代之)四钱，怀山药、当归身(酒洗)、柏子仁、远志(甘草水煮)、麦冬、茯神(人乳拌蒸)、酸枣仁(微炒)各一两

【制法、用法】 上为细末，煮桂圆肉捣膏为丸，如梧桐子大，朱砂飞过为衣。每服七十丸，清晨、临卧白汤送下。

【主治】 养心固肾，益元气。

103．加味补阴丸

【方源】 《医学入门》卷七

【组成】 黄柏、知母各四两，牛膝、杜仲、巴戟天、熟地黄、山茱萸各三两，肉苁蓉、白茯苓、枸杞、远志、山药、鹿茸、龟板各二两

【制法、用法】 上为末，炼蜜为丸，如梧桐子大。每服八十丸，空心盐汤送下。

【主治】 ①《医学入门》：扶下弱。②《东医宝鉴》：补阴虚，泻阴火。

104．加味补阴丸

【方源】 《医钞类编》卷五

【组成】 黄柏(酒炒)、知母(酒炒)、败龟板(酥炙)、侧柏叶、枸杞、五味子、杜仲(姜汁炒断丝)、砂仁各等分，炙草减半

【制法、用法】 猪脊髓和地黄膏为丸服。

【主治】 肾阴虚，腰脊痛。

105．加减补阴丸

【方源】 《丹溪心法》卷五

【组成】 熟地黄八两，菟丝子(盐酒浸一宿)四两，当归(酒浸)三两，白芍(炒)三两，锁阳(酥炙)三两，杜仲(炒)二两，牛膝(酒浸)四两，破故纸、枸杞各一两半，虎骨(酥炙)二两，龟板(酥炙)一两，黄柏(炒)二两，山药、人参、黄芪各二两，冬加干姜一两

【制法、用法】 上为末，猪骨髓入蜜为丸，如梧桐子大，每服一百丸，空心盐汤送下。

【主治】 《东医宝鉴·杂病篇》：阴虚。

106．加味乌须固齿补肾方

【方源】 《医统》卷六十四

【组成】 当归(酒洗)、川芎、熟地黄、川牛膝、枸杞子、香附子、旱莲草、胡桐律、猪牙皂角、荆芥穗、细辛各三两，青盐六两

【制法、用法】 上为细末，用粳米一升半煮饭，将药末拌匀，分作七团，阴干，用桑紫火烧存性，为细末，铿合盛之。早、晚擦牙，药与水咽下。

【主治】 老年肾虚，牙齿动摇疼痛。

107．苁蓉丸

【方源】 《御药院方》卷六

【组成】 肉苁蓉(酒浸，焙干)二两，楮实子、枸杞子、地肤子、金毛狗脊(去毛)、五味子、覆盆子、菟丝子、干山药、补骨脂(微炒)、远志(去心)、石菖蒲、草薢、杜仲(去粗皮，铿，炒)、熟干地黄、石斛(去根)、白茯苓(去皮)、牛膝(酒浸，焙)、泽泻、柏子仁(微炒，别研)各一两，山茱萸(酒浸，取肉)一两

【制法、用法】 上为细末，酒面糊为丸，如梧桐子大。每服六七十丸，食前温酒

送下，一日一两次。

【主治】 壮元气，养精神。

108. 苁蓉丸

【方源】 《养老奉亲书》

【组成】 肉苁蓉四两、巴戟天二两、菊花二两、枸杞子二两

【制法、用法】 上为末，炼蜜为丸，如梧桐子大。每服二十丸，盐汤送下。

【主治】 补肝肾，明目。主治老年肝肾亏虚，视力减退者。

109. 苁蓉汤

【方源】 《医醇剩义》卷二

【组成】 肉苁蓉（漂淡）三钱、枸杞三钱、菟丝子四钱、当归二钱、杜仲三钱、料豆三钱、茯苓二钱、牛膝二钱、甘草四分、红枣十个、生姜二片

【制法、用法】 上为粗末：每五钱匕，用水一盏半，入羊肾一分细切，煎至一盏，去滓，空腹分温二服。如人行四五里再服。

【主治】 肾受燥凉，腰痛足弱，溲便短涩。

110. 苁蓉散

【方源】 《圣济总录》卷一〇九

【组成】 肉苁蓉（汤浸，去皱皮，焙）一两，巴戟天（去心）、槟榔（煨，锉）、萆薢、麦门冬（去心，焙）、犀角（镑）、羚羊角（镑）、陟厘（炒）各半两，黄芩（去黑心）、茺蔚子、枸杞子、人参、玄参、木香、菟丝子（酒浸一宿）、槐子、决明子（微炒）、丹参各三分

【制法、用法】 上为散。每眼二钱匕，空心温酒调下，临卧又用栀子汤调下二钱匕。

【主治】 肾脏虚风上攻，头旋脑痛眼生翳，或有黄黑花，起如飞蝇，及腰胯疲酸疼，脚膝冷痹。

111. 芡实丸

【方源】 《济生》卷一

【组成】 芡实（蒸，去壳）、莲花须各二两，茯神（去木）、山茱萸（取肉）、龙骨、五味子、枸杞子、熟地黄（酒蒸，焙）、韭子（炒）、肉苁蓉（酒浸）、川牛膝（去芦，酒浸，焙）、紫石英（煅七次）各一两

【制法、用法】 上为细末，酒煮山药糊为丸，如梧桐子大。每服七十丸，空心，盐、酒、盐汤任下。

【主治】 思虑伤心，疲劳伤肾，心肾不交，精元不固，面少颜色，惊悸健忘，梦寐不安，小便赤涩。遗精白浊，足胫酸疼，耳聋目昏，口干脚弱。

112. 芡实丸

【方源】 《国医宗旨》卷三

【组成】 芡实（蒸，去皮）、莲花须各二两，茯神（去木）、山茱萸肉、北五味子、

甘州枸杞、熟地黄(酒蒸)、韭子(炒)、肉苁蓉(酒浸)、川牛膝(去芦，酒浸)

【制法、用法】 上为末，酒煮山药糊为丸，每服七十丸，空心盐汤送下。

【主治】 梦遗。

113. 还少丹

【方源】 《叶氏女科》卷四

【组成】 熟地黄四两，山药、山茱萸、杜仲(姜汁制)、枸杞子各二两，牛膝(酒浸)、远志(姜汁浸炒)、肉苁蓉(酒浸)、北五味子、川续断、楮实子、舶茴香、菟丝子(制)、巴戟肉各一两

【制法、用法】 上为末，炼蜜为丸。每服五十丸，空心淡盐汤送下。

【主治】 ①《叶氏女科》：男子虚寒艰嗣。脾肾虚寒，饮食少思，发热盗汗，遗精白浊，真气亏损，肌体瘦弱。②《会约》：脾肾不足而足痿者，及一切亏损体弱之证。

114. 还童酒

【方源】 《回生集》卷上

【组成】 熟地黄三两、生地黄四两、全当归四两、川萆薢二两、羌活一两、独活一两、淮牛膝二两、秦艽三两、苍术二两、块广皮二两、川断二两、麦冬三两、枸杞二两、川桂皮五钱、小茴香一两、乌药一两、丹皮二两、宣木瓜二两、五加皮四两

【制法、用法】 上绢袋盛贮，用陈酒五十斤(好烧酒亦可)，汤煮三炷香，埋土中七日。早、晚饮三五杯。

【主治】 久饮能添精补髓，强壮筋骨，驱风活经络，大补气血。

115. 辰砂既济丸

【方源】 《扶寿精方》

【组成】 人参、当归(酒洗)、黄芪(盐水洗，炒)、白山药、牡蛎(酒浸一宿，煅)各二两，锁阳、甘枸杞(蜜拌)、熟地黄(酒洗)各四两，知母(去毛，酒洗，略炒)、败龟板(酒浸一宿，酥炙)各二两，牛膝(酒洗)一两半，破故纸一两二钱，黄柏(酒炒)六钱

【制法、用法】 上为末，用白术八两，水八碗，煎至一半，取滓再益水煎，漉净，合煎至二碗成膏为丸，如梧桐子大，辰砂研细为衣。每服七十丸，空心淡盐汤或酒送下，干物压之。

【主治】 ①《扶寿精方》：梦遗。②《万病回春》：元阳虚惫，精气不固，夜梦遗精。

116. 谷精散

【方源】 《圣济总录》卷四十一

【组成】 谷精草、石决明、木贼(锉)、荆芥(穗)、甘草(炙，锉)、羌活(去芦头)、旋覆花、甘菊花、枸杞子、晚桑叶(并生用)各一分，蛇蜕半条(炒)，苍术(米

泔浸，去皮，焙）一分

【制法、用法】 上焙干，为细散，每服二钱匕，茶清调下，一日三次，不拘时候。

【主治】 肝脏虚风攻击，肢节疼痛，及上攻眼目多泪。

117. 肝肾双补丸缺用法

【方源】 《眼科金镜》卷二

【组成】 当归、川芎、杭萸肉、巴戟天、茯苓、石斛、防风、细辛、川姜、甘草、枸杞

【制法、用法】 水煎，一日一剂，半饿时分三次服温服。

【主治】 肝肾两虚，真阴不足，冷泪无时长流，瞻视昏眇。

118. 龟龄集

【方源】 《何氏济生论》卷七

【组成】 振山威（即茄茸）一两五钱（砂罐内煮一昼夜，取出，埋土中一宿，晒干为末），水陆使者（即穿山甲）一两（火酒煮软，酥油搽，炙黄色，为末），金笋（即熟地黄）六钱（酒内浸一宿，瓦焙），玉枝八钱（即生地，人乳浸一宿，晒干），阴飞郎（即石燕子，坚固者）一对（好酒浸一宿，烧红，投姜汁内浸透），劈天龙（即肉苁蓉，酒浸一宿，麸炒为末）九钱，九阳公（即附子，重一两四五钱者为佳，蜜水浸三炷香，白水煮三炷香，焙干为末）三钱，昆山雪（即雀脑，要雄者）十枚（加白硫一分，搅匀摊纸上，晒，为末），赤羽娘（即红蜻蜓）十对（五月五日取，去翅足），重阳英（即白菊花，九月九日取，酒浸一宿，为末）一钱五分，寿春紫（即锁阳，黑而实，酒浸一宿，新瓦焙，为末）四钱，宿砂蜜（即砂仁，去皮，为末）四钱，海上主人（即甘草，炙老黄色，为末）三钱，太乙丹（此药无考。用枸杞子，蜜酒浸，晒，为末）五钱，朝云兽（即海马）一对（酥油入铜锅内煎黄色，为末），补骨先生（即破故纸，米泔浸）四钱，乾坤髓（即辰砂，荞麦面色，煨，去面，研）二钱五分，旱珍珠（即白凤仙子，八月半取井水浸一宿，瓦焙）二钱五分，通天柱杖（即牛膝，酒浸一宿，焙）四钱，飞仙四钱（即紫梢花，酒浸一宿，瓦上隔纸焙），先登（即青盐，河水略洗）四钱，吐蕃丝（即细辛，醋浸一宿，晒）一钱，仙人仗（即地骨皮，蜜水浸一宿，晒）四钱，玉丝皮（即杜仲，麸炒去丝，童便浸一宿）二钱，风流带（即淫羊藿，人乳拌炒）三钱，王孙草（即当归，酒浸一宿，焙）五钱，如字香（即小丁香，花椒水煮一炷香）二钱五分，云门令使（即天门冬，酒浸半日，焙）八钱

【制法、用法】 上为极细末，通和一处，装瓷罐内，沙泥封口，重汤煮三炷香，取出，开口露一宿，捏作一块，入金盒内，如无金，以银代之，重十六两，盐泥封口，外用纸筋泥再封包成圆球，晒干，用铁鼎罐一个，将球入中间以铁线十字拴紧，悬于罐中，将黑铅化开。倾入鼎内，以满为率，冷定，再用一缸，贮桑柴灰半缸，安罐在中，以半截埋灰内，其上半截旁以炭垫烧着，每辰、戌二时换炭垫一次，炭垫用炭屑碾细如粉，入熟红枣肉同打，重一两六钱，长五寸，再用水一碗，不时向

鼎内滴水，以声为验，如有声面水即干，则火逼、略远指许，如无声而水不干，则火逼、略近指许，如法制三十五日足，可将铅打开，倾盒于地冷定，开盒，其药必紫黑色，清香扑鼻，须入瓷罐收贮，蜡封口，勿泄气。每服五厘，渐加至二三分，置手心内舐入口，黄酒送下，浑身燥热，百窍通畅，丹田微痒，痿阳立兴。

【主治】 ①《何氏济生论》：阳萎泄遗，不育。②《集验良方》：命门火衰，精寒肾冷，久无子嗣，五劳七伤。

119. 龟鹿二仙胶

【方源】 《医便》卷一

【组成】 鹿角（用新鲜麋鹿杀角，角解的不用，马鹿角不用；去角脑梢骨二寸绝断，劈开，净用）十斤、龟板（去弦，洗净，捶碎）五斤、人参十五两、枸杞子三十两

【制法、用法】 前三味袋盛，放长流水内浸三日，用铅坛一只，如无铅坛，底下放铅一大片亦可，将角并板放入坛内，用水浸，高三五寸，黄蜡三两封口，放大锅内，桑柴火煮七昼夜，煮时坛内一日添热水一次，勿令沸起，锅内一日夜添水五次；候角酥取出，洗，滤净取滓，其滓即鹿角霜、龟板霜也。将清汁另放，外用人参、枸杞子用铜锅以水三十六碗，熬至药面无水，以新布绞取清汁，将滓石臼水捶捣细，用水二十四碗又熬如前；又滤又捣又熬，如此三次，以滓无味为度。将前龟、鹿汁并参、杞汁和入锅内，文火熬至滴水成珠不散，乃成胶也。候至初十日起，日晒夜露至十七日，七日夜满，采日精月华之气，如本月阴雨缺几日，下月补晒如数，放阴凉处风干，每服初起一钱五分，十日加五分，加至三钱止，空心酒化下。常服乃可。

【主治】 ①《医便》：男妇真元虚损，久不孕育；男子酒色过度，消铄真阴；妇人七情伤损血气，诸虚百损，五劳七伤。②《医方考》：精极，梦泄遗精，瘦削少气，目视不明。

120. 龟鹿二仙膏

【方源】 《张氏医通》卷十三

【组成】 鹿角胶一斤、龟板胶半斤、枸杞六两、人参（另为细末）四两、桂圆肉六两

【制法、用法】 以杞、圆煎膏，炼白蜜收，先将二胶酒浸，烊杞、圆膏中，候化尽，入人参末，瓷罐收贮。每服五六钱，清晨醇酒调服。

【主治】 ①《张氏医通》：督任俱虚，精血不足。②《惠直堂方》：虚损遗泄，瘦弱少气，目视不明。

121. 六味合五子丸

【方源】 《医学心悟》卷五

【组成】 大熟地黄八两，山药、山茱萸肉各四两，茯苓、丹皮、泽泻各三两，枸杞子、菟丝子各四两，五味子、车前子、覆盆子各二两

【制法、用法】 上为末。石斛六两熬膏，和炼蜜为丸。每早服四钱，温开水送下。

【主治】 补天一之水。主男子不育，此真水虚，左尺无力，或脉数有热。

122. 补天丹

【方源】 《全国中药成药处方集》（沈阳方）

【组成】 杜仲二两，贡白术二两半，白芍、破故纸、熟地黄、远志各二两，当归、枸杞各一两五钱，核桃仁三两，牛膝二两，黄芪二两，海狗肾一具，川楝子二两，川芎、人参各一两五钱，沉香五钱，木香一两，小茴一两五钱，甘草、茯神各一两

【制法、用法】 上为极细末，炼蜜为丸，每二钱重。每服一丸，盐汤送下。

【主治】 肾虚阴痿，早泄遗精。腰腿酸痛，盗汗自汗，疝气腹疼，四肢厥冷，劳伤虚损，怔忡健忘，神经衰弱，形容憔悴，淋漓白浊，肾囊凉湿。

123. 沉香延龄散

【方源】 《普济方》卷六十九

【组成】 沉香、川芎、生地黄、藁本、零陵香、砂仁、人参、熟地黄、防风、没石子、荆芥、藿香、片脑、木香、石膏、地骨皮、杜蒺藜（炒，去刺）、石菖蒲各半两，当归、天麻、诃子、细辛、何首乌、枸杞子、青盐、甘松、乳香、龙骨、槐角子、香附各七钱半，露蜂房半两，荜茇二钱，柳枝（炒）四两，胆矾一钱半，石燕子（火煅）五个。白蒺藜、桂心、母丁香、檀香各半两，海浮石一两，麝香一钱

【制法、用法】 上为细末。早晚擦牙，盐汤漱，然后咽之。

【主治】 风牙肾虚。

124. 补青丸

【方源】 《杨氏家藏方》卷十一

【组成】 车前子（炒）、枸杞子（拣净）、地骨皮（洗净，去土）、白茯苓（去皮）、甘菊花各半斤

【制法、用法】 上为细末，炼蜜为丸，如梧桐子大。每服五十丸，食后温酒、盐汤任下。

【主治】 养肝益精，滋荣目力。

125. 补髓丸

【方源】 《疮疡经验全书》卷十三

【组成】 人参二两，地黄四两，鹿茸（酥实）一两五钱，当归四两，枸杞子三两，柏子、茯神、白术各二两，麦门冬一两五钱，钟乳粉七钱，沉香五钱，石斛二两

【制法、用法】 上为末，炼蜜为丸，如梧桐子大。每服七十丸，早、晚秋石汤点下，醇酒亦可。

【主治】 霉疮病愈后精髓空虚者。

126. 菊花丸

【方源】 《三因》卷十六

【组成】 甘菊花、枸杞子、肉苁蓉（酒浸，洗，切）、巴戟天（去心）各等分

【制法、用法】 上为末，炼蜜为丸，如梧桐子大。每服三五十丸，米汤送下。

【主治】 脾肺气虚，忧思过度，荣卫枯耗，唇裂沉紧，或口吻生疮，容色枯悴，男子失精，女子血衰。

127. 菊花丸

【方源】 《异授眼科》

【组成】 菊花四两、巴戟天一两六钱、五味子二两、肉苁蓉(酒洗)一两、枸杞二两

【制法、用法】 上为细末，炼蜜为丸，如梧桐子大。每服三十丸，盐汤送下。

【主治】 目有瞳仁倒者，五脏俱损也。外因五色，内因五味，精液妄行，以致肾水枯竭而伤肺肝，五脏损也。

128. 萃仙丸

【方源】 《饲鹤亭集方》

【组成】 潼蒺藜、山茱萸肉、芡实、莲须、枸杞子各一百二十克，菟丝子、川断、覆盆子、金樱子各六十克。

【制法、用法】 共为细末，以潼蒺藜粉同金樱膏，炼蜜为丸。淡盐汤送下。

【主治】 神思恍惚，夜多异梦，腰腿酸软，精泄不收者。

129. 萃仙丸

【方源】 《中国医学大辞典》

【组成】 何首乌(制)、枸杞子、芡实、莲须各四两，白茯苓、核桃肉、龙骨、山药、沙苑子、蒺藜、破故纸、菟丝子、韭子、覆盆子、建莲肉各二两，人参一两，鱼鳔胶、银杏肉、续断肉各三两

【制法、用法】 上为细末，蜜水为丸，如梧桐子大。每服三钱，盐汤送下。

【主治】 真元不足，肾气虚弱，命门火衰，目昏盗汗，梦遗失精。

130. 萃仙丹

【方源】 《北京市中药成方选集》

【组成】 沙苑子八十两、山茱萸肉(炙)四十两、巴戟肉(炙)四十两、续断四十两、芡实(炒)四十两、肉苁蓉(炙)四十两、锁阳四十两、杜仲炭四十两、莲须四十两、龙骨(煅)二十两、覆盆子四十两、沉香五两、枸杞子四十两、金樱子肉四十两、菟丝子四十两

【制法、用法】 上为细末，炼蜜为丸，每丸重三钱。每服一丸，温开水送下，一日二次。

【主治】 肾寒精冷。气血不足，腰痛腿酸，遗精盗汗。

131. 梦遗方

【方源】 《惠直堂经验方》卷二

【组成】 黄柏三两，熟地黄、麦冬、枸杞、茱萸肉、天冬各一两五钱，鱼鳔三两(炒)，莲须、五味子各八钱，车前草五钱

【制法、用法】　上为末，炼蜜为丸或金樱膏为丸，如梧桐子大。空心清汤送下三钱。药完病愈。

【主治】　梦遗。

132. 鹿髓丸

【方源】　《济阳纲目》卷六十四

【组成】　巴戟天(去心)二两半，肉苁蓉(酒洗，去甲，酥炙)、葫芦巴(微炒)、破故纸(酒洗，炒)各二两，川牛膝(酒洗，去芦)、白茯神(去木)各一两，菟丝子(酒、煮干)、甘枸杞(炒)各二两，山茱萸(酒浸，去核)二两半，龙骨(火煅，童便、醋、盐淬九次，井水浸三日，晒干)一两，败龟板(去裙边，酥炙)一两，大附子(童便入盐共煮七次，去皮脐)一两或五钱

【制法、用法】　上为细末，用鹿髓同炼蜜为丸，如梧桐子大。每服六七十丸，空心温酒、米汤、炒盐汤任下。

【主治】　下元冷惫。

133. 鹿角胶丸

【方源】　《万氏家抄方》卷五

【组成】　鹿角(截半寸长，浸七日，用淫羊藿一斤、当归四两、黄蜡二两，如法熬，去滓成胶，角焙燥成霜，听用)十斤、鹿角胶一斤、鹿角霜半斤、天门冬(去心)、麦门冬(去心)、黄柏(盐、酒炒褐色)、知母(酒洗，去毛)、虎胫骨(酥炙)、龟板(水浸，刮去浮壳，酥炙)、枸杞子、山药、肉苁蓉(酒洗，去浮甲白膜)、茯苓(去皮)、山茱萸(净肉)、破故纸(炒)、生地黄(酒蒸九次)、当归(酒洗)各四两，菟丝子(酒煮，捣成饼，焙干)六两，白芍(酒炒)、牛膝(去芦，酒洗)、杜仲(姜汁炒去丝)、人参(去芦)、白术各三两，五味子、酸枣仁(炒)、远志(甘草汤浸，去骨)各二两，川椒(去目，焙去汗)一两

【制法、用法】　上为末，炼蜜为丸，鹿角胶为丸，如梧桐子大。每服一百丸，空心盐汤或酒送下。

【主治】　精寒阳痿，无子。

134. 鹿茸大补丸

【方源】　《全国中药成药处方集》(大同方)

【组成】　仙茅四两，山萸二两，首乌(制)半斤、萆薢、麦冬、天冬、云苓、五味子、小茴香、巴戟天、锁阳、生山药、破故纸(炒)、覆盆子(炒)、杜仲、牛膝、柏子仁(去油)、远志、肉苁蓉各二两，川椒一两，菟丝子、巨胜子各二两，鹿茸(炙)四两，青盐二两，丽参六两，当归、生地黄各二两，熟地黄、玉竹(制)各四两，枸杞二两

【制法、用法】　上为细末，炼蜜为丸。早、晚各服三钱，开水送下。

【主治】　先天不足，精窍不固，头晕耳鸣。

135. 添精嗣续丸

【方源】 《辨证录》卷十

【组成】 人参、鹿角胶、龟板胶、山药、枸杞子各六两，山茱萸肉、麦冬、菟丝子、肉苁蓉各五两，熟地黄、鱼鳔(炒)、巴戟天各八两，北五味子一两，柏子仁三两，肉桂一两

【制法、用法】 上为末，将胶用酒化入，为丸。每日服八钱，服二月，多精而可孕。

【主治】 男子天分薄。肾精亏少，泄精之时只有一二点之精。

136. 大营煎

【方源】 《景岳全书》卷五十一

【组成】 当归二三钱(或五钱)、熟地三五七钱、枸杞二钱、炙甘草一二钱、杜仲二钱、牛膝一钱半、肉桂一二钱

【制法、用法】 水二钟，煎七分，食远温服。

【主治】 ①《景岳全书》：真阴精血亏损，及妇人经迟血少，腰膝筋骨疼痛；或气血虚寒，心腹疼痛等证。②《通俗内科学》：阴萎。

137. 大补真阴汤

【方源】 《会约》卷九

【组成】 当归二三钱(血虚有寒者宜多用，血虚有热者宜少用)，熟地黄四五钱(或再重用)，甘草(炙)一二钱，山药、杜仲、枸杞、女贞子各二钱，牛膝(酒炒)一钱，枣皮一钱半

【用法】 空心多服。

【主治】 左尺脉弱，肝肾真阴亏损，气自小腹冲上，呼吸似喘而不能接续。

138. 大造固真膏

【方源】 《冯氏锦囊牛秘录·杂证》卷十四

【组成】 补骨脂(盐、酒浸一宿，炒香)六两、胡桃仁(酒蒸，去皮，另研)三两、山药四两(炒黄)、山茱萸(去核，酒蒸，焙)三两、菟丝子(酒洗，晒干，炒燥，另磨细末，不出气)四两、小茴香(焙)一两五钱、肉苁蓉(酒洗，去鳞甲，焙)二两、巴戟天(酒洗，去心，焙)二两、鹿茸(去毛骨，酥炙)二两、五味子(蜜酒拌蒸晒干，焙)一两五钱、人参(锉片，隔纸焙)二两、地黄(酒煮，去滓，熬膏)十二两、枸杞子(水煮，去滓，熬膏三两)六两、干白术(米泔水浸一宿，锉片晒干，人乳拌蒸，炒黄，水煮，去滓，熬成膏)三两、紫河车(酒洗，酒煨，去筋膜，熬成膏)一具

【制法、用法】 前药各制度，共为细末，用后四膏和剂，如干，加炼老蜜少许，杵千下为丸，如梧桐子大。每早、晚食前各服三钱，白汤、温酒任下。

【主治】 阳萎。

139. 千金补肾丸

【方源】 《饲鹤亭集方》

【组成】 党参膏八两，熟地黄、山药、杜仲、当归各三两，茯苓、茱萸肉、枸杞子、菟丝子、肉苁蓉各四两

【制法、用法】 上为末，将党参膏炼为丸，每服三钱，空心淡盐汤送下，温酒亦可。

【主治】 精气不足，肾水亏乏，肝火上乘，耳聋鸣响。

140. 小营煎

【方源】 《景岳全书》卷五十一

【组成】 当归二钱、熟地黄二三钱、芍药(酒炒)二钱、山药(炒)二钱、枸杞二钱、炙甘草一钱

【制法、用法】 水二钟，煎七分，食远温服。

【主治】 ①《景岳全书》：三阴亏弱，血虚经乱，无热无寒，经期腹痛，痛在经后者；妇人体本虚而血少，产后腹痛；产后阴虚发热，必素禀脾肾不足及产后气血俱虚，其证倏忽往来，时作时止，或昼或夜，进退不常，或精神困倦，怔忡恍惚，但察其外无表证，脉见弦数，或浮弦豁大，或微细无力，其来也渐，非若他证之暴至者。②《妇科玉尺》：血亏则涩而难产；胎衣不下。

141. 子午丸

【方源】 《世医得效方》卷七

【组成】 榧子仁二两，莲子肉(去心)、枸杞子、龙骨、巴戟天(去心)、炒补骨脂、琥珀、楮实(去壳)、枯矾、赤茯苓(去皮)、白茯苓(去皮)、莲花须(盐蒸)、芡实、煅牡蛎、文蛤各一两，朱砂一两半

【制法、用法】 上药为细末，用肉苁蓉一斤，酒蒸烂。研为膏和丸，梧桐子大，朱砂为衣。每服五十丸，空腹草薢煎汤送下。

【主治】 ①《世医得效方》：心肾俱虚，梦寐惊悸，体常自汗，烦闷短气，悲忧不乐，消渴引饮，浪下赤白，停凝浊甚，四体无力，眼昏，形容瘦悴，耳鸣头晕，恶风怯冷。②《医统》：滑精。

142. 专翕大生膏

【方源】 《温病条辨》卷三

【组成】 人参、茯苓、鲍鱼、海参、白芍药、莲子、阿胶各二斤，龟甲(另熬胶)、鳖甲(另熬胶)、牡蛎、沙苑蒺藜、白蜜、猪脊髓、枸杞子(炒黑)各一斤，五味子、山茱萸肉各半斤，羊腰子八对，鸡子黄二十枚，乌骨鸡一对，芡实、熟地黄各三斤

【制法、用法】 上药分四铜锅(忌铁器搅，用铜勺)，以有情归有情者二，无情归无情者二，文火细炼六昼夜，去滓，再熬三昼夜，陆续合为一锅，煎炼成膏，末下三胶，合蜜和匀，以方中有粉无汁之茯苓、白芍、莲子、芡实为细末，合膏为丸。每服二钱，渐加至三钱，一日三次，约一日一两，期年为度。

【主治】 燥久伤及肝肾之阴，上盛下虚，昼凉夜热，或干咳，或不咳，甚则痉厥者。

143. 王母桃

【方源】　《景岳全书》卷五十一

【组成】　白术(用冬术片,味甘者佳,苦者勿用,以米泔水(浸一宿,切片,炒)、大怀熟地黄(蒸,捣)各等分,何首乌(九蒸)、巴戟天(甘草汤炙)、枸杞子上三味减半或加人参

【制法、用法】　上为末,炼蜜为丸,如龙眼大。每用三四丸,饥时嚼服,滚汤送下。

【主治】　培补脾肾。

144. 五子丸

【方源】　《魏氏家藏方》卷六

【组成】　覆盆子、杜仲(去皮,姜制,炒去丝)、菟丝子(淘净,酒浸,研成饼)、巴戟天(去心)、枸杞子、远志(去心)、五味子(去枝)、茯神(去木)、肉苁蓉(酒浸,去土)、当归(酒浸,去芦)、山茱萸(去核)、牛膝(酒浸,去芦)、干山药、萆薢、熟干地黄(洗净)、黄精、破故纸(炒)、青盐(别研)、柏子仁(别研)各二两,石菖蒲(去须)一两

【制法、用法】　上为细末,炼蜜为丸,如梧桐子大。每服三五十丸,空心温酒、盐汤送下。

【主治】　固心肾,补元气。

145. 五子丸

【方源】　《笔花医镜》卷四

【组成】　枸杞子、菟丝子各四两,五味子、车前子、覆盆子各二两

【制法、用法】　上药用石斛六两熬膏,炼蜜为丸。每服四钱,开水送下。

【主治】　种子。

146. 五子衍宗丸

【方源】　《摄生众妙方》卷十一

【组成】　甘州枸杞子八两、菟丝子(酒蒸,捣饼)八两、辽五味子(研碎)二两、覆盆子(酒洗,去目)四两、车前子(扬净)二两

【制法、用法】　上各药俱择道地精新者,焙,晒干,共为细末,炼蜜为丸,如梧桐子大。每服空心九十丸,上床时五十丸,白沸汤或盐汤送下,冬月用温酒送下。修合日,春取丙丁己午,夏取戊己辰戌丑未,秋取壬癸亥子,冬取甲乙寅卯。

【主治】　《中国药典》:肾虚腰痛,尿后余沥,遗精早泄,阳萎不育。

147. 五仁斑龙胶

【方源】　《寿世保元》卷四

【组成】　鹿角(连脑盖骨者佳,自解者则不用,去盖用生,截作三寸段,新汲淡泉井水浸洗去垢,吹去角内血腥秽水尽)五十两,人参、天门冬(去心皮)、麦门冬(去心)各五两,甘枸杞子(去蒂)八两,川牛膝(去芦)五两

【制法、用法】　五品药，以角入净坛内，注水至坛肩，用笋壳、油纸封固其口，大锅内注水，用文武火密煮三昼夜足，时常加入沸汤于锅内，以补干耗，取出，滤去滓，将汁复入阔口砂锅内，煎熬成胶听用；和药末。

【主治】　真阳元精内乏，以致胃气弱，下焦虚惫，梦泄自汗，头眩，四肢无力。

148. 五福延寿丹

【方源】　《济阳纲目》卷六十四

【组成】　五味子、人参、远志、石菖蒲、蒲山英（去核）、大茴香、生地黄（姜酒炒）、熟地黄、杜仲、白茯苓各二两，肉苁蓉（酒浸）四两，枸杞子、菟丝子、山药各三两，牛膝（酒浸）、川椒（去目，炒）各七钱半，缩砂一两五钱，黄柏（酒炒）八钱，知母（酒炒）、木瓜、覆盆子各一两

【制法、用法】　上为细末，炼蜜为丸，如梧桐子大。每服四五十丸，空心好酒或淡盐汤送下。

【主治】　一切元气虚弱，五劳七伤，身体羸瘦，膝疼。

149. 五福延龄丹

【方源】　《医方类聚》卷一五三引《经验秘方》

【组成】　沉香三钱，木香三钱，五味子二两（微炒），菟丝子三两（酒浸），肉苁蓉四两，天门冬二两，巴戟天（去心）二两，杜仲（炒）三两，山药二两，鹿茸（酥灸）、车前子（炒）、石菖蒲、泽泻、生地黄（洗，焙）、熟地黄（洗，焙）、枸杞、人参、山茱萸（去黑仁）、远志、赤石脂、白茯苓、覆盆子、杏仁（去皮，炒，另研）、柏子仁（微炒）、当归（酒浸，焙干）、牛膝（酒浸）、川楝子各一两，川椒（去目）七钱半

【制法、用法】　上为细末，炼蜜为丸，如梧桐子大。每服三五十丸，空心温酒送下。

【主治】　男女五劳七伤，颜枯骨疲，日渐羸弱，妇人久不成胎，男子未老阳事不举，精神怯弱，未及七旬，发鬓俱白，行步艰难，左瘫右痪。

150. 五子益肾补元丸

【方源】　《增补内经拾遗》卷四

【组成】　生地黄八两（掐开内红紫色者佳，酒洗净，以竹刀切片，用少壮乳汁一钟，无灰酒一钟，拌匀，浸一日，入砂锅微炒，不住手，将半燥时，取起，日晒夜烘干）八两，白茯苓（坚白、云南者佳，去皮，同地黄为末，绢包之，藏于糯米饭内蒸一熟，如此制配，引地黄入黄庭宫而用之也）四两，山茱萸（红润者佳，洗净去核用肉）五两，泽泻（不蛀、色白者佳，去毛根）三两（同山茱萸为末，绢包，饭上蒸一熟，如此制配，引山茱萸入丹田，则泽泻不为渗矣），干山药（怀庆者）五两，牡丹皮（壮厚片不枯腐者）四两（温水洗净，即时乘湿拌山药末，绢包。砂锅上白汤蒸一熟，晒干为末，引山药入心包络而生精血也），柏子仁（微炒，另研）三两，覆盆子（水洗净，炒）二两，楮实子（淘净，炒）三两，枸杞子（甘州者佳，去梗蒂，取净末）四两，菟丝子（淘净，用青盐二钱，煎汤煮熟，杵烂炒干）四两

【制法、用法】 上各为细末，用真蜡蜜二十两，炼将熟，以浮小麦拣净，取粉四两，芡实子粉四两。少壮妇乳汁三盏，入水二钟打匀，复炼极熟，和前末入石臼内杵为丸，如梧桐子大，晒干。每日一百丸，空心用淡盐汤送下，随即纳风干甘栗子一二枚，或煮熟莲肉十余粒，或煮熟龙眼之类，以助药力归于下元也。

【主治】 肾精亏损，失精。

151. 五子益肾养心丸

【方源】 《寿世保元》卷四

【组成】 六味地黄丸加甘枸杞子四两、柏子仁二两、覆盆子二两、楮实子（炒）二两、沙苑蒺藜子（微炒）二两

【制法、用法】 上为细末，用蜜八两，入斑龙胶先炼。次入浮小麦粉四两，芡实粉四两，水调，亦入胶蜜同炼熟，和药，再杵千余下为丸，如梧桐子大。每口服百丸，淡盐汤送下。

【主治】 大补元气，培填虚损。

152. 太乙种子丸

【方源】 《奇方类编》卷下

【组成】 鱼鳔（炒成珠）、真桑螵蛸（炒黄）各四两，韭子（炒）、莲须、熟地黄（焙）、杜仲（姜炒）、牛膝（酒浸）、枸杞子、沙蒺藜（炒）、人参、菟丝子（酒煮）、天冬、龟板（炙）、鹿茸（炙）、破故纸（酒浸，炒）、肉苁蓉（酒洗，去鳞甲）、白茯苓、远志肉（去骨，甘草水泡）、当归（酒洗）各二两，青盐（泡）五钱

【制法、用法】 上药炼蜜为丸，如梧桐子大。每服二钱，空心白汤送下。

【主治】 阳萎不起，精少无子。

153. 地黄煎丸

【方源】 《太平圣惠方》卷二十六

【组成】 生地黄（拣择好者，洗，捣取汁）五十斤，无灰酒（上二味，于银锅中慢火熬成膏，入后药）三斗，肉苁蓉（酒浸一宿，刮去皱皮，炙干）三两，枸杞子、巴戟天、薯蓣、鹿茸（去毛，涂酥炙令微黄）各二两、茱萸、五味子、茯神、续断、补骨脂（微炒）、远志（去心）、蛇床子、附子（炮裂，去皮脐）、石斛（去根，锉）、覆盆子、黄芪（锉）、芎䓖、木香、桂心、牛膝（去苗）、菟丝子（酒浸一宿，焙干，别捣为末）、人参（去芦头）、沉香各一两半

【制法、用法】 上为末，入前煎和为丸，如梧桐子大。每日四十丸，空心及晚食前以温酒调下。

【主治】 肾脏劳损。

154. 岩电丸

【方源】 《古今医统大全》卷六十一

【组成】 川芎、防风、甘松、细辛、杏仁、香附子、甘菊花、苍术（泔浸）、枸杞子、荆芥、蝉蜕、赤芍药

【制法、用法】 上为细末，炼蜜为丸，如梧桐子大。每服三十丸，食后白汤送下。

【主治】 男妇肝肾久虚，风热壅目。

155. 固本丸

【方源】 《医方类聚》卷一九七引《经验秘方》

【组成】 牛肉（去净脂膜。以胡椒、川椒各二两，盐四两，淹浥一宿，蒸熟，晒干，为末，取肉末一斤）五斤、五味子、干山药、枸杞子各四两，生地黄、熟地黄各二两

【制法、用法】 后五味为细末，生牛乳作面糊为丸，如梧桐子大。每服五十至一百丸，空心温酒送下，一日二次。

【主治】 邪气日久入肾，或将近作劳，不进饮食，精神短少者。

156. 固本丸

【方源】 《嵩崖尊生》卷十三

【组成】 山药、枸杞、五味子、山茱萸、琐阳、酒柏、酒知母各一两，人参、黄芪、石莲、蛤粉各一两二钱，白术二两

【制法、用法】 山药打糊为丸。

【主治】 虚损遗精。

157. 固本酒

【方源】 《医便》卷四

【组成】 人参一两、甘州枸杞子一两、天门冬（去心）一两、麦门冬（去心）一两、怀生地黄一两、怀熟地黄一两

【制法、用法】 上用好烧酒十二斤浸，春、秋半月，夏七日，冬二十一日，密封固瓶口，待浸日完，取出绞去滓。每日空心、食远各饮二盏；其滓再用白酒十斤，煮熟，去滓。每日随意用之。老人常服。

【主治】 补脾清肺，养心益肾，大补阴血。

158. 固本肾气丸

【方源】 《墨宝斋集验方》卷上

【组成】 人参一两、麦门冬（去心）三两、天门冬（去心）三两、怀熟地黄（酒煮）三两、怀生地黄（酒洗）二两、泽泻（白煮）一两、怀山药（炒）四两、山茱萸（去核）二两、牡丹皮（酒洗）二两、白茯苓二两、枸杞子二两

【制法、用法】 上为末，炼蜜为丸，如梧桐子大。每服百丸，空心淡盐汤送下。

【主治】 《医学启蒙》：下元虚损，精气不固，或梦泄遗精，阴虚火动，水火不济，上实下虚，盗汗淋漓。

159. 固本健阳丹

【方源】 《万病回春》卷六

【组成】 菟丝子（酒煮）一两半，白茯神（去皮、木）、山药（酒蒸）、牛膝（去芦，

酒洗)、杜仲(酒洗,去皮,酥炙)、当归身(酒洗)、肉苁蓉(酒浸)、五味子(去梗)、益智仁(盐水炒)、嫩鹿茸(酥炙)各一两,熟地黄(酒蒸)、山茱萸(酒蒸,去核)各三两,川巴戟天(酒浸,去心)二两,续断(酒浸)、远志(制)、蛇床子(炒,去壳)各一两半,人参二两,枸杞子三两

【制法、用法】 上为细末,炼蜜为丸,如梧桐子大。每服五十至七十丸,空心盐汤送下,酒亦可,临卧再进一服。若妇人月候已尽,此是种子期也,一日可服三次。

【主治】 无子。多是精血清冷,或禀赋薄弱;间有壮盛者,亦是房劳过甚,以致肾水欠旺,不能直射子宫所致。

160．固本锁精丹

【方源】 《古今医鉴》卷八

【组成】 黄芪二两半、人参二两半、枸杞子二两、锁阳二两、五味子二两、石莲肉二两半、山药二两、海蛤粉二两半、黄柏(酒拌,晒干,炒黑色)二两

【制法、用法】 上为末,用白术六两,水五碗,煎至二碗,倒过白术汁另放;再用水四碗,煎至二碗,去滓,与前二碗同煎,熬至一碗如膏,收和前药末为丸,如梧桐子大。每服五十丸,加至六七十丸,空心温酒或淡盐汤送下。

【主治】 元阳虚惫,精气不固,梦寐遗精,夜多盗汗,遗泄不禁。

161．固精种子丸

【方源】 《何氏济生论》卷五

【组成】 紫河车一具,枸杞、韭子、当归、菟丝子、覆盆子、蛇床子、熟地黄、嫩黄芪、琐阳、杜仲、巴戟天各三两,辽东参、干白术、白龙骨、天冬、海狗肾、陈皮、山药各一两,山茱萸、麦门冬各五两,补骨脂八两

【制法、用法】 上为蜜丸。每服六七十丸,渐加至百丸,盐汤送下。旅寓减半。

【主治】 固精种子。

162．固精种子羊肾丸

【方源】 年氏《集验良方》卷二

【组成】 甘枸杞(人乳浸一宿,晒干)二两、白莲蕊二两、大地黄(酒浸透,捣如泥)四两、芡实肉(蒸熟)四两、何首乌(黑豆汁浸蒸九次,晒干)四两、羊肾十对(淡盐腌一宿)

【制法、用法】 上为细末,将羊肾用酒三四碗煮烂为度,捣如泥,并地黄酒和前药末捣匀为丸,如黄豆大,若难丸,少加炼蜜。每日三钱,淡盐汤送下。

【主治】 固精种子。

163．金樱丸

【方源】 《嵩崖尊生》卷十三

【组成】 枸杞、金樱、莲须、芡实、莲肉、山茱萸各一两,当归、熟地黄、茯苓各一两

【制法、用法】 酒糊为丸服。

【主治】 久遗精滑。

164. 鱼颐丸

【方源】 《中国医学大辞典》

【组成】 鱼鳔胶、花龙骨各四两，枸杞子、杜仲各三两，牛膝、全当归、破故纸、茯苓各二两

【制法、用法】 上为细末，炼蜜为丸，如梧桐子大。每服三钱，空腹时淡盐汤送下。

【主治】 腰肾亏虚，阴痿、梦遗。

165. 夜光丸

【方源】 《奇方类编》卷上

【组成】 当归、生地黄、牛膝、枳壳(炒)、菟丝饼、熟地黄、枸杞子、菊花、地骨皮、远志肉各等分

【制法、用法】 生熟地黄用酒浸，捣膏为丸，如梧桐子大。每服五六十丸，食远白滚汤送下。

【主治】 养血滋肾，久服明目。

166. 法制黑豆

【方源】 《北京市中药成方选集》

【组成】 何首乌(炙)二两、远志(炙)二两、旱莲草二两、山茱萸肉(炙)二两、苣胜子二两、生地黄二两、黑芝麻二两、川芎二两、楮实子二两、茯苓二两、肉苁蓉(炙)二两、补骨脂(炒)二两、巴戟天(炙)二两、菊花二两、九节菖蒲二两、川花椒二两、覆盆子二两、菟丝子二两、蛇床子二两、女贞子(炙)二两、熟地黄三两、地骨皮三两、五味子(炙)三两、当归三两、枸杞子四两、桑椹四两、食盐十六两、青盐八两

【制法、用法】 除食盐、青盐外，其余二十六味，水煎三次，过滤去滓，入雄黑豆八百两，煮至八成熟，加入食盐、青盐同煎，熬至汤尽，取出晒干即得。每次用三至五钱，口内嚼咽。

【主治】 肾水不足，精神衰弱，身体羸瘦，梦遗滑精，腰腿酸痛。

167. 河车大造丸

【方源】 《活人方》卷三

【组成】 紫河车二具、熟地黄八两、人参四两、白术四两、当归四两、枸杞四两、茯苓四两、芍药四两、黄芪三两、川芎三两、杜仲三两、牛膝三两、山药三两、肉桂三两、甘草三两

【制法、用法】 上为细末，炼蜜为丸。每服三五钱，空心白汤吞服。

【主治】 先天不足，精气本虚，强力入房，恣欲无度，精枯气遗，头目眩晕，皮寒骨热，肢体羸弱，神枯色萎，非此不治；兼起病后，精虚血弱；妇人多产，老年虚弱，月经不调，赤白带下。

168. 参茸片

【方源】 《吉林省中成药暂行标准》

【组成】 熟地黄八两，当归、山药各六两四钱，茯苓、炒白术、牛膝、枸杞子、盐补骨脂各四两，制远志、柏子仁霜、炒酸枣仁、人参、鹿茸、甘草各二两四钱，肉桂一两四钱，陈皮一两六钱，琥珀一两六钱

【制法、用法】 将人参、鹿茸、琥珀、山药、当归、白术、陈皮、肉桂、茯苓共研细粉，与酸枣仁、柏子仁霜掺研，研细。将其余熟地黄等六味酌予碎断，煎煮三次，分次滤液，浓缩成膏，将药粉、浓缩膏混合均匀，干燥，粉碎，过一百目筛，加适量的黄糊精，混合均匀压片。每次五片，温开水送下，一日二～三次。

【主治】 气血两亏，肾虚阳衰，腰废腿痛，心悸多梦。

169. 参茸卫生丸

【方源】 《丸散膏丹集成》

【组成】 人参一两、毛鹿茸二两、沉香一两、肉桂一两、茯苓一两、山药一两、制首乌一两、肉苁蓉一两、鹿角胶一两、炙甘草五钱、炒远志五钱、炒杜仲一两、巴戟肉一两、枸杞子一两、虎鞭四两、黄狗鞭一两五钱、附子(炮，去皮，制)五钱

【制法、用法】 上为细末，以鹿角胶烊化，炼蜜为丸，每粒潮重二钱，蜡壳固封。每次一丸，开水化服。

【主治】 精力亏乏，滑精阳痿，头眩耳鸣，腰膝痿软。

170. 参茸补血露

【方源】 《全国中药成药处方集》(沈阳方)

【组成】 当归五钱、川芎四钱、丹参一两、鹿茸二钱、枸杞三钱、五味子三钱、豆蔻三钱、焦术五钱、莲肉五钱、茯神四钱、远志五钱、九节菖蒲五钱、甘草四钱、首乌四钱、生地黄五钱

【制法、用法】 上药以绢袋盛贮，用烧酒五斤，白糖五斤同置罐中，封口，放锅中滚水煮三小时。止火待凉，置阴地三日除火毒，五日后即可去药用酒温服，每次一杯，一日三次。

【主治】 补血益精。男服补精种子，女服调经受孕。主妇女气滞血亏，经闭经漏，赤白带下，腰腿酸痛，干血痨症。

171. 参桂鹿茸丸

【方源】 《丸散膏丹集成》

【组成】 别直参五两、炙黄芪十两、党参十两、毛鹿茸五两、炙甘草五两、续断五两、炒冬术十两、茯苓八两、肉桂五两、当归十两、熟地黄十二两、炒远志十两、枸杞子十两、肉苁蓉十两

【制法、用法】 上为细末，炼蜜为丸，如梧桐子大。每次三钱，淡盐汤送下。

【主治】 虚损乏力，畏寒肢冷，腰膝痿软，食减便溏。

172. 驻景丸

【方源】 《摄生众妙方》卷二

【组成】 车前子一两、当归(酒洗)五钱、熟地黄二两、楮实一两、川椒(炒,去黑子)一两、五倍子(炒)一两、枸杞(去核)一两、菟丝子(酒浸洗净)一两

【制法、用法】 上为末,炼蜜为丸,如梧桐子大。每服三丸,空心清茶或酒送下。

【主治】 肝肾气虚,两目昏暗,视物不明。

173. 驻景丸

【方源】 《银海精微》上卷

【组成】 楮实(微炒)、枸杞子、五味子、人参各一两,熟地黄(酒浸,焙干)二两,乳香(制)一两,肉苁蓉(酒浸,焙干)四两、川椒(去目,炒干)一两、菟丝子(淘净,去砂土,酒浸三宿,蒸过焙干)四两(一方加当归)

【制法、用法】 上为末,炼蜜为丸,如梧桐子大。每服三十丸,空心盐汤送下。

【主治】 心肾俱虚,血气不足,下元衰惫。视物不明,如纱遮睛。

174. 经进萃仙丸

【方源】 《张氏医通》卷十四

【组成】 沙苑蒺藜(淘净,隔纸微焙,取细末四两入药,留粗末四两同金樱子熬膏)八两、山茱萸(酒蒸,去核取净)四两、芡实四两(同枸杞捣)、白莲蕊(酒洗,晒下,如无,莲须代之)四两、枸杞子四两、菟丝子(酒浸,蒸烂,捣焙)二两、川续断(去芦,酒净)二两、覆盆子(去蒂,酒浸,九蒸九晒,取净)二两、金樱子(去净毛子)二两

【制法、用法】 上为细末,以所留蒺藜粗末同金樱子熬膏,入前细末拌匀,再加炼白蜜为丸,如梧桐子大。每服八十丸,渐加至百丸,空腹淡盐汤送下。

【主治】 治遗精。房室太过,肾气伤损,精滑不禁。

175. 经验何首乌丸

【方源】 《医便》卷一

【组成】 何首乌(用黑豆水浸煮晒十再煮,又晒,如前七次)六两、黄柏(一两酒炒,一两乳汁炒,一两童便炒,一两青盐水炒)四两、松子仁(去壳,净,一半去油,一半不去油)、柏子仁(去壳)、菟丝子、(酒煮烂,碾为末)、肉苁蓉(酒焙干,净)、牛膝(酒洗,去芦)、天门冬(去心,焙干)、白术(净,不用油者,去梗)、麦门冬(去心,培干)、白茯苓(去皮)、小茴香(酒炒)、甘州枸杞子(酒洗炒干)、当归(酒洗,炒干)、白芍药、熟地黄(酒洗,焙干)、生地黄(酒洗,焙干)各二两,人参(去芦)、黄芪(蜜炙)各一两二钱

【制法、用法】 上为细末,加核桃仁(去壳并仁上粗皮),研如泥,水和炼蜜为丸,如梧桐子大。每服五十丸,空心酒、米饮任下。半月半效,一月全效。

【主治】 老人衰弱,血气不足,遗尿失禁,须发斑白,湿热相搏,腰背疼痛,

齿疫脚软，行步艰难，眼目昏花。

176. 地黄石斛丸

【方源】 《圣济总录》卷一八五

【组成】 生地黄(研取汁，银石器中熬去半，入白蜜四两，慢火熬成膏)五斤，石斛(去根)、巴戟天(去心)、牛膝(去苗，切，酒浸，焙)、肉苁蓉(酒浸，去皱皮，切，焙)、肉桂(去粗皮)、补骨脂(炒)、鹿角胶(炒令燥)、菟丝子(酒浸，别捣末)、木香、附子(炮裂，去皮脐)、枸杞子(焙)、鹿茸(去毛，酥炙)各一两

【制法、用法】 上为末，入膏为丸，如梧桐子大。每服二十丸～三十丸，空心、临卧温酒或盐汤送下。

【主治】 补虚，益精髓。

177. 芎䓖丸

【方源】 《医方类聚》卷十引《神巧万全方》

【组成】 芎䓖一两，细辛、白芷、覆盆子、五味子、人参、白茯苓、羌活、肉桂、柏子仁、蔓菁子、甘菊花、枸杞子、车前子、甘草(炙)各半两

【制法、用法】 上为末，炼蜜为丸，如梧桐子大。每服三十丸，粥饮送下。

【主治】 肝虚不足，两目昏暗，热气冲上，泪出疼痛，两胁虚胀，筋脉不利。

178. 肉苁蓉丸

【方源】 《丹溪心法》卷三

【组成】 山茱萸一两，肉苁蓉(酒浸)二两，楮实、枸杞、地肤子、狗脊(去毛)、五味子、覆盆子、菟丝子、山药、破故纸(炒)、远志(去心)、石菖蒲、萆薢、杜仲(去皮，炒)、熟地黄、石斛(去根)、白茯苓、牛膝(酒浸)、泽泻、柏子仁(炒)各一两

【制法、用法】 上为末，酒煮面糊为丸，如梧桐子大。每服六七十丸，空心温酒送下。

【主治】 壮元气，养精神。

179. 延寿丸

【方源】 《袖珍方》卷二

【组成】 鹿茸(切片，燎毛，酥炙)三两，沉香、肉苁蓉(酒浸)、菟丝子(酒浸，蒸)、杜仲(炒)、当归(酒漫，焙)、胡芦巴(炒)、补骨脂(炒)、枳实(去瓤)、石莲(猪肉煮)、续断(炒)、枸杞子、五味子、川巴戟天(去心)各二两，胡桃仁十四个

【制法、用法】 上为末，黄大肉或手肉一斤(切)。用无灰酒并葱、椒、青盐、桂花、茴香同煮烂，入石臼杵成膏子，却人山药糊为丸，如梧桐子大。每服五十丸至一百丸，空心盐酒送下。

【主治】 元阳虚惫，诸虚不足，行履无力，肢体酸痛。

180. 延龄丹

【方源】 年氏《集验良方》卷二

【组成】 乌龙(即黑犬骨也，自脑骨至尾一条，全用好醋浸一宿，煮醋干，再用

66

酥炙，为末，听用），鹿茸（酥炙）八钱，巴戟天（酒浸）一两，沉香一两，石莲子（去壳心）一两，远志肉（炒）五钱，大茴香五钱，石燕子雌雄各三对（烧红投姜汁内七次），破故纸（炒）五钱（以上为末听用），何首乌（黑豆蒸九次）四两，熟地黄（酒洗）一两，蛇床子（炒）二两，芡实肉二两，归身（酒洗）一两，川芎一两，白芍（酒炒）二两，生地一两（酒洗），天冬、麦冬、马蔺花、冬青子各一两，楮实子（酒洗）一两，母丁香二十个，枸杞子四两，金樱子（去瓤核）一斤

【制法、用法】 上药除药末外，共水一斗，煎至一升，去滓，取起晾冷，和入药内；又用黄雀四十九个，好酒煮烂，捣匀，同药末乌龙骨为丸，如梧桐子大。每服三钱。

【主治】 阳痿。

181. 延龄广嗣丸

【方源】 《全国中药成药处方集》（杭州方）

【组成】 鹿角胶三两，巴戟肉二两，大熟地黄六两，海马一两，淡苁蓉、杜仲各二两，潞党参四两，五味子一两，怀山药、白茯苓各三两，大茴香、金樱子各一两，胡芦巴四两，淫羊藿二两，贡沉香一两，枸杞子、蛇床子各二两，白檀香、肉桂各一两，菟丝子四两，川楝子二两，山萸肉三两，制附子、制乳香各一两，怀牛膝（盐水炒）、补骨脂各二两，制没药一两

【制法、用法】 上为细末，将胶烊化，酌加炼蜜为丸。每服三钱，淡盐汤送下。

【主治】 男子下元虚损，阳痿精冷，久无子嗣，腰背酸痛，一切先天禀受不足，少年斫伤过度之证。

182. 延龄广嗣仙方

【方源】 《纲目拾遗》卷八

【组成】 怀生地黄（酒制）、何首乌（酒煮）、旱莲草、鹿衔草（真者绝少，用仙灵脾代之）各三两，干山药（乳拌）、白茯苓（乳拌）、当归身（酒炒）、真青盐各一两，石菖蒲、菟丝子、肉苁蓉（酒浸，去膜）、补骨脂、五加皮、骨碎补、淮牛膝、白甘菊、原杜仲（酒炒断丝）、枸杞子、蛇床子、槐角子、金樱子、覆盆子、川黄连、建泽泻各五钱

【制法、用法】 上除去青盐，锅内煎汁至半，沥滓；再将滓煎过半，沥清，冲和煎浓，入马料豆三升七合，女贞子一升七合，煮数十滚；将青盐研细，倾入同煎，以汁尽为度，取豆晒干，收贮瓷瓶。每服四钱，清晨滚汤送下。

【主治】 肾虚目暗，上盛下虚者。

183. 延年益寿不老丹

【方源】 《墨宝斋集验方》卷上

【组成】 何首乌、赤白各一斤（竹刀刮去粗皮，米泔水浸一宿，用黑豆三升，水泡涨，每豆一层，何首乌一层，重重铺毕，用砂锅竹甑蒸之，以豆熟，取首乌晒干；又如法蒸晒九次听用），赤茯苓（用竹刀刮去粗皮，为末，用盘盛水，将末倾入水内，

其筋膜浮在水面者不用，沉水底者留用；湿团为块，用黑牛乳五碗，放砂锅内慢火煮之，候乳尽茯苓内为度，仍碾为末听用）一斤，白茯苓（制法同赤茯苓，亦湿团为块，用人乳五碗，放砂锅内照前赤茯苓，仍碾为末，听用）一斤，怀山药（姜汁炒，为末）四两，川牛膝（去芦，酒浸一宿，晒干，为末）八两，甘枸杞子（去梗，晒干，为末）四两，杜仲（去皮，姜汁炒断丝，为末）八两，破故纸（用黑芝麻同炒熟，去麻不同，破故纸碾为末）四两，菟丝子（去砂土净，酒浸生芽，捣为饼，晒干，为末）八两

【制法、用法】　上药不犯铁器，称足和匀，炼蜜为丸，如梧桐子大。每服七十丸，空心盐汤或酒送下。

【主治】　阴虚阳弱无子者。

184. 血余固本九阳丹

【方源】　《广嗣纪要》卷四

【组成】　血余（选黑者，不拘男女，用皂荚煎汤洗净，清水漂过，入口无油垢气为度，晒干，置大锅内，用红川椒去梗目，与发层铺上，用小锅盖定，盐泥秘塞上，锅底上用重石压之，先用武火煅炼一柱香，后用文火半柱香，以青烟去尽、无气息为度。冷定取出，研末，双绢筛过）一斤，何首乌（先用米泔水浸，竹刀刮去皮）赤者、白者各八两，淮山药（共何首乌去皮，竹刀切成片，用黑豆二升，上下铺盖，蒸熟晒干）八两，赤茯苓（去皮，牛乳浸一日夜）八两，白茯苓（人乳浸一日夜）四两，破故纸（酒拌，沙锅炒以香为度）、菟丝子（人乳一碗，酒半碗，浸一夕，饭锅上隔布蒸熟，晒干，微炒，研为末）、枸杞子（去蒂梗，酒拌蒸熟）各四两，生地黄（酒蒸）半斤，苍术（去皮，为末）、熟地黄（酒蒸）、龟板（酥油炙）各半斤，当归（去尾，酒浸）、牛膝（酒浸，黑豆蒸）各四两

【制法、用法】　上药各为末，炼蜜为丸，如梧桐子大。每服五六十丸，药酒送下（药酒方：当归、生地黄、五加皮、川芎、芍药、枸杞子各二两，核桃肉一斤，砂仁五钱，黄柏一两，小红枣二百个，用无灰白酒三十六斤，内分五斤，入药装坛内密封，隔汤煮之，冷定去滓，入前酒密封用）。

【主治】　调元固本，种子。

185. 全鹿丸

【方源】　《墨宝斋集验方》卷上

【组成】　当归身、知母（去尾，净）、天门冬（去心、皮，净）、怀熟地黄各四两，人参（去芦）、白茯苓（去皮）、金樱子（去粗皮，刺，净）各四两，芡实肉、牛膝（去芦）各六两，莲肉（去心）、山药、黄柏（去皮）、怀生地各四两，白芍（炒）二两，麦门冬（去心）四两，枸杞子（去蒂）八两，茯神（去皮，心）、杜仲（酥炙，去丝）、白术（东壁土炒）、莲须各四两，山茱萸（净肉）、女贞子各八两，覆盆子四两，柏子仁六两，肉苁蓉（酒洗）、黄芪（蜜炙净）、骨碎补各四两，味子（净）二两，桑椹子（净）、陈皮各四两，菀丝子（酒煮捣烂，晒干，净）二两

【制法、用法】 用雄鹿一只，取精肉一至二斤，用血、髓、肾、肝、心、全角切作片，用无灰酒二十五斤煮熟，将前药再入酒肉内，煮干为度，如未全熟，再加酒五斤，取出晒干，为末，炼蜜为丸，如梧桐子大。空心温酒、淡盐汤或白滚汤送下。

【主治】 补肾，种子。

186. 全鹿丸

【方源】 《全国中药成药处方集》（天津方）

【组成】 人参(去芦)五斤，破故纸(盐炒)一斤，鹿角胶一斤四两，当归二斤，川牛膝一斤四两，黄柏二斤，锁阳一斤八两，杜仲炭(盐炒)二斤，小茴香(盐炒)十二两，菟丝子一斤，香附(醋制)三斤，鹿茸(去毛)二斤八两，生黄芪四斤，青盐十两，桂圆肉十五斤，冬虫夏草五钱，秋石一斤，楮实子十两，鹿角(洗净)六斤，茯苓(去皮)五斤，芦巴子一斤，天冬、麦冬、甘草、怀牛膝、琥珀、制没药各一斤，枸杞子二斤，党参(去芦)十两，益母草膏一斤，花椒四两，覆盆子十两，老鹳草膏十两，鲜鹿肉二十斤，鹿尾一斤十四两，巴戟肉(甘草水制)一斤，鲜牛乳十斤，净鹿肾一斤四两，远志肉(甘草水制)八两，紫河车二两，肉苁蓉(酒蒸)一斤(以上用黄酒七十一斤八两装罐内，或装不生锈的桶内，将罐口封固，隔水蒸煮至酒尽为度)，川芎一斤，陈皮九斤，白术(麸炒)一斤十两，沉香二斤，广木香一斤，生地一斤十两，续断一斤，砂仁八斤，生枣仁六两五钱，炒枣仁六两五、钱黄芩二斤，桑枝十两，木瓜一斤，生山药一斤，五味子(酒蒸)十两，熟地二斤，红花十两

【制法、用法】 上为粗末，再和所蒸的药料共和一起拌匀，晒干研粉，炼蜜为丸，每三钱重，蜡皮或蜡纸筒封固。每次服一丸，白开水送下。

【主治】 身体衰弱，头眩耳鸣，夜梦遗精，腰膝疼痛，四肢酸软，自汗盗汗，神志不安，妇女气血亏损，崩漏带下。

187. 合欢保元膏

【方源】 《冯氏锦囊·杂证》卷十四

【组成】 人参一两、当归身一两二钱、白术一两五钱、枸杞子一两、大附子半只、川椒三钱

【制法、用法】 水煎成膏，入麝香二分，藏锡盒中。津化用之。

【主治】 阳痿。

188. 壮元丹

【方源】 《普济方》卷二二四

【组成】 牛膝(酒浸三日)、肉苁蓉(酒浸一日)、熟地黄、川芎、覆盆子各二两，石斛一两半(去根)，菟丝子一两(酒浸三日)，当归、续断、巴戟天、白茯苓、山茱萸肉、枸杞子、肉桂、五味子、防风、杜仲(炒)各一两半

【制法、用法】 上为细末，炼蜜为丸，如梧桐子大。每服五十丸，空心、食前以盐汤或酒送下。

【主治】 肝肾虚，精血不足，眼昏黑花，迎风有泪，头晕耳鸣；或肾风下疰，

腰脚沉重，筋骨酸疼，步履无力，阴汗盗汗，湿痒生疮。

189. 壮阳种子丹

【方源】 《医学正印》卷上

【组成】 熟地黄、枸杞子各一两半，牛膝(俱酒洗)、远志肉(甘草汤煮)、怀山药(炒)、山茱萸肉、巴戟天(去骨，酒蒸)、茯苓、五味子、石菖蒲、楮实子、肉苁蓉(酒洗，去鳞甲，去心中白膜)、杜仲(盐酒炒)、茴香(盐水炒)

【制法、用法】 上为末，炼蜜和枣肉为丸。空心温酒、淡盐汤任下。

【主治】 尺脉微弱，阳萎不举，虚寒无火者。

190. 壮精固本丸

【方源】 《医学六要·治法汇》卷六。

【组成】 枸杞子二两，地黄四两，砂仁五钱(酒蒸九次)，锁阳、人参各二两，白茯苓一两半，菟丝子、沙苑蒺藜各二两，归身一两，鹿角胶一两半，天门冬、麦门冬各一两，山药二两，五味子一两半，山茱萸二两，泽泻一两半

【制法、用法】 上为末，炼蜜为丸，如梧桐子大。每服一百丸，空心以白汤送下。

【主治】 阳萎。

191. 壮阳固本地黄丸

【方源】 《冯氏锦囊·杂症》卷十一

【组成】 熟地黄(酒煮，去滓，熬浓膏十二两)二斤、山茱萸(去核，酒拌蒸，晒干，炒)六两、山药(炒黄)六两、白茯苓(人乳拌透，晒干，焙)四两、泽泻(淡盐酒拌炒)三两、鹿茸(去毛骨，酥酒炙黄)三两、补骨脂(盐酒瀑一宿，炒香)四两、五味子(蜜酒拌蒸，炒)二两、枸杞(另熬膏四两)八两、紫河车(用银针挑破血筋，用长流水洗净，可酒漫、酒煨，捣烂)一具、鹿角胶(用酒溶化)四两、肉桂(临磨刮去粗皮)一两五钱(不见火)、制附子(切片，焙)一两五钱

【制法、用法】 上为末，用熟地黄、紫河车、枸杞、鹿角四膏入药杵好为丸。每早取四五钱，空心以参汤送下，临晚食前服三四钱，以温酒送。

【主治】 元阳衰惫已极。

192. 安胎补火汤

【方源】 《寿世新编》

【组成】 大熟地黄(净西砂仁末一钱二分同捣烂)五钱、北枸杞三钱、菟丝饼二钱、正关鹿膏(牡蛎粉拌炒)三钱、破故纸(盐水炒)三钱、川续断(酒炒)二钱、白归身(酒炒，大便溏者用土炒)三钱、正川芎一钱二分、酒杭芍二钱、淮山药四钱、抱茯神三钱、台乌药二钱(后放)

【制法、用法】 桂圆肉七枚为引，初漏之时，急以水浓煎服。久之如口觉干，再加米炒结西洋参二三钱，另炖汁对冲。

【主治】 下焦虚冷，命门火衰，不能载胎，而致四五月胎常下坠，腹常胀满，

始则漏胎，其则血大下，腹大痛而堕。

193. 安神复元汤

【方源】 《寿世保元》卷六

【组成】 黄芪(蜜炙)一钱五分、人参一钱五分、当归(酒洗)一钱五分、柴胡一钱、升麻五分、黄连(酒炒)一钱、黄芩(酒炒)一钱、黄柏(酒炒)三钱、知母一钱、防风一钱、蔓荆子七分、麦门冬一钱、茯神一钱、酸枣仁(炒)一钱五分、川芎一钱、甘草五分、甘枸杞子一钱五分

【制法、用法】 上锉一剂，加龙眼肉三枚，水煎服。

【主治】 思虑烦心而神散，精脱于下，真阴不上泥丸，而气不聚，耳鸣耳重听，及耳内痒。

194. 并补两天丸

【方源】 《全国中药成药处方集》(哈尔滨方)

【组成】 橘红三两、牛膝二两、白术四两、砂仁二两、山萸肉二两半、龙骨一两半、莲肉二两、鹿胶四两、木瓜二两半、人参一两、枸杞二两半、白茯苓二两半、藿香二两、杜仲二两半、山药三两、川附一两

【制法、用法】 上为极细末，炼蜜为丸，如梧桐子大。每服二钱，每日三次，白水送下。

【主治】 脾肾虚弱，纳少溏泄，梦遗滑精，阳痿不举，腰腿酸痛，气短心跳，四肢清冷，神倦面苍。

195. 羊肾羹

【方源】 《太平圣惠方》卷九十七

【组成】 羊肾(去脂膜，细切)一对、羊肉(细切)三两、嫩枸杞叶(细切)一升、葱白(去须，切)三茎、粳米半两、生姜(切)二分

【制法、用法】 先炒肾及肉、葱白、生姜，欲熟下水二大盏半，入枸杞叶，次入米五味等，煎作羹食之。

【主治】 五劳七伤，肾气不足。

196. 阴阳两救汤

【方源】 《医醇剩义》卷一

【组成】 熟地黄八钱、附子三钱、人参二钱、菟丝子(盐水炒)八钱、枸杞四钱、茯神二钱、远志(甘草水炒)一钱、干河车(切)三钱、炮姜炭一钱

【制法、用法】 水煎浓汁，时时饮之。

【主治】 中脏虚症，四肢懈散，昏不知人，遗尿鼾睡。

197. 阴阳兼培丸

【方源】 《会约》卷十四

【组成】 熟地黄八两，枣皮、淮山药、茯苓各四两，鹿角胶(蛤粉炒成珠，或酒蒸溶合，炼蜜为丸)六两，附子、杜仲(淡盐水炒)各三两，枸杞(酒蒸)四两，淮牛膝

（酒蒸）三两，北五味（微炒）一两半，当归（酒蒸）三两，白芍（煨，酒炒）二两，菟丝子（淘净泥沙，酒蒸，晒干）四两（或加肉桂三两）

【制法、用法】　先将熟地黄、枣皮、枸杞、当归捣如膏，后入药末、鹿胶，量加炼蜜为丸。每服七八钱，早用淡盐水送下。

【主治】　先天不足，精亏阳萎；后天不足，食少体倦；一切不足之证。

198．如童老奴丸

【方源】　《全国中药成药处方集》（哈尔滨方）

【组成】　梢花、灯芯灰、蛇床子、车前子、肉苁蓉、菟丝子、马蔺花、大茴香、韭子、荜澄茄、破故纸各二两，川楝、羊藿、枸杞、胡桃肉、茯苓各一两半，母丁香、远志、泽泻、川附各五钱，巴戟天二两，蜘蛛（酒浸）七个，柏仁、桑蛸、山萸肉各一两半

【制法、用法】　上为细末，炼蜜为小丸，如梧桐子大。每服二钱，淡盐汤送下，日服二三次。

【主治】　精血衰弱，营养不足，神倦体软，气短心跳，不能支持，风寒湿痹，五劳七伤，阳事不举。

199．斑龙二至百补丸

【方源】　《古今医统大全》卷四十八

【组成】　鹿角（新取连脑骨者佳，锯作二寸长段，长流水洗，米泔浸一宿，刷洗净，吹晒干，同后药和入瓷坛煮胶）五十两、黄精八两、枸杞子（甘州者）四两、怀熟地黄四两、菟丝子（热水淘净）四两、金樱子（去毛子净）四两、天门冬（去心）二两、麦门冬（去心）二两、川牛膝（酒洗）二两、龙眼肉一两、楮实子（热水洗）二两。以上十味同角和匀，入净好金华坛内，层层放实，用新汲淡水注坛中平肩，以密棱布四层封口，以新砖压之，置大锅中井字架上，以木甑盖好，重汤煮三日夜，毋得间断火候，旁用小锅烧滚水，不时添注坛内井锅内，勿使干涸。日足，取起，滤去滓，将汁用罗底绢纹出，入净砂锅内，文火熬成膏，约一斤半。再炼蜜二斤（滴水成珠）掺入，调和后项药，杵烂为丸。鹿角霜十两、人参五两、黄芪（蜜炒）四两、鸡头粉四两、白茯苓（去皮）四两、怀山药（炒）四两、山萸肉（连核者一斤，盐水洗过，取肉）四两、怀生地黄（酒洗，掐断，绢包，饭上蒸过）四两、知母（盐水炒）四两、五味子（去梗）一两、夏月加川黄柏（炒褐色）四两

【制法、用法】　上为细末，用前膏和匀为丸，如梧桐子大。每服八十丸，空心时淡盐汤送下。随用煮熟莲子肉或晒干枣数枚以压之，俾纳丹田也。

【主治】　①《中药成方配本》：老年精血亏损，元阳虚惫，腰膝酸软，畏寒足冷，夜溺频多。②《全国中药成药处方集》（杭州方）：肾虚腰痛，阻痿梦泄，精神衰弱，元气亏虚。

200．遇仙补寿丹

【方源】　《医学入门》卷七

【组成】 蝙蝠(捣烂，晒干)十个，紫黑桑椹(取汁，滓晒干)四斤八两，杜仲、童子发各六两，天门冬三两，黄精(蜜蒸，晒九次)、何首乌、熟地黄、川椒各四两，枸杞、当归(为末)各二两，旱莲草、秋石丹、玄胡索(各为末)各四两

【制法、用法】 用桑椹汁拌三味，晒蒸三次，酒煮三味，打糊为丸，如梧桐子大。每服不拘多少，随便饮下。

【主治】 滋肾填精，益血驻颜。治年老体弱，诸般不足。

201. 锁阳固精丸

【方源】 《仙拈集》卷三引高仲白方

【组成】 沙苑蒺藜八两，山萸、芡实、莲须各四两，覆盆子、菟丝子、枸杞、续断各三两

【制法、用法】 上为末，炼蜜为丸，如梧桐子大。每服三钱，空心淡盐汤送下。

【主治】 肾虚梦遗。

202. 锁阳固精丸

【方源】 《全国中药成药处方集》(禹县方)

【组成】 熟地黄八两，山萸肉四两，川黄柏三两，山药、菟丝子各四两，建泽泻、锁阳、枸杞子、白茯苓各三两，莲须二两，巴戟天、牡丹皮各三两，枣仁二两，破故纸三两

【制法、用法】 上为细末，炼蜜为丸，如梧桐子大。每服二钱，白开水送下。

【主治】 真元不固，夜梦遗精，盗汗虚烦，阴囊湿汗。

203. 温肝汤

【方源】 《会约》卷四

【组成】 当归、枸杞各二钱，茯苓、肉桂、乌药各一钱半，木香五分，小茴香(炒)五七分，吴茱萸(开水泡)一钱半，生姜七分

【制法、用法】 水煎，温服。

【主治】 肝肾阴寒，阴缩。

204. 滋补丹

【方源】 《鲁府禁方》卷二

【组成】 人参、白术、茯苓(去皮)、当归(酒洗)、川芎、熟地黄、白芍(酒炒)、枸杞子、杜仲(去皮，酒炒)、牛膝(去芦，酒洗)、天门冬(去心)、麦门冬(去心)、破故纸(炒)、远志(甘草水泡)、牡蛎(煅)、龙骨(煅)、金樱子(去毛)、莲蓉、甘草各等分

【制法、用法】 上为末，干山药末打糊为丸，如梧桐子大。每服百丸，空心酒下。

【主治】 夜梦遗精，或滑虚损。

205. 滋肾丸

【方源】 《玉案》卷五

【组成】 黄柏(姜水炒)、知母(盐酒炒)、白芍(酒炒)、麦门冬(去心)、白茯苓(去皮)、人参各二两,枸杞子、鳖甲(羊酥炙)、天门冬(去心)、生地黄、山茱萸(去核)、牛膝各一两二钱,甘草八钱

【制法、用法】 上为细末,炼蜜为丸。每服三钱,空心盐汤送下。

【主治】 肾经不足,内热闭固,诸火不能升降,虽不甚渴,而小便不利,淋涩作痛。

206. 滋燥丸

【方源】 《活人方》卷六

【组成】 熟地黄五两、枸杞三两、牛膝三两、茯苓二两五钱、当归二两五钱、黄芪二两、麦冬二两、白芍二两、人参一两五钱、知母一两五钱、黄柏一两五钱、牡丹皮一两五钱、五味子一两、黄连一两(茱萸制)、甘草一两

【制法、用法】 上为细末,炼蜜为丸。每服四五钱,早晨空心淡盐汤存服。

【主治】 房劳内伤,肾水枯涸,肝木无所禀受,木燥火炎,本经无血可藏,精血既亏,则三焦之火乘虚攻刺于所经所络之地为痛,痛连腰肾、心胸,不能转侧,昼轻夜重,躁热憎寒,饮食减少,形容衰惫。

207. 滋阴地黄丸

【方源】 《外科大成》卷三

【组成】 熟地黄、山药、山萸、五味子、麦冬、当归、菊花、枸杞、肉苁蓉、巴戟天各等分

【制法、用法】 上为末,炼蜜为丸,如梧桐子大。每服七八十丸,空心白滚汤下。

【主治】 阴虚火燥,唇裂如茧。

208. 滋阴百补丸

【方源】 年氏《集验良方》卷二

【组成】 鱼鳔一斤(蛤粉炒成珠,极焦为度)、菟丝子(酒煮透,晒干)、沙苑蒺藜(洗净,焙)、枸杞子(酒拌,焙)、肉苁蓉(酒煮透,晒干)、女贞子(酒浸)、覆盆子(酒浸,去底,焙)、锁阳(酒浸)、知母(酒浸)、麦门(去心)、远志肉(甘草水泡,去骨)、当归身(酒洗)、牛膝(酒浸)、柏子仁(去油)、枣仁(去壳,炒黑)、巴戟天(酒浸去骨,焙)、莲须、芡实(去壳)、牡丹皮(酒浸,炒)、山萸肉(酒浸蒸,去核)、白茯苓各四两

【制法、用法】 上为细末,酒糊为丸,如梧桐子大。每服三钱,空心白汤送下。

【主治】 ①年氏《集验良方》:一切阴虚、肾水不足之证。②《饲鹤亭集方》:明亏热炽,咳嗽,眩晕。

209. 滋阴百补丸

【方源】 《北京市中药成方选集》

【组成】 熟地黄、山药、泽泻各一百二十八两,茯苓、山萸肉(炙)、巴戟天肉

（炙）、肉苁蓉（炙）、补骨脂（炒）、杜仲炭、莲须、牡丹皮各三十二两，枸杞子九十六两，牛膝六十四两

【制法、用法】 上为细粉，炼蜜为丸，每丸重三钱。每服一丸，日服二次，温开水送下。

【主治】 肾水不足，筋骨痿弱，腰痛耳鸣，气虚自汗。

210. 滋阴壮阳丹

【方源】 《医学正印》卷上

【组成】 熟地黄（用淮生地黄，酒蒸九次，晒九次）四两，石菖蒲五钱，远志、甘草（水浸去心）各一两，淮山药二两，五味子七钱，肉苁蓉（酒浸，洗去鳞甲白膜）二两，菟丝子（酒浸，炒）二两，牛膝（酒浸）一两，巴戟天（去心，酒浸）、续断（酒浸，洗）、茯苓（去皮）、益智仁（去皮）、黄柏（盐酒炒）、知母（酒炒）各一两五钱，破故纸（盐酒炒）、枸杞子、山茱萸（净肉）、杜仲（去皮，盐酒炒断丝）、沙苑蒺藜（炒）各二两，人参、虎胫骨（酥炙）各一两

【制法、用法】 上为末，炼蜜为丸，如梧桐子大。每服百丸，空心盐汤送下。

【主治】 阴阳两补，种子。

211. 滋阴补肾丸

【方源】 《万病回春》卷五

【组成】 熟地黄（酒洗）、当归（酒洗）、杜仲（姜汁炒）各一两五钱，川芎八钱，白芍（酒炒）、甘枸杞（盐酒浸炒）各一两，小茴香（盐酒浸炒）六钱，川楝子、黄柏（盐酒浸炒）各一两二钱，破故纸（盐酒炒）二钱，桃仁（去皮炒）五钱

【制法、用法】 上为细末，炼蜜为丸，如梧桐子大。每服八九十丸，空心，热酒送下。

【主治】 腰腿酸痛，梦遗滑精。

212. 滋阴定眩汤

【方源】 《千家妙方》引刘强方

【组成】 珍珠母六钱、菊花二钱、沙参六钱、白芍四钱八分、枸杞三钱、山茱萸三钱

【制法、用法】 水煎服，每日一剂，日服二次。

【主治】 肝肾阴虚，肝阳上亢，髓海不足，美尼尔氏综合症或高血压病。

213. 滋阴养心丸

【方源】 《活人心统》卷下

【组成】 熟地黄（酒洗）二两、山药二两、归身一两五钱、茯神（去木）二两、枸杞子二两、牛膝二两、山萸肉一两、柏子仁一两、杜仲（炒）二两、远志一两、牡丹皮一两、辰砂三分

【制法、用法】 上为细末，炼蜜为丸，如梧桐子大，辰砂为衣。每服七十丸，莲子汤送下。

【主治】 心肾不足，气血两虚，人倦气短。

214. 滋阴百补药酒

【方源】 《活人方》卷六

【组成】 熟地黄三两、生地黄三两、制首乌三两、枸杞子三两、牛膝二两、沙苑蒺藜三两、鹿角胶三两、当归二两五钱、胡桃仁二两五钱、桂圆肉二两五钱、肉苁蓉二两、白芍药二两、人参二两、白术二两、萎蕤二两、龟板胶二两、白菊花二两、五加皮二两、黄芪一两五钱、琐阳一两五钱、牡丹皮一两五钱、杜仲一两五钱、地骨皮一两五钱、知母一两五钱、黄柏一两、肉桂一两

【制法、用法】 上锉碎，囊贮，以滚酒冲入大坛，泥固，外加厚纸密封，放窖地。过黄梅开用，早、晚随量热饮。

【主治】 大补气血，调和营卫，温经舒络，壮骨益髓。

215. 滋阴补精种玉方

【方源】 年氏《集验良方》卷二

【组成】 韭子(炒)、川续断各六两，菟丝子(酒煮)、覆盆子、枸杞子(酒蒸)、芡实(去壳)、莲肉(去心)、山药(炒)、白茯苓各八两，莲花蕊四两，沙苑蒺藜(炒)八两

【制法、用法】 金樱子一斤，去核，煎膏为丸，如梧桐子大。每服三钱。

【主治】 固精，补肾，种子。

216. 寒谷春生丹

【方源】 《大生要旨》

【组成】 熟地黄八两，冬白术、当归、枸杞各六两，杜仲(酒炒)、仙茅(酒浸一日)、巴戟肉(甘草汤泡)、山萸肉、淫羊藿(羊脂拌炒)、韭子(炒黄)、肉苁蓉(酒洗，去甲)各四两，蛇床子(微炒)、附子(制)、肉桂各二两

【制法、用法】 上为末，炼蜜为丸。每服七十丸，淡盐汤或温酒送下。或加人参、鹿茸更妙。

【主治】 虚寒年迈，阳痿精衰无子。

217. 聚仙丸

【方源】 《良朋汇集》卷五

【组成】 沙苑蒺藜(先去刺，为末，取净末四两，余滓用水泡三五日，取汁熬膏听用)一斤、莲蕊须(黄色者)四两、芡实四两、枸杞二两、菟丝饼二两、山萸肉(新者)四两、覆盆子(去蒂，酒拌，蒸)二两、川续断(酒泡一宿，焙干)二两、金樱子(去外刺、内瓤)三两、真龙骨(五色者，火煅，童便浸十次)五钱

【制法、用法】 上为细末，合一处，同前蒺藜膏为丸，如梧桐子大。每服三钱，盐汤、黄酒任下；求速效者，日进二服。

【主治】 遗精，不育。

218. 端效丸

【方源】 《医统》卷八十四

【组成】 菟丝子(酒制)、枸杞子、破故纸(酒洗，微炒)、韭子(炒)、茴香(盐炒)、川山甲(炮)、金墨(烧烟尽)、远志(去心)、莲花蕊、红花、莲肉(去皮、心)、母丁香、芡实子、牛膝(酒洗)、木香各一两，巴戟(酒洗，去心)、益智仁、川楝肉、青盐、沉香各五钱

【制法、用法】 上为末，酒糊为丸，如梧桐子大。每服五十丸，空心酒送下；不饮酒者，盐汤送下，食干物压之。

【主治】 元气不足，肾虚阳脱，易萎易泄，尺脉俱微。

219. 增精补肾丸

【方源】 《全国中药成药处方集》(沈阳方)

【组成】 菟丝子二两，五味子五钱，枸杞、石斛、熟地黄、覆盆子、楮实子、肉苁蓉、车前子、沉香各一两，青盐五钱

【制法、用法】 上为极细末，炼蜜为丸，二钱重。每服一丸，淡盐汤送下。

【主治】 肾亏阳痿，梦遗滑精，筋骨无力，四肢倦怠等虚损证。

220. 震灵丹

【方源】 《天津市中成药规范》

【组成】 人参、蛇床子、覆盆子、炒枣仁各十两，生地黄、茯苓(去皮)各五斤，制远志、枸杞子各一斤四两，当归、麦门冬、元参、菟丝子(盐水炒)、补骨脂(盐水炒)各二斤八两

【制法、用法】 上为末，冷开水泛为小丸，用桃胶二钱化水，生赭石粉一两三钱，滑石粉七钱，上衣闯亮。每服一钱五分，温开水送下，一日二次。

【主治】 肾脏衰弱，梦遗滑精，伤脑健忘，头晕失眠。

221. 滋阴济火补脾丸

【方源】 《活人心统》

【组成】 熟地黄一两(酒洗)，当归(酒洗)、牛膝(炒)、茯苓(去木)、白术、山药、白芍(炒)、陈皮(洗)、枸杞子各一两，五味子四分，知母(炒)、黄柏(蜜炒)、山茱萸(去核)各一两

【制法、用法】 上为末，炼蜜为丸，如梧桐子大。每服六十丸，莲子汤送下。

【主治】 滋阴济火，补脾益肾。

222. 坎离丸

【方源】 《魏氏家藏方》卷六

【组成】 酸枣仁(炒)、菟丝子(淘净，酒浸，研成饼)、柏子仁(炒，别研)、五味子(去枝)、薏苡仁(炒)、覆盆子、人参(去芦)、枸杞子、鹿茸(燎去毛，锉成片，酒浸，炙)、牛膝(去芦，酒浸)、肉苁蓉(酒浸)、当归(去芦，酒浸)、杜仲(姜制，炒去丝)、远志(去心)、地黄(洗)、茯神(去木)各一两，沉香(不见火)、附子(炮，

去皮脐)、龙骨(煅)各半两,朱砂(别研)三钱,麝香(别研)一钱

【制法、用法】 上为细末,炼蜜为丸,如梧桐子大。每服五十丸,空心温酒或人参汤送下。

【主治】 小便白浊,腰腿无力,心神不宁,下焦虚寒,阴冷遗沥。

223. 养血填精汤

【方源】 《点点经》卷一

【组成】 枸杞、全归、茯苓、芡实、菟丝子各一钱半,条参(蜜炙)、大云各二钱,熟地黄、川芎、白芍、仙茅各一钱,甘草三分

【制法、用法】 加金樱子(打碎)五个为引,水煎服。

【主治】 酒疾伤害膀胱,遗精渗精,腰脊痛胀,浊红浊白等。

224. 加味地黄丸

【方源】 《会约》卷七

【组成】 熟地黄八两,山药、枣皮(酒蒸)、茯苓各四两,泽泻一两,丹皮一两半,枸杞(酒蒸)三两,菟丝子(淘去泥沙,酒蒸)四两,补骨脂(盐炒)二两,骨碎补三两

【制法、用法】 上为末,炼蜜为丸。每服七八钱,空心盐汤送下。

【主治】 真阴不足,以致齿疏动摇,壮年脱落者。

225. 猪肾羹

【方源】 《太平圣惠方》卷九十七

【组成】 猪肾(去脂膜,切)一对、枸杞叶(切)半斤

【制法、用法】 上用豉汁二大盏半,相和煮作羹,入盐、醋、椒、葱,空腹食之。

【主治】 五劳七伤,阴萎羸瘦,精髓虚竭,四肢少力。

226. 四逆汤

【方源】 《伤寒论》

【组成】 干姜(炮裂,锉)三分,附子(炮裂,去皮脐)、桂心各一两,甘草半两(炙微赤,锉)半两(四肢厥冷,少腹冷痛,腰膝酸软加枸杞四钱,益智仁六钱,紫河车粉半两(冲服),巴戟天二钱

【制法、用法】 上三味,以水三升,煮取一升二合,去滓,分温再服。强人可大附子一枚,干姜三两。现代用法:水煎服。

【主治】 心肾阳衰寒厥证。四肢厥冷,恶寒蜷卧,神疲欲寐,下利清谷,呕吐腹痛,舌苔白滑,脉沉细;或太阳病误汗亡阳。

227. 通真延龄丹

【方源】 《广笔记》卷二

【组成】 五味子三斤、山茱萸二斤、菟丝子二斤、砂仁一斤、车前子一斤、巴戟天一斤、甘菊花二斤、枸杞子三斤、生地黄三斤、熟地黄三斤、狗肾四斤、怀山

药二斤、天门冬一斤、麦门冬三斤、柏子仁二斤、鹿角霜二斤、鹿角胶四斤、人参二斤、黄柏一斤半、杜仲一斤半、肉苁蓉三斤、覆盆子一斤、没食子一斤、紫河车十具、何首乌四斤、牛膝三斤、补骨脂一斤、胡桃肉二斤、鹿茸一斤、沙苑蒺藜四斤(二斤炒磨，二斤磨粉打糊)

【制法、用法】 上为末，同柏子仁、胡桃肉泥、蒺藜糊、酒化鹿角胶蜜为丸，如梧桐子大。每服五钱，空心、饥时各一服，龙眼汤吞下。

【主治】 《医学正印》：阳痿无火。

228. 种子丹

【方源】 《简明医觳》卷七

【组成】 何首乌八两，仙茅(川者)四两，牛膝(酒浸)、白茯苓(人乳砂锅煮、蒸)、赤茯苓(牛乳砂锅煮)、生地黄(酒浸，蒸，捣)、枸杞(甘州红细者)、人参(坚明)、当归身(酒浸)、杜仲(姜汁拌，盐酒炒去丝)、远志(甘草汁浸，剥肉)、柏子仁(去油)、山茱萸肉、菟丝子(煮饼)、破故纸(盐酒炒香)、大胡麻(酒蒸九次)、核桃仁、松子仁(俱另研)各一两

【制法、用法】 上除地黄、核桃仁、松子仁外，各为末，入地黄，重晒，磨，加二仁，炼蜜为丸，如梧桐子大。每服百丸，空心酒送下；夏月盐汤送下。

【主治】 种子。

229. 种子药酒

【方源】 《冯氏锦囊·杂症大小合参》卷十四

【组成】 淫羊藿半斤、淮生地黄四两、当归二两、枸杞子二两、胡桃肉四两、五加皮二两

【制法、用法】 上锉片，酒浸，重汤蒸透，男女俱服。如遇入房，调服人参细末一钱。

【主治】 种子。

230. 归肾丸

【方源】 《景岳全书》卷五十一

【组成】 熟地黄八两、山药四两、山茱萸肉四两、茯苓四两、当归三两、枸杞四两、杜仲(盐水炒)四两、菟丝子(制)四两

【制法、用法】 炼蜜同熟地膏为丸，如梧桐子大。每服百余丸，饥时滚水或淡盐汤送下。

【主治】 肾水真阴不足，精衰血少，腰酸脚软，形容憔悴，遗泄阳衰。

三、 延年益寿方

1. 七宝丹

【方源】 年氏《集验良方》卷二

【组成】 牛膝(酒浸一日，同何首乌第七次蒸至第九次，晒干)八两，赤、白何首

乌各一斤，赤、白茯苓各一斤，破故纸四两，菟丝子半斤，当归身半斤，枸杞子半斤

【制法、用法】　上为细末，炼蜜为丸，如弹子大。日进三丸，早晨空心酒送下，午后姜汤送下，临卧盐汤送下。

【主治】　益元，延年益寿。

2. 秤金丹

【方源】　《医学入门》卷七

【组成】　熟地二两，枸杞、莲蕊、槐角（俱用酒浸，春、秋三日，夏一日，冬六日，晒干）、薄荷各三两，没石子一两，人参、木香各五钱

【制法、用法】　上为末，炼蜜为丸，如芡实大。每服一丸，空心嚼化，一日三次。

【主治】　乌须发。

3. 秘传玉液还丹

【方源】　《松崖医径》卷下

【组成】　枸杞子、五味子、覆盆子、菟丝子（酒浸）、巨胜子（炒，去皮）、生地黄（酒洗）、熟地黄（酒洗）、天门冬（去心）、麦门冬（去心）、人参、钟乳粉、鹿茸（酥炙）、甘菊花（酒洗）、肉苁蓉、山药（炒）各等分，沉香（另研为衣）

【制法、用法】　上为细末，候采降雪丹（即室女初行天癸）为丸，如梧桐子大，沉香为衣。每服五十丸，空心三意酒送下；若无降雪丹，炼蜜为丸亦可。

【主治】　延年益寿。

4. 秘传神仙延寿丹

【方源】　《医统》卷九十三

【组成】　真红铅一两，人中灵、琥珀各二钱，天门冬、麦门冬、菟丝子（酒浸一昼夜，九蒸九晒过，另捣）秋石、五味子、晚蚕沙（炒黄）、锁阳（酥炙）、远志（酒浸，去心）、当归（酒浸）、川巴戟（酒浸，去心）、肉苁蓉、白蒺藜、羌活各四两，柏子仁、玄明粉、鹿角霜、山茱萸（酒浸取肉）、川骨脂、鸡头实、生地黄（酒浸，摘碎）、熟地黄（同上制）、萆薢、川牛膝、枸杞子（甘州者）各五两，杜仲（酒浸，炒，去丝）、川芎（雀脑者）各三两，鸦片五钱，干山药、何首乌（泔水浸，黑豆蒸，甑下煮，以羊肉蒸熟为度）、虎胫骨（酥炙，四肢痛加）、莲子（去皮心）各六两，茯神、干茄根（切寸长，饭上蒸熟，晒）各八两

【制法、用法】　上为末，枣肉为丸，如梧桐子大。每服七八十丸，空心无灰好酒送下。

【主治】　滋补驻颜，固元阳，返老还童。

5. 益寿膏

【方源】　《慈禧光绪医方选议》

【组成】　附子三两、肉桂三两、法半夏一两、陈皮一两、羊腰三对、虎骨八两、吴萸（盐水炒）三两、川椒一两、白附子一两、小茴香一两、白术三两、苍术二两、

艾绒一两、当归(酒洗)三两、破故纸二两、香附(生)一两五钱、川芎一两五钱、杜仲(盐水、炒)四两、续断二两、巴戟天一两、黄芪一两五钱、党参一两五钱、香附(炙)一两五钱、酒芍(白芍)一两、五加皮一两五钱、益智一两、蒺藜一两五钱、川楝一两、桂枝一两、天生磺(飞好)三两、干鹿尾三条、胡芦巴一两、川乌一两、鹿角八两、云苓(茯苓)二两、川草薢一两、肉豆蔻一两五钱、菟丝子一两、干姜一两、茵陈一两、胡桃仁二两、公丁香一两、生姜三两、五味子一两、枸杞二两、大葱头三两、缩砂仁一两、甘草一两

【制法、用法】 用麻油十五斤炸枯药,去滓,熬至滴水成珠,入飞净黄丹五斤十两成膏。

【主治】 延年益寿。

6.杞实粥

【方源】 《眼科秘诀》卷二

【组成】 芡实(选净硬皮,滚水淘泡四五次,又极滚水泡透听用)七钱、枸杞子(选肥大赤色者,只用水淘一次,滚水泡透听用)三钱、粳米(晚熟者滚水淘洗四五次听用)大半茶钟

【制法、用法】 上三味,今日如法制完,明日五更用砂锅一口,先将水烧滚,下芡实煮四五沸;次下枸杞子煮三四沸;又下大米,共煮至浓烂香甜。煮粥的水多加,勿添冷水。空腹食之,以养胃气。四十日皮肤润泽,一百日步履壮健,一年筋骨牢固。或为细末,滚水服亦可。

【主治】 聪耳明目,延年益寿。

7.云母丸

【方源】 《千金翼方》卷十二引华佗方

【组成】 云母粉、石钟乳(炼)、白石英、肉苁蓉、石膏、天门冬(去心)、人参、续断、菖蒲、菌桂、泽泻、秦艽、紫芝、五加皮、鹿茸、地肤子、薯蓣(山药)、石斛、杜仲(炙)、桑上寄生、细辛、干地黄、荆花、柏叶、赤箭(天麻)、酸枣仁、五味子、牛膝、菊花、远志(去心)、草薢、茜根(洗去土,阴干)、巴戟天、赤石脂、地黄花、枸杞、桑螵蛸、菴茴子、茯苓、天雄(炮,去皮)、山茱萸、白术、菟丝子、松实、黄芪、麦门冬(去心)、柏子仁、荠子、冬瓜子、蛇床子、决明子、薪蓂子、车前子各等分

【制法、用法】 上药皆用真新好者,随人多少,捣为细末,炼蜜为丸,如梧桐子大。先食服十丸,可至二十丸,一日三次,久服。

【主治】 延年益寿,身体轻强,耳目聪明,流通荣卫,补养五脏,调和六腑,颜色充壮,不知衰老。

8.枸杞煎丸

【方源】 《遵生八笺》卷六

【组成】 枸杞子根(取皮,九蒸九晒)三十斤

【制法、用法】 上为粉，取根骨清水煎之，添汤煮，去渣，熬成膏，和上粉为丸，如梧桐子大。每服三五十丸。

【主治】 增寿。

9. 神仙训老丸

【方源】 《寿亲养老》卷四

【组成】 生干地黄、熟干地黄各五两，川椒(不去核)十两，牛膝(酒浸，为末)五两，大黑豆(生用)一升，干山药五两，赤白何首乌各十两，肉苁蓉、枸杞各五两，藁本(洗)十两

【制法、用法】 上将白何首乌为末，放水瓶内，早晨蒸，日出晒，夜间露，如此九蒸、九晒、九露，数足焙焦为末，酒糊为丸，如梧桐子大。空心温酒或盐汤送下。

【主治】 补下元，光泽皮肤。常服延年益寿，气力倍常，齿落再生，发白再黑，颜貌如婴儿。

10. 神仙训老丸

【方源】 《摄生众妙方》卷二

【组成】 何首乌(雌、雄)一斤，山茱萸、菟丝子、当归(酒洗)、白茯苓、地骨皮、甘州枸杞子(去核)、川芎、天门冬(去心)、麦门冬(去心)、淮生地黄、淮熟地黄、川牛膝(酒洗)、远志、甘菊花、山药、甘草(炙)、肉苁蓉(酒浸洗)、杜仲(酒炒去丝)、酸枣仁、补骨脂、生黑豆末、桑椹子各四两

【制法、用法】 上为末，炼蜜为丸，如梧桐子大。每服六七十丸，空心温酒送下。

【主治】 益元补阴，黑须发，坚齿，童颜不老。

11. 神仙延寿丹

【方源】 《摄生众妙方》卷二

【组成】 天门冬(去心)、远志(去骨)、山药(去苗)、巴戟(去骨)各二两，赤石脂(炒)、车前子(炒)、石菖蒲(炒)、柏子仁、泽泻、川椒(去目)、熟地黄、生地黄、枸杞子、白茯苓、覆盆子、杜仲(炒去丝)、菟丝子(酒炒)各一两，肉苁蓉(炒干)四两，川当归、川牛膝(酒洗)、地骨皮、五味子、山茱萸、人参各一两

【制法、用法】 上为细末，炼蜜为丸，如梧桐子大。每服二三十丸，清晨温酒或盐汤送下。服至百日后颜色永无衰朽，发白返黑，虽是八十老人，阴阳强健，目视十里，气力不衰，常行远地不乏。

【主治】 养血黑须鬓，延年益寿。

12. 神仙固本酒

【方源】 《东医宝鉴·杂病篇》卷九引《仙方》

【组成】 牛膝八两，何首乌(粗末)六两，枸杞子(捣碎)四两，天门冬、麦门冬、生地黄、熟地黄、当归、人参各二两，肉桂一两

【制法、用法】 上用糯米二斗，白曲二升，蒸熟和药末，酿如常法。

【主治】 令白发变黑，返老还童。

13. 神仙服百花方

【方源】 《太平圣惠方》卷九十四

【组成】 桃花(三月三日采)、蒺藜花(七月七日采)、甘菊(九月九日采)、枸杞叶(春采)、枸杞花(夏采)、枸杞子(秋采)、枸杞根(冬采)各等分

【制法、用法】 上阴干为散。每服二钱，以水调下，一日三次，久服。

【主治】 轻身长寿。

14. 既济丹

【方源】 《百一》卷四

【组成】 嫩鹿茸(酥炙)三两，牛膝(酒浸一宿)、肉苁蓉(酒浸一宿)、熟干地黄(酒浸，蒸)、当归(去芦，酒浸一宿)、柏子仁(别研)、枸杞子(酒浸一宿)、酸枣仁(微炒，别研)、沉香(别研)、山药(炒)、远志(用甘草半两煮，去甘草不用)、茯神各一两半，附子(炮，去皮脐)二两半

【制法、用法】 上焙干，为细末，枣肉为丸，如梧桐子大。每服五六十丸，空心、食前温酒、盐汤送下。

【主治】 升降水火，育神益血，久服延年，令人不老。

15. 金水煎

【方源】 《遵生八笺》卷十三

【组成】 枸杞子不拘多少(红熟者)

【制法、用法】 用无灰酒浸之，冬六日，夏三日，于砂盆内研令极细，然后以布袋绞取汁，与前浸酒一同慢火熬成膏，于净瓷器内封贮，重汤煮之。每服一匙，入酥油少许，温酒调下。

【主治】 延年益寿，填精补髓。久服发白变黑，返老还童。

16. 乌须酒

【方源】 《万病回春》卷五

【组成】 黄米三斗、淮曲十块、麦门冬(去心)八两、天门冬(去心)二两、人参(去芦)一两、生地黄四两、熟地黄二两、枸杞子二两、何首乌四两、牛膝(去芦)一两、当归二两

【制法、用法】 上药各为末，和入曲糜内，封缸，待酒熟，照常榨出。每日清晨饮三杯。

【主治】 乌须发。补虚，益寿延年，美容颜。

17. 经验乌须方

【方源】 《万病回春》卷五

【组成】 大枸杞十二升(每年冬十月十日，面东采摘红肥者，捣破)

【制法、用法】 上同好无灰细酒二斤，同盛于瓷瓶内，没二十一日足，开封，添生地黄汁三升，搅匀，却以纸三层封其口，俱至立春前三十日开瓶，空心热饮一杯。

至立春后髭须都黑。

【主治】 乌须黑发，耐老轻身。

18. 至宝丹

【方源】 《仙拈集》卷三

【组成】 鹿茸(酥油炙脆)一两，大石燕(重六七钱者，真米醋浸一日夜，再以姜汁浸透)一对，熟地黄、肉苁蓉各六钱，穿山甲(烧酒浸一日夜，晒干，酥炙黄色)、枸杞、朱砂(荞面包蒸一日，去面)、附子(去皮脐，用川椒、甘草各五钱，河水煮三炷香)各五钱，天冬、琐阳(烧酒浸，焙七次)各四钱，破故纸(酒浸，焙)、当归(酒浸)、紫梢花(捶碎，河水漂，取出，酒焙干)、凤仙花子(酒浸，焙干)、淫羊藿(剪去边，人乳浸一日夜，炙黄)各一钱半，海马(酥炙黄)一对，砂仁(姜汁煮，炒)、丁香(用川椒微火焙香，去椒)、地骨(水洗，蜜浸)、杜仲(童便化青盐拌炒断丝)、牛膝(酒洗)、细辛(醋浸)、甘菊(童便浸，晒)、甘草(蜜炙)各二钱半

【制法、用法】 上药精制如法，各为极细末，以童便、蜜、酥油拌匀，入瓷瓶，盐泥封固，重汤煮三炷香，取出露一宿，捏作一块，入银盒内按实，外以盐泥封固，晒干，再入铁铸钟铃内，其铃口向上，将铁线从鼻内十字拴定，用黑铅一二十斤熔化，倾铃内，以不见泥毡为度，入灰缸，火行三方，每方一两六钱，渐次捱铃，先离四指，寅戌更换，上置滴水壶一把，时时滴水于内，温养三十五日，用烙铁化去铅，开盒，其药紫色，瓷罐收贮，黄腊封口，埋净土内一宿。每服一分，放手心内，以舌舐之，黄酒送下，渐加至三分为止，久服奇效。

【主治】 广嗣延龄。

19. 长生固本方

【方源】 《寿世保元》卷四

【组成】 人参、甘枸杞子、怀山药、辽五味子、天门冬(水润，去心)、麦门冬(水润，去心)、怀生地黄、怀熟地黄各二两

【制法、用法】 上锉片，用生绢盛之，煮酒三十斤，将箸封坛口，放锅内水煮，坛水不过坛口，以米百粒，放箸叶上，候气熏蒸米熟，住火，埋土除火毒，饮之。久服面如童子。

【主治】 补虚弱，乌须发，壮筋骨，主治劳疾。

20. 乌须黑发药酒

【方源】 《奇方类编》卷上

【组成】 当归、枸杞、生地黄、人参、莲花蕊各四两，加皮二两，黑豆一千二百粒，桑葚子四两，槐角子一两，何首乌(黑豆蒸九次，晒干)四两，没石子一对，旱莲草三两

【制法、用法】 共入绢袋内缝住，用上好五加皮酒三十斤，共入坛内，封固三七日，将酒榨出；其药晒干为末，炼蜜为丸，如梧桐子大。每服一百丸，用前酒送下。

【主治】 乌须黑发。

21. 先天真一丹

【方源】 《济阳纲目》卷六十八

【组成】 白虎首经粉九鼎，阴炼秋石、乳粉、干山药、石菖蒲（九节者）、茅山苍术（米泔浸）各四两，旱莲草二两，甘州枸杞子三两，珍珠、菊花蕊、甘草各一两

【制法、用法】 上为细末，炼蜜为丸，如绿豆大。每服六七十丸，加至百丸，空心白滚汤送下。

【主治】 却老返童，转周身气，延年。

22. 延寿丹

【方源】 《丹溪心法》卷三

【组成】 天门冬（去心）、远志（去心）、山药、巴戟天各二两，赤石脂、车前子、菖蒲、柏子仁、泽泻、川椒（去目，炒）、熟地黄、生地黄、枸杞、茯苓、覆盆子各一两，牛膝（酒浸）、杜仲（炒）、菟丝子（酒浸）、肉苁蓉各四两，当归（酒洗）、地骨、人参、五味子各一两

【制法、用法】 上为末，炼蜜为丸，如梧桐子大。每服七十丸。

【主治】 延寿。

23. 延龄酒

【方源】 《奇方类编》卷下

【组成】 枸杞子八两、龙眼肉四两、当归二两、白术（炒）一两、大黑豆半升

【制法、用法】 以绢袋盛之，浸无灰酒十五斤，七日用之。

【主治】 补益延龄。

24. 长生保命丹

【方源】 《摄生众妙方》卷二

【组成】 地骨皮（去梗，酒浸）、牛膝（去芦，酒浸）、甘菊花、枸杞（酒浸）、石菖蒲（竹刀切，晒干）、远志（去心，酒浸）、生地黄（忌铁器）各二两

【制法、用法】 上为细末，炼蜜为丸，如梧桐子大。每服五六十丸，温酒送下。

【主治】 返老还童。

25. 棉花仁丸

【方源】 《奇方类编》卷下

【组成】 棉花子（用滚水泡过，盛入蒲包内闷，一炷香取出，晒裂开，去壳取仁，并去外皮，用净仁三斤，去尽油，用火酒三斤，泡一夜收起，蒸一炷香，晒干为末）十数斤、破故纸（盐水泡一夜，炒干）、川杜仲（去外粗皮，黄酒泡一夜，压干，姜汁炒去丝）、枸杞子（黄酒浸蒸，晒干）、菟丝子（酒煮，去丝为度）各一斤

【制法、用法】 上为末，炼蜜为丸，如梧桐子大。每服三钱。

【主治】 乌发，暖肾，种子。

26. 煮料豆方

【方源】 《本草纲目拾遗》卷八引羲复方

【组成】 马料豆五升，桑椹半斤，枸杞子四两，肉苁蓉(竹刀切，去皮筋)半斤，青盐、龙骨各二两

【制法、用法】 上药同煮豆熟，和药同晒干，贮藏听用。

【主治】 常服大有裨益。

27. 黑豆丸

【方源】 《奇方类编》卷下

【组成】 菟丝子(酒炙)、沙蒺藜(青盐水炒)、甘枸杞(酒浸)、破故纸(同胡桃肉炒)、牛膝(酒浸)、杜仲(去粗皮，盐水炒)、归身(酒洗)各一斤，鱼鳔(炒成珠)、川椒(去目闭口者，炒出汗)、青盐(洗去泥)各八两，人参量加

【制法、用法】 黑豆一斗(圆大者)，用黄酒十斤，煮熟晒干，共为细末，白蜜十二斤，炼熟为丸，如梧桐子大。每服三钱，空心白汤送下。

【主治】 延年补肾，强筋健步。

28. 黑豆神方

【方源】 《医部全录》卷三三三引《身经通考》

【组成】 何首乌(用黑豆九制)八钱，当归(酒洗)、五加皮、骨碎补(刮去毛，蜜水拌蒸)、生地黄青皮(去瓤)、杜仲(姜汁炒断丝)、远志(去骨)、甘草(水浸一宿，炒)、附子(童便制，姜制，甘草制)、巴戟天(酒洗，去骨)、枣仁(炒)、琐阳(酥油涂，炙)、紫梢花(去骨)各五钱，枸杞子、槐角各一两，蒺藜(酒拌蒸，去刺)、肉苁蓉(酒洗，去膜)、蛇床子(酒拌蒸)、牛膝(酒蒸)、青盐各二两，金樱子(去毛)、破故纸(微炒)各六钱

【制法、用法】 上药入水二十碗，煎至十碗，滓再煎十碗，共药汁二十碗，用黑豆十五碗拌浸蒸晒，以药汁完为干。

【主治】 延年种子。

29. 五子丸

【方源】 《普济方》卷二二三引《博济》

【组成】 余甘子、覆盆子(酒浸，焙)、菟丝子(去浮者，酒浸，蒸熟，焙)、五味子(炒)、车前子(酒浸，焙)各五两

【制法、用法】 上为末，取二三月间枸杞嫩叶，捣研取汁二大升，和药末，令汁尽为度。又取杏仁(去皮尖)一升，与无灰酒同研，取汁五升，于银石器中煎令杏仁无苦味，然后下地黄汁半升，真酥五两，鹿角胶末五两，同于前汁中略煎过，次下五子末，以柳枝急搅之，慢火熬，可丸，即并手丸如梧桐子大。每日三十丸，空心温酒送下。如热，任意加减。

【主治】 通流五脏，润泽血脉，返老成少，补助元阳，治金石药毒。

四、诸虚百损方

1. 十补心肾丸

【方源】 《医学六要·治法汇》卷七

【组成】 熟地黄四两(姜汁制),干山药三两,山萸肉、枸杞子各二两,牡丹皮(酒洗)、黄柏、川牛膝(酒洗)、败龟板(酥炙)各一两五钱,茯神(去皮,为末,水淘,去浮筋取沉腻者,焙干,净用)三两(以人乳渗之)、人参、柏子仁、酸枣仁(隔纸炒香)、麦冬(酒浸)各二两五钱,辰砂(研极细,甘草煎水飞三次,浸去脚,不见火)、五味子各一两,天冬一两五钱,鹿角霜、鹿角胶、鹿茸(煮者尤佳,酒融化,入蜜同炼)各二两,肉苁蓉(酒洗去浮膜,蒸一个时辰,酥油涂炙)、菟丝子(酒洗,捣烂,焙干)、虎胫骨(酒浸,酒炙)各一两五钱,紫河车(首胎者更佳)一具

【制法、用法】 除茯神、龟板、虎胫骨、辰砂共为末,柏子仁另研,鹿角霜、胶候各末俱完,酒融化入炼蜜和药外,其余皆㕮咀,紫河车在净水内洗去秽血,用银针挑去紫筋,同咀片,入砂锅内,用陈老酒三碗,陈米醋一碗,清白童便一碗,米泔水数碗,和匀倾入锅内,浮于药寸许,如少再加米泔,以锅盖盖密,桑柴火煮干,为末,和前末,炼蜜为丸,如梧桐子大。每空心盐汤送下一百丸,各随人脏、腑偏盛偏虚加减。

【主治】 诸虚不足,久不妊娠,骨热形羸,崩中带下,凡人少精神,多惊悸,怔忡,健忘,遗精,滑泄,阳痿,阴虚盗汗,劳热,目昏,耳鸣,头眩,腰膝疼痛。

2. 调元百补膏

【方源】 《寿世保元》卷四

【组成】 当归身(酒洗)四两、怀生地黄二斤、怀熟地黄四两、甘枸杞子一斤、白芍(用米粉炒)一斤、人参四两、辽五味子一两、麦门冬(去心)五两、地骨皮四两、白术(去芦)四两、白茯苓(去皮)十二两、莲肉四两、怀山药五两、贝母(去心)三两、甘草三两、琥珀一钱三分、薏苡仁(用米粉炒)八两

【制法、用法】 上锉细末,和足水十斤,微火煎之,如干,再加水十斤,如此四次,滤去滓,取汁,文武火熬之,待减去三分,每斤加炼净熟蜜四两(春五两,夏六两)共熬成膏。每服三匙,白汤调下。

【主治】 五劳七伤,诸虚劳极,元气虚损,脾胃亏弱。

3. 秘传固本丸

【方源】 《便览》卷三

【组成】 人参、生地黄、熟地黄、麦冬(去心)、菟丝子(酒制)、枸杞子、覆盆子、小茴香(盐炒)、五味子、肉苁蓉、巴戟天、山药、山茱萸(去核)、牛膝(酒制)、杜仲(姜炒丝尽)、当归(酒制)、茯苓(去皮)、川椒(去目合口,炒)、木通、黄芪(蜜炙)各二两,官桂五钱,黄柏(酒炒)四两,知母(去毛,酒炒)四两,破故纸(炒)一两,虎胫骨(酥炙)一两

【制法、用法】　上各制净，炼蜜为丸，如梧桐子大，每服七八十丸，空心以盐汤或盐酒送下。

【主治】　诸虚百损，腿膝无力。

4. 甘露酒

【方源】　《仙拈集》卷三

【组成】　圆眼肉、红枣肉、葡萄、桃仁、当归、枸杞、杜仲、熟地黄各二两

【制法、用法】　浸烧酒十斤。常服。

【主治】　诸虚百损。

5. 八仙斑龙胶

【方源】　《寿世保元》卷四

【组成】　人参、天门冬(去心)、怀生地黄(酒洗)、怀熟地黄(酒蒸)、麦门冬(去心)、怀牛膝(去芦用)各五两，甘枸杞子、白何首乌、赤何首乌(以上俱铿咀片)各八两，老鹿茸(燎去毛，裁二寸长，劈两片，水洗净)二十两

【制法、用法】　将上药均入大砂锅内，熬汁五次，将滓滤净，再熬至五碗，则成胶矣。每服银茶匙二三匙，好酒调化，空心服，或酒化胶为丸尤佳。

【主治】　诸虚百损，五劳七伤，虚甚者。

6. 八制茯苓丸

【方源】　《广嗣纪要》卷四

【组成】　白茯苓(须皮光结实者，去皮，打碎如枣核大，分为八制)二斤半，黄芪(切片，水六钟，煎三钟，煮茯苓一分，干为度)六两，肉苁蓉(酒洗，去筋，水六钟，煎三钟，煮茯苓如前)四两，人参(水五钟，煎三钟，煮茯苓如前)六钱，甘枸杞(水八钟，煎三钟，煮茯苓如前)六两，补骨脂(水八钟，煎三钟，煮茯苓如前)五两，何首乌(用黑豆一升，煎水三斤，浸首乌，春秋二日，夏一日，冬三日，将浸过首乌豆汁煮茯苓如前)半斤，秋石(水三钟化开，煮茯苓如前)四两，人乳(煮茯苓如前)半斤

【制法、用法】　将制过茯苓放入石臼内捣为细末，用米筛筛过，上甑蒸熟，众手为丸，如梧桐子大。生子者，每日早晚服，每服四十丸，盐汤送下，乌须明目，用滚白汤送下。

【主治】　一切虚损。

7. 人参鹿茸丸

【方源】　《医级》卷八

【组成】　人参、鹿茸(酥炙)、熟地黄、当归、枸杞、酸枣仁(炒)、茯神、附子、牛膝、远志(姜汁浸，炒)、山药、沉香、肉苁蓉(酒浸)各一两

【制法、用法】　上为末，炼蜜为丸，如梧桐子大。每服五十丸，盐汤送下。

【主治】　诸虚百损，五劳七伤。

8. 九仙酒

【方源】 《古今医鉴》卷七

【组成】 八物汤四两，加甘州枸杞子八两

【制法、用法】 用生姜二两，大枣十个，煮好酒一坛。不拘时候，随量饮。

【主治】 诸虚百损。

9. 大造丸

【方源】 《医灯续焰》卷二

【组成】 紫河车(用米泔水浸，轻轻摆开换洗，令净白为度，勿动筋膜；用竹器盛于长流水中浸一刻，取生气，提回以瓦瓶隔汤煮极烂如糊，取出；先倾汁入药内，用石臼、木椎捣极匀细为度，入后药)一具，干地黄一两五钱，熟地黄二两，麦门冬(去心)、天门冬(去心)各一两半，当归一两，枸杞子、五味子、牛膝各七钱，杜仲一两半，小茴香、黄柏、白术各二两，陈皮、干姜各二钱，侧柏叶(采向东嫩枝，隔纸焙)二两

【制法、用法】 上为末，用河车为丸，如梧桐子大。每服三钱，清晨白汤送下。

【主治】 诸虚百损，精血两亏，形体尪羸，筋骨痿弱，或七情伤感，以致成劳；或外感失调，久成虚乏。

10. 枸杞丸

【方源】 《医心方》卷十三引《录验方》

【组成】 枸杞子三升、干地黄(切)一升、天门冬(切)一升

【制法、用法】 上为细末，晒干，以绢罗之，炼蜜为丸，如弹子大。每服一丸，一日二次。

【主治】 劳伤虚损。

11. 覆盆子丸

【方源】 《太平圣惠方》卷九十八

【组成】 覆盆子半斤、五粒松半斤、枸杞子六两、秦皮四两、川升麻三两、巨胜五两、楮实(水淘去浮者，晒干，微炒)五两

【制法、用法】 上为末，以生地黄汁六升，好醋半升，蜜半升，酥七两，先煎地黄汁等十余沸，入药末为丸，如梧桐子大。每服三十丸，食后温酒送下；如不饮酒，以浆水下。

【主治】 诸风虚。

12. 枸杞膏

【方源】 《寿世保元》卷四

【组成】 甘枸杞子一斤

【制法、用法】 上药放砂罐内，入水煎十余沸，用细绢罗滤过，将渣挤出汁净，如前再入水熬，滤取汁，三次，去渣不用，将汁再滤入砂罐内，慢火熬成膏，入瓷器内，不可泄气。不论男妇，早、晚用酒调服。

【主治】 诸虚百损。

13. 茸桂百补丸

【方源】 《中国医学大辞典》

【组成】 鹿茸二两,肉桂三两,菟丝子、枸杞子、杜仲、当归、巴戟天、白芍药、肉苁蓉各二两,熟地黄五两,山茱萸肉、冬术(炒焦)、茯神、牛膝各三两,人参四两,甘草(炙)一两

【制法、用法】 酒拌晒干,共研细末,炼蜜为丸,如梧桐子大。每服三钱,盐汤送下。

【主治】 气血不足,诸虚百损,五劳七伤,脾胃虚弱,神困体倦,腰膝酸软,筋骨不舒,元阳衰败。

14. 秋莲丸

【方源】 《奇效良方》卷二十一

【组成】 莲肉(先用酒浸一宿,待透入,于猪肚内线缝合,却用酒煮熟,取出晒干,猪肚不用)一斤,苍术(用茅山者。分作四份:一份用米泔水浸,小茴香、破故纸各一两同炒;一份用酒浸,川乌、川楝子肉各一两同炒;一份用醋浸,川椒一两同炒;一份用盐水浸,黑牵牛一两同炒,去牵牛)一斤,木香、五味子、枸杞子、熟地黄、牛膝、肉苁蓉、鹿茸各二两

【制法、用法】 上为细末,酒糊为丸,如梧桐子大。每服五十丸,空心温酒或盐汤送下。

【主治】 诸虚百损。

15. 钟乳丸

【方源】 《太平圣惠方》卷九十八

【组成】 钟乳粉三分,巴戟天、牛膝(去苗)、甘菊花、石斛(去根,锉)、续断、防风(去芦头)、枸杞子、羌活、桂心、覆盆子、云母粉各二两,熟干地黄、磁石(烧,醋淬七遍,捣碎研细,水飞过)各三两

【制法、用法】 上为末,入钟乳、磁石、云母粉等,研令匀,炼蜜为丸,如梧桐子大。每服三十丸,空心以温酒送下。

【主治】 五脏亏虚。腰膝酸软,疲乏无力,肢体麻木,关节疼痛。

16. 复亨丹

【方源】 《温病条辨》卷二

【组成】 倭硫黄(即石硫黄)十分,鹿茸(酒炙)八分,枸杞子六分,人参四分,云茯苓、淡苁蓉各八分,安南桂四分,萆薢、全当归(酒浸)、小茴香(酒浸,与当归同炒黑)各六分,川椒炭三分,炙龟板四分

【制法、用法】 益母膏为丸,如小梧桐子大。每服二钱,开水送下,一日二次。冬日渐加至三钱。

【主治】 燥气久伏下焦,不与血搏,老年八脉空虚。

17. 神仙既济丹

【方源】 《古今医鉴》卷七

【组成】 山药(酒蒸)、牛膝(酒洗)各三两,杜仲(酥炙)、巴戟(汤泡)、五味子、白茯苓、枸杞(酒洗)、小茴香(盐水炒)、苁蓉(酒洗)、山茱萸(酒蒸,去核,晒干)、石菖蒲(去毛)、远志(甘草水泡,去骨,晒干)各二两,黄柏(酒炒)四两,知母(去毛,酒炒)二两,生地黄(酒蒸)、熟地黄(酒蒸)、麦冬(去心)、人参(去芦)、菟丝子(酒煮烂,捣成饼,晒干)、甘菊(酒洗)、山栀子(炒黑)各二两,广橘红一两,天冬(汤泡)、当归(酒洗)、龙骨(火煅)各二两

【制法、用法】 上为末,炼蜜和枣肉为丸,如梧桐子大。每服七八十丸,空心淡盐汤送下。

【主治】 补诸虚百损,五劳七伤,滋肾水,降心火,补脾土,添精髓,益气和血,壮筋骨,润肌肤,聪耳明目,开心益智,强阴壮阳,延年益寿。久服坎离相济,阴阳协和。

18. 四圣朝元丹

【方源】 《济阳纲目》卷六十四

【组成】 人参、熟地(砂仁炒)、肉桂各一两,川椒(去目炒)、小茴香(炒)各四两,茯苓、何首乌(黑豆蒸)、牛膝(酒浸)、干山药、杜仲(酥炙)、枸杞子、当归(酒洗)各一两,沉香、木香(不见火)各五钱,苍术(酒、醋、盐、水各浸四两,春五日、夏三日、秋七日、冬十日,焙干)一斤

【制法、用法】 上各为细末,用好酒糊为丸,如梧桐子大。每服五十丸,空心温酒送下;如不饮酒,淡盐汤送下。

【主治】 诸虚不足,下元亏损,腿脚无力,脾胃虚弱,头目昏眩,四肢倦怠。

19. 代茶饮

【方源】 《治疹全书》卷下引《摄生方》

【组成】 枸杞子、五味子

【制法、用法】 上为细末,滚水泡封三日。代茶饮之。

【主治】 夏虚病。

20. 仙传蟠桃丸

【方源】 《良朋汇集》卷二

【组成】 棉花子(取净仁,干烧,酒拌透,下用黄酒水平对蒸一柱香)、红枣(黄酒煮熟,取净肉)各一斤,归身、牛膝、枸杞(俱用酒浸)、肉苁蓉(酒洗,去泥甲)、山茱萸(酒润,去核)、菟丝子(酒蒸成饼)、白鱼鳔(麸炒成泡)、白茯苓(人乳拌蒸)、破故纸(盐水炒)、熟地黄(酒煮如饴,洗净)各四两,巴戟天(酒洗,去心)五两

【制法、用法】 上为细末,炼蜜为丸,三钱重。早、晚酒水任意送下。

【主治】 《纲目拾遗》:诸虚百损。

21. 加味补阴丸

【方源】 《仁术便览》卷三

【组成】 黄柏(盐酒炒)三两、北五味子一两、知母(去毛，盐水炒)三两、人参(去芦)一两半、龟板(酥炙)、枸杞(去蒂)各三两、天冬(去心)二两、琐阳(酥炙)二两、白芍(酒炒)二两、当归(酒洗)一两半、牛膝(饭上蒸)二两、杜仲(姜炒丝尽)二两、破故纸(酒炒)一两、沉香五钱、熟地黄(热酒浸透，另捣)五两、干姜(炒紫)二钱、山茱萸肉一两半

【制法、用法】 上为末，炼蜜和猪脊髓三条，小枣三十枚(去皮核)，共捣为丸，如梧桐子大。每服百丸，空心淡盐汤送下；冬月酒送亦可。

【主治】 虚损。

22. 加味虎潜丸

【方源】 《医学正传》卷三引丹溪方

【组成】 人参、黄芪、芍药(煨)、黄柏(盐酒炒)、当归(酒洗)、山药各一两，锁阳(酥炙)、枸杞子、虎胫骨(酥炙)、菟丝子(盐酒浸三宿，细研，焙干，入诸药再研)、龟板(酥炙)、破故纸(炒)、杜仲(姜汁拌炒丝断)、五味子各七钱五分，牛膝(去芦，酒洗)二两、熟地黄四两

【制法、用法】 上为细末，炼蜜和猪脊骨髓为丸，如梧桐子大。每服五六十丸，温酒或姜盐汤送下。

【主治】 《医学正传》引丹溪方：虚损。②《医统》：诸虚不足，腰腿疼痛，行步无力。

23. 加味虎潜丸

【方源】 《医学六要》卷二

【组成】 人参、黄芪、芍药、黄柏(坚厚者，酒浸)、当归(酒浸)、山药各一两，锁阳(酥炙黄)、枸杞、虎胫骨(酒浸一宿，酥炙黄)、五味子各七钱五分，牛膝(酒洗)一两、熟地黄四两

【制法、用法】 以炼蜜加猪脊髓为丸，如梧桐子大。每服一百丸，空心温酒送下。

【主治】 虚损。

24. 加味草金丹

【方源】 《仁术便览》卷三

【组成】 天门冬(酒浸，去心)、巴戟(去心)、远志(甘草水煮，去心)各二两、当归(酒浸)、白茯苓(去皮，水澄去浮，晒)、泽泻(去毛)、生地黄(沉水者，酒浸)、熟地黄(肥者，酒浸，姜制)、人参(去芦)、车前子(炒)、覆盆子(去核，酒，浸，晒)、牛膝(去苗，酒浸)、山药(肥大，焙)、赤石脂(火煅)、肉苁蓉(酒浸，去甲)、真川椒(去目，炒)、甘州枸杞子、柏子仁(焙)、白术(去梗，炒)、石菖蒲(去毛)、地骨皮(去心)、五味子(去梗)、菟丝子(酒煮)、杜仲(姜炒)各一两

【制法、用法】　上为极细末，炼蜜为丸，如梧桐子大。每服三四十丸，淡盐汤送下。

【主治】　诸虚百损。

25. 加味琼玉膏

【方源】　《医便》卷一

【组成】　怀生地黄四斤、白术四两、白茯苓十五两、人参六两、天门冬(去心净)半斤、麦门冬(去心净)半斤、甘州枸杞子(净去梗)半斤

【制法、用法】　上先以地黄酒洗净，用水四碗浸一昼夜，捣取自然汁，和蜜三之一，以参、苓等药先为末，拌入蜜于地黄汁内，用瓶贮，与纸三十重，并箬包其口，用桑柴火蒸煮三昼夜取出，再换蜡纸包封十数重，沉井底一昼夜取起，再如前煮半日。每日清晨食远，白汤、点服。

【主治】　虚损。

26. 加减补天大造丸

【方源】　《医学碎金录》

【组成】　鹿茸一两半，枸杞子四两，潞党参二两，紫河车(甘草水洗，焙)一具，远志一两，炒枣仁二两，茯神(人乳蒸)三两，熟地黄六两，山萸肉、山药、杜仲各三两，五味子一两，龙骨二两

【制法、用法】　上药各为末，以龟板胶二两，化水为丸。每服二钱，一日三次。

【主治】　五脏虚损，阳萎，滑精。

27. 加减神仙既济丸

【方源】　《寿世保元》卷四引刘春冈方

【组成】　拣参(去芦)、嫩鹿茸(酥炙)各二两，肉苁蓉(酒洗)三两，枸杞子(酒洗)、茱萸(酒蒸，去核取肉)、怀山药、辽五味子、石菖蒲(去毛)、嫩黄芪(蜜炒)、川巴戟(水泡，去心)、川黄柏(酒炒)、知母(去毛)、柏子仁、怀熟地黄(酒蒸)、菟丝子(酒蒸、捣饼、晒干)、天门冬(去心)、当归(酒洗)、麦门冬(去心)、远志(甘草水泡，去心)、小茴香(盐酒炒)、白茯神(去皮木)、怀生地黄(酒洗)、川杜仲(去皮，酒炒)、川牛膝(去芦，酒洗)各二两

【制法、用法】　上为细末，炼蜜和熟枣为丸，如梧桐子大。每服百丸，空心盐汤送下，或酒任下。

【主治】　诸虚百损，五劳七伤。

28. 苁蓉丸

【方源】　《普济方》卷二一九

【组成】　苁蓉(酒浸一宿，刮去粗皮，炙干)、菟丝子(酒浸一宿，晒干，另捣罗为末)、天雄(炮，去皮脐)、麋角屑(酥拌，微炒)、枸杞子(微炒)各二两，石斛(去根)、远志(去心)、续断、干姜(炮制，锉)各一两，干熟地黄二两

【制法、用法】　上为末，炼蜜为丸，如梧桐子大。每服三十丸，空心及晚食前以

温酒或炒盐汤送下。

【主治】 虚损。

29. 培补保元丸

【方源】 《会约》卷二

【组成】 本支地(拣六七钱重一支者,有小直纹而无横纹,其色不纯黑,内有菊花黄心为佳,略洗,用玄砂仁四钱微炒研末。同米酒入砂锅内,以纸湿封数层,久蒸取出晒干,加酒再蒸,如是者九次,切勿用砂锅煮熟,以真汁耗也,最忌铁器,有谓用姜汁蒸者,姜入脾经,切不可依)八两、枣皮(下部滑遗者加一两,酒蒸)四两、淮山药(炒)四两、白云苓(去皮)四两、粉丹皮(酒浸,如血虚热燥者,加五六钱)一两六钱、建泽泻(淡盐水浸,如小便短涩,加五六钱)一两二钱、当归(酒蒸)三两、白芍(煨,酒炒)二两半、杜仲(盐水炒)三两、甘枸杞(酒蒸)三两、菟丝子(淘净泥沙,酒蒸,晒干研末)四两、北五味子(微炒)一两半

【制法、用法】 先将地黄、枣皮、枸杞、当归共捣成膏,然后将余药研末,加炼蜜一斤多为丸,如梧桐子大。每服一百丸,早晨用淡盐水送下。

【主治】 一切体虚脉弱,肾亏神倦,及失血,咳嗽,梦遗火炎,小便短赤,喉舌干燥。

30. 续嗣壮元丹

【方源】 《寿世保元》卷七

【组成】 鹿茸(酥炙)、沉香、肉苁蓉(酒洗,去甲用)、天冬(去心)、麦冬(去心)、拣参、熟地黄(蒸)、巴戟天(去心)、枸杞、茯苓、五味子、当归(酒洗)、杜仲(酒洗)、牛膝(去芦,酒洗)、菟丝子(酒洗令净,晒半干捣成饼后,晒干为末)、小茴香(盐炒)、鳖甲(酥炙)、破故纸(炒)、何首乌(米泔浸)、石菖蒲(去毛)各一两,山药、柏子仁、山萸肉(酒蒸,去核)各四两,朱砂五钱

【制法、用法】 上为细末,酒打面糊为丸。如梧桐子大,空心、临卧以温盐汤送下。

【主治】 虚损,阳事不举,少壮纵情,痼冷,心肾不交,难成子嗣,遗精白浊,五劳七伤,一切虚损。

31. 大五补丸

【方源】 《普济方》卷二二四引《圣济总录》

【组成】 天门冬、麦门冬、菖蒲、茯神、人参、益智(炒)、枸杞、地骨皮、远志、熟地黄各等分

【制法、用法】 上为末,炼蜜为丸,如梧桐子大。每服三十丸,空心以酒送下。本方数服,以七宣丸泄之。

【主治】 诸虚,无子。

32. 大沉香丸

【方源】 《普济方》卷二二五引《德生堂方》

【组成】 沉香、木香、丁香、白檀、香胡桃仁(去皮)、枸杞子、大茴香、小茴香、破故纸(用羯羊番白肠一尺半,盛上项药在内,好酒煮熟,瓦器内阴干)、胡芦巴(酒浸,同前药治之)、全蝎(去毒,炒)、川山甲(酥炙)、川楝子、木通、肉苁蓉(酒浸)、远志(去心)、韭子(酒浸)各半两,莲蕊二钱,川巴戟(酒浸,去心)、干山药(蛀者)、山茱萸(去核)、知母各半两,仙灵脾(酥炙)、青皮(去白)各三钱,白茯苓半两,牛膝(酒浸)三钱,黄精(酒浸)、天门冬(去心)各半两,麦门冬(去心)、人参、熟地黄、乳香(另研)、细墨(一锭,烧灰)、生地黄、巨胜子、菟丝子(酒浸带湿与群药同研)、北五味子各半两,陈皮二钱

【制法、用法】 上为细末,好酒调面糊为丸,如梧桐子大。每服三十丸至五十丸,空心酒送下,干物压之。

【主治】 诸虚。

33. 太和膏

【方源】 《御药院方》卷六

【组成】 当归(酒洗)三两,川芎二两,肉苁蓉、舶上茴香各六两,川苦楝、破故纸、白茯苓、枸杞子、葫芦巴、远志(去心)、白术各三两,黄蜡一两半,葱白二十茎,胡桃(各分作眼子)五十个

【制法、用法】 上用鹿角三十斤,东流河水三十担,同灶铁锅两只,靠鹿顶截角,用赤石脂、盐泥于截动处涂固之,勿令透气,于甑内蒸一炊时,用马蔺刷就热汤,刷去角上血刺、尘垢后,可长三四寸截断鹿角,外将前件药十四味拌和停匀,先铺一层角于锅内,角上铺一层药,如此匀作三层铺之,将河水添在药锅内,其水于角上常令高三寸,用无烟木炭慢慢煎熬,常令小沸,勿令大滚。外一锅内,专将河水煎汤,亦勿令大滚。如药锅内水稍下,却于热汤内取添,止令三寸,却取河水添在熟汤内,续续倒添至二十四时,住火候冷,将鹿角捞出,用生绢滤取汁,其药滓不用。外将药汁如前法再熬,更不用加水,如膏成滴水中凝结不散,方始成膏。每服三钱,空心暖酒化服。

【主治】 诸虚不足,气血虚衰,精神减少,肢体瘦悴,行步艰难。

34. 固本保元丸

【方源】 《丹台玉案》卷四

【组成】 人参、茯苓各三两,紫河车二具,枸杞、五味子、知母、锁阳、仙茅、当归各二两,生地黄四两,黄芪、杜仲各一两,天雄一枚,甘草八钱

【制法、用法】 上为末,炼蜜为丸。每服三钱,空心盐汤送下。

【主治】 诸虚百损,精血不固,元神不足。四肢乏力,肌肉消瘦,朝凉暮熟,梦寐遗精,阳事不举。

35. 长春真人保命服食方

【方源】 《医便》卷一

【组成】 白茯苓(去皮)、天门冬(去心)、山药(姜汁炒)、怀熟地黄、何首乌(忌

铁，照前蒸晒九次）、枸杞子（甘州者，去梗）各四两，干姜（煨）二两，小茴香（炒）一两，青盐少许，莲肉（去皮心）半斤，麦门冬（去心）、鹿角胶、鹿角霜、破故纸（麻油一两炒）各四两，大核桃（去壳并皮）半斤，没食子十个，旱莲草（晒干，净末）一斤，新粟米（为末，用牛乳二斤，拌米粉煮作糊丸药）一升

【制法、用法】 上为细末，以前米糊为丸，如弹子大，每丸湿重五钱，干约三钱。每服一丸，滚白汤调化服，一日二次。不拘在家在外，少者一服，老者二服，男女皆同。

【主治】 补诸虚，填精益髓，滋润皮肤，充壮神气，身体轻健，开胃进食，返老还童，发白再黑，齿落更生，颜貌如童。主诸虚百损，五痨七伤，四肢无力，手足顽麻，血气虚耗，面黄肌瘦，阳事不举，眩晕恶心，饮食少减。

36. 参桂百补丸

【方源】 《饲鹤亭集方》

【组成】 党参、黄芪、菟丝子、川续断、杜仲各四两，生地黄、熟地黄各六两，枸杞子、双仁五味子、茯苓、怀膝、山药、金毛狗脊、楮实、当归各三两，白芍、冬术、木瓜各二两，桂圆肉八两

【制法、用法】 上为末，炼蜜为丸。口服。

【主治】 诸虚百损，五劳七伤。脾胃虚弱，神困体倦，腰膝酸软，筋骨不舒。

37. 肉苁蓉丸

【方源】 《太平圣惠方》卷二十六

【组成】 肉苁蓉（酒浸一宿，刮去皱皮，炙干）二两、石斛（去根，锉）一两、麋角胶（以酥拌，微炒）二两、枸杞子（微炒）二两、远志（去心）一两、续断一两、熟干地黄三两、天雄（炮裂，去皮脐）二两、干姜（炮裂，锉）一两、菟丝子（酒浸一宿，晒干，别捣罗为末）二两

【制法、用法】 上为末，炼蜜为丸，如梧桐子大。每服三十丸，空腹及晚食前以温酒或炒盐汤送下。

【主治】 虚损。

38. 先天大造丸

【方源】 《惠直堂经验方》卷一

【组成】 棉花子（青盐酒拌浸一宿，去壳，炒黄色）十二两，杜仲（青盐酒拌浸一宿，炒断丝）八两，芡实（蒸）、茯苓、薏苡仁（微炒）各四两，破故纸（青盐酒浸，炒）五两，山药（炒）四两，枸杞子（炒）五两，虎骨（酥炙）二两，金钗石斛（熬膏）八两

【制法、用法】 上为细末，炼蜜同膏为丸，如梧桐子大。每服四钱，空心盐汤送下，渐加至五钱。

【主治】 补虚。

39. 延寿丹

【方源】 《医学正传》卷三引《千金》

【组成】 五味子、菟丝子（煮烂，另研）、川牛膝、杜仲（姜汁拌，炒丝断）、川当归（酒浸）、山药、天门冬（去心）、麦门冬（去心）、生地黄、熟地黄各一两，肉苁蓉二两，人参、白茯苓、大茴香、泽泻、地骨皮、鹿茸、菖蒲（九节者）、花椒（炒去汁）、巴戟天（去心）、远志（去心）、覆盆子、枸杞子、柏子仁各五钱

【制法、用法】 上为细末。勿犯铁器，蒸捣，炼蜜为丸，如梧桐子大。每服一百丸，空心温酒或生姜盐汤送下。

【主治】 诸虚百损，怯弱欲成痨瘵及大病后虚损不复。

40. 延龄固本丸

【方源】 《良朋汇集》卷二引王世功集方

【组成】 人参、肉桂、当归、韭菜子（火酒煮）、枸杞、茯神、山药、菟丝饼、山萸肉、蛇床子、牛膝各二钱，熟地黄、何首乌（九蒸）、肉苁蓉（去甲，酒洗）各四两，大附子（童便浸煮）一个，鸽子蛋（去皮，炒成粉）十个，黄狗肾（内外一具，酥炙）、车前子一两，黑驴肾（连子一具，竹刀去筋，同肉苁蓉酒煮一日一夜）、鹿茸（酥炙）一对

【制法、用法】 上为细末，以驴肾、肉苁蓉捣膏为丸，如梧桐子大。每服一百丸，黄酒或滚水送下。

【主治】 五劳七伤，诸虚百损，颜色衰朽，形体羸瘦，中年阳事不举，精神短少，未至五旬，须发先白，并左瘫右痪，步履艰辛，腰膝疼痛，下元虚冷等症。

41. 延龄固本丹

【方源】 《万病回春》卷四

【组成】 天门冬（水泡，去心）、麦门冬（水泡，去心）、生地黄（酒洗）、熟地黄（酒蒸）、山药、牛膝（去芦，酒洗）、杜仲（去皮，姜酒炒）、巴戟天（酒浸，去心）、五味子、枸杞子、山茱萸（酒蒸，去核）、白茯苓（去皮）、人参、木香、柏子仁各二两，老川椒、石菖蒲、远志（甘草水泡，去心）、泽泻各一两，肉苁蓉（酒洗）四两，覆盆子、车前子、菟丝子（酒炒烂，捣成饼，焙干）、地骨皮各一两半

【制法、用法】 上为细末，好酒打稀面糊为丸，如梧桐子大。每服八十丸，空心温酒送下。服至半月，阳事雄壮；服至一月，颜如童子，目视十里，小便清滑；服至三月，白发返黑；久服神气不衰，身轻体健。

【主治】 五劳七伤，诸虚百损，颜色衰朽，形体羸瘦；中年阳事不举，精神短少；未至五旬，须发先白，并左瘫右痪，步履艰辛，脚膝疼痛，小肠疝气，妇人久无子息，下元虚冷。

42. 全鹿丸

【方源】 《古今医统》卷四十八

【组成】 中鹿（不拘牝牡，缚死，去毛，肚杂洗净；鹿肉煮熟，横切片，焙干为末；取皮同杂入原汤煮膏，和药末为丸；骨用酥炙，为末，和肉末、药末一处，和膏捣；不成丸，加炼蜜）一只，人参、黄芪、白术、茯苓、当归、川芎、生地黄、熟

地黄、天门冬、麦门冬、陈皮、炙甘草、破故纸、川续断、杜仲、川牛膝、枸杞子、巴戟天、胡芦巴、干山药、芡实子、菟丝子、五味子、覆盆子、楮实子、锁阳、肉苁蓉、秋石各一斤，川椒、小茴香、青盐、沉香各半斤

【制法、用法】 上各精制为末，称分两和匀一处，候鹿制膏成，就和为丸，梧桐子大，焙干；用生黄绢作小袋五十条，每条约盛一斤，悬置透风处。用尽一袋，又取一袋。霉伏天须要火烘一二次为妙。每服八九十丸，空心临卧时，姜汤、盐汤、沸汤任下，冬月温酒送下。

【主治】 诸虚、痨瘵、神疲面黄，头眩腰酸，形寒阳痿，痕疝脱肛，蒸热盗汗，带下崩中。①《医统》：诸虚百损，五劳七伤。②《鲁府禁方》：诸虚百病，精血不足，元气虚弱，久无子嗣，并四肢无力，精神欠爽。③《中国医学大辞典》：头眩耳聋，脊背酸软，痕疝腹痛，精寒阳痿，肌肤甲错，筋挛骨痿，步履艰难，妇女虚羸痨瘵，骨蒸发热，阴寒腹痛，崩漏经阻，赤白带下，大肠脱肛。④《全国中药成药处方集》：面色萎黄，形寒畏冷。遗精盗汗。宫寒不孕。

43. 长生斑龙飞步丹

【方源】 《遵生八笺》卷十七

【组成】 鹿茸(酥炙)、陈皮各二两，当归(酒洗净)四两，地黄(取汁为膏)八两，茯神(人乳拌)二两，钟乳粉(水飞过)一两，人参四两，柏子仁、枸杞子各二两，麦门冬一两，白术二两，沉香五钱，白胶二两，紫河车(首生男子者为佳)一具，膃肭脐一两

【制法、用法】 上药除地黄、紫河车外为末，用绿毛小龟肉一个，同河车煮，以桑柴文武火煮成糜，连汁同捣细，和前药末，再入人乳汁一碗，同膏为丸，如梧桐子大。每服六十丸。

【主治】 虚损，痿证。

44. 庆世丹

【方源】 《摄生众妙方》卷二

【组成】 何首乌(用赤白者)四两，生地黄、熟地黄各二两，菊花(园中甘者)、车前子、地骨皮(去粗皮，用近骨者)、茯神(白者)、远志(用柑子水煮，去心)、石菖蒲(九节者，米泔水浸一宿)、川牛膝(酒浸)、肉苁蓉(酒洗，去鳞)、山药、巴戟天(酒炒，去心)、甘州枸杞子(酒浸)(或加柏子仁)、酸枣仁各二两

【制法、用法】 上为末，春、夏用酒糊为丸，秋、冬炼蜜为丸。每服百丸，清晨滚白汤送下或淡盐酒任下。

【主治】 补养。

45. 地黄煎丸

【方源】 《圣济总录》卷一八五

【组成】 生地黄(洗五遍，取汁，余滓更入酒二升同研，更搵汁银石器内，慢火熬成膏)七斤，熟干地黄(焙)、生干地黄(焙)各五两，山芋二两，黄芪(锉)、远志

（去心）、五味子、牛膝（酒浸，焙）、柏子仁、干枣肉（焙）、巴戟天（去心）各一两，干漆（末，酒炒烟尽）三钱，枸杞子（去蒂）、石菖蒲（九节者）各二两，桂子（去粗皮）半两

【制法、用法】 上除前膏外，共为末，入膏为丸，如梧桐子大。每服三十丸，加至五十丸，空心温酒或盐汤送下。

【主治】 补虚续绝，益精髓。主治虚劳诸风。

46. 如意丸

【方源】 《丹溪心法》卷三

【组成】 生地黄、熟地黄各二两，天门冬（去心）、麦门冬（去心）、川椒（去目，炒）、胡芦巴（酒炒）、补骨脂（炒）、肉苁蓉（酒浸）、杜仲（炒去丝）、白茯苓、小茴香（炒）、菟丝子（酒浸）、川楝肉、地龙（酒浸，去土）、石菖蒲、枸杞、远志（去心）各一两，青盐（炒）半两，山栀（去皮，炒）二钱，穿山甲（炙）十四片，甘菊花三钱半

【制法、用法】 上为末，用晋枣（煮，去皮核）二两，核桃肉（煮，去皮）二两，各研如泥，余再炼蜜和丸，如梧桐子大。每服七八十丸，白汤、温酒任下。

【主治】 补损。

47. 斑龙固本丹

【方源】 《寿世保元》卷二

【组成】 人参（去芦）、干山药、怀生地黄、熟地黄（酒蒸）、天门冬（去心）各二两，菟丝子（酒煨，捣饼，焙干）四两，山茱萸（酒蒸，去核）、巴戟天（酒浸，去心）、甘枸杞子、麦门冬（去心）、杜仲（姜炒）、五味子、肉苁蓉（酒浸）、牛膝（酒洗，去芦）各二两，远志（甘草水泡，去心）一两，覆盆子二两五钱，泽泻一两，地骨皮一两五钱，老川椒一两，白茯苓（去皮）、石菖蒲各二两，车前子一两五钱，大附子（面裹煨，去皮脐，切片，童便浸炒）一两，木香、虎胫骨（酥炙）、柏子仁各二两

【制法、用法】 上为细末，用好酒化五仁斑龙胶为丸，如梧桐子大。每服一百丸，空心时温酒送下。服至半月，阳事雄壮；服至一月，颜如童子，目视十里，小便清滑；服至三月，白发至黑发，久服神气不衰，身轻体健。

【主治】 诸虚百损，五劳七伤，形容羸瘦，颜色衰朽，中年阳事不举，精神短少，未至五旬，发须先白，并左瘫右痪，步履艰辛，脚膝酸软，小腹疝气；妇人下元虚冷，久无孕育。

48. 斑龙黑白二神丹

【方源】 《遵生八笺》卷十七引《道藏》

【组成】 鹿茸（酥炙）、陈皮各二两，当归（酒洗净）四两，地黄（取汁为膏）八两，茯神二两，钟乳粉（水飞）一两，人参四两，柏子仁、枸杞子各二两，麦门冬一两，生地黄、白术各二两，沉香五钱

【制法、用法】 上为末，炼蜜为丸，如梧桐子大。每服五六十丸，秋石汤送下。

【主治】 虚损怯症，五劳七伤，气血俱虚，颜色憔悴。

49. 集灵方

【方源】 《广笔记》卷二

【组成】 人参、枸杞、牛膝(酒蒸)、天门冬(去心)、麦门冬(去心)、怀生地黄、怀熟地黄各一斤

【制法、用法】 河水砂锅熬膏如法，加炼蜜。白汤或酒调服。

【主治】 虚弱。

50. 集灵膏

【方源】 《活人方》卷三

【组成】 熟地黄四两，麦冬、枸杞子各四两，牛膝、桂圆肉、黑枣肉各三两，天冬、人参、黄芪、白术各二两，陈皮一两，枣仁、制首乌、白蒺藜各三两，茯神、地骨皮、贝母末各二两

【制法、用法】 熬膏熟蜜收冷，调贝末，顿噙化，不拘时候，用此久服。

【主治】 诸阴亏损，六阳偏炽，而成虚损痨怯，咳嗽吐血，发热内蒸。

51. 集验鹿茸丸

【方源】 《仁斋直指方论》

【组成】 鹿茸(酥炙)、熟地黄、当归(酒浸，焙)、枸杞子、酸枣仁(慢火炒，去皮)、远志(姜汁腌，取肉，焙)、附子(炮)、沉香、牛膝(酒浸，焙)、山药(炮)、肉苁蓉(酒浸，焙)各一两，麝香半两

【制法、用法】 上为末，炼蜜为丸，如梧桐子大。每服五十丸，空心盐汤送下。

【主治】 诸虚劳倦。

52. 御米酒

【方源】 《医统》卷四十八

【组成】 真薏苡米酒十斗(即一百斤)，霜茄根(切片)、真桑寄生(锉)、五加皮(切)、苍耳子(炒，去刺)各半斤，甘州枸杞子(净)、川牛膝(去芦)各一斤

【制法、用法】 上各制净称分两，每味分四剂，合为一剂，酒一百斤，亦分四坛，各药煮三炷香，取放土地上退火性，二七可饮，久窨尤佳。早、晚随量饮，微醺为度，此药虽平易有奇效，不可以其简而忽之。

【主治】 壮筋骨，畅经络，养精元，益神气。久服行步如飞，延年益嗣。

53. 猴姜丸

【方源】 《惠直堂经验方》卷一

【组成】 鲜猴姜(去毛洗净，晾去水汽，捣烂揉汁听用)数十斤、远志肉(择肥大者，以甘草四两煎汤泡拌，晒干，加猴姜汁拌透，晒干，再拌再晒，如是数十次，候远志肉至二斤四两为度)一斤二两、鲜何首乌(用竹刀切片，晒干，浓黑豆汁拌蒸，晒干，再拌再晒，直待何首乌心内黑透为度)三斤、补骨脂(以青盐一两，水拌透，炒干)一斤、石菖蒲(蜜酒拌透，炒干)一斤、枸杞子(蜜酒拌炒)一斤

【制法、用法】 上为细末，用黑枣肉为丸，如梧桐子大。每服三钱，早、晚用盐

汤送下。

【主治】 久服宁神喜睡，益记性，补下元。

54. 温补丸

【方源】 《普济方》卷二二四

【组成】 沉香、木通、木香、丁香、八角、茴香、杜仲(炒，去丝)、葫芦巴(炒)、楮皮(炒)、破故纸(炒)、川萆薢、韭子(炒)、甘草(焙)、肉桂、川山甲、地龙、菊花、枸杞子各一两，无名异二分半，青木香一两

【制法、用法】 上为细末，炼蜜为丸，如梧桐子大。每服三十五丸，空心温酒送下。

【主治】 诸虚。

55. 滋阴百补丸

【方源】 《仁术便览》卷三

【组成】 枸杞(甘州)、杜仲(姜炒，断丝)、当归(酒洗)、南知母(去毛，酒炒)、生地黄(酒洗)、熟地黄(酒洗)、人参(去芦)、牛膝(酒洗，焙)各二两、干山药、山茱萸(去核)、菟丝子(酒煮)各一两，黄柏(酒炒)三两，琐阳(酥炙)一两五，麦冬(去心)、天冬(去心)各一两

【制法、用法】 上各制净，称足分量，为细末；外将好白术一斤，去梗，水洗二三次，切成片，水七八碗，熬至二碗，留汁，再将滓用水五碗，熬至二碗，去滓不用，将前后汁四碗，共熬至二碗半，如稀糊，和前药末为丸，如梧桐子大。每服五六十丸，盐汤或盐酒送下。

【主治】 诸虚百损。

56. 滋阴益肾丸

【方源】 《济阳纲目》卷六十四

【组成】 熟地黄(酒浸，焙)六两，黄柏(酒浸，炒褐色)、菟丝子(酒蒸，焙)各四两，牛膝(酒浸)、败龟板(酥炙黄)、虎骨(酥炙黄)、知母、白芍药、白术、山药、当归(酒浸)、枸杞子各三两

【制法、用法】 上为细末，地黄膏和炼蜜为丸，如梧桐子大。每服七八十丸，空心淡盐汤送下。

【主治】 虚损。

57. 滋阴清化丸

【方源】 《扶寿精方》

【组成】 怀庆生地黄(酒浸，竹刀切，捣)、天门冬(去皮心，晒)各二两，陈皮(去白，盐水拌，微炒)、天花粉、贝母、熟地黄(酒浸，竹刀切，捣)、麦门冬(酒浸透，去心，捣)、薏苡仁(绢包，同糯米于砂锅内蒸一炷香，去米不用，晒干)、白茯苓(去皮，得人乳浸透更妙)、干山药、甘枸杞、白芍药(酒炒)、川玄参各一两，五味子、生甘草各五钱

【制法、用法】　上为细末，炼蜜为丸，如弹子大。每服一丸，空心、临卧不时津液噙化；沸汤调下亦可。

【主治】　①《扶寿精方》：诸虚。②《万病回春》：阴虚火动而后嗽者。

58. 强志丸

【方源】　《朱氏集验方》卷八

【组成】　菟丝子、熟地黄各二两，茯神、山药、黄芪、石莲、柏子仁、附子、远志、枸杞子、杜仲、破故纸、鹿角霜各一两

【制法、用法】　炼蜜为丸，如梧桐子大，或用朱砂为衣。每服四五十丸，空心酒送下；赤浊，用麦门冬煎汤送下。

【主治】　虚损白浊。

59. 瑞莲丸

【方源】　《医方大成》卷四引《经验方》

【组成】　苍术（酒浸四两，醋浸四两，米泔浸四两，生用四两）一斤六两、枸杞子二两、莲肉（去心皮，酒浸软，入猪肚内煮极烂，取出焙干，研猪肚为膏，每一斤约猪肚二个）一斤、北五味子（去枝）二两、熟地黄（酒浸，蒸）二两、破故纸（炒）二两

【制法、用法】　上为末，煮猪肚膏同酒糊丸，如梧桐子大。每服四十丸，空心温酒送下。

【主治】　①《医方大成》引《经验方》：诸虚。②《世医得效方》：虚损。

60. 长春真人保命丹

【方源】　《摄生众妙方》卷二

【组成】　茯苓、天门冬、山药、熟地黄、枸杞子、何首乌各四两，干姜二两，大茴香（炒）一两，青盐少许，鹿角胶四两，莲实（去皮）半斤，破故纸（净，香油炒）四两，没食子十个，胡桃仁（净肉）半斤，新小米（同茯苓、牛乳煮粥晒干）一升，旱莲草（晒干）一斤，麦门冬四两

【制法、用法】　上为细末。空心白汤调匀二三匙，一日二服。不拘男女老少。

【主治】　五劳七伤，虚损无力，四肢困倦，脚手顽麻，血气耗散，面黄肌瘦，阳气不升，虚晕恶心，饮食减少。

61. 聚宝丹

【方源】　《瑞竹堂方》卷一

【组成】　白茯苓（去皮）、山茱萸（去核）、五味子、干山药、石莲肉、鸡头肉、金樱子、巴戟天（去心）、破故纸（炒）、杜仲（去粗皮，炒断丝）、牛膝（酒浸）、熟地黄（酒浸，焙）、石菖蒲、远志（去心）、枸杞子（酒浸，焙）、龙骨、楮实、茴香（炒）、仙茅肉、肉苁蓉（酒浸，焙干）、沉香各一两

【制法、用法】　上为细末，枣肉为丸，如梧桐子大。每服五十丸，以朱砂为衣。空心温酒或盐汤送下；如有气滞不顺，用木香调气散，入盐少许，汤调送下。

【主治】　五劳七伤，诸虚不足，腰膝疼痛。

62. 秘传当归膏

【方源】 《直指》卷九

【组成】 当归(酒洗)一斤六两、生地黄(酒洗)一斤、熟地黄(酒洗)三两、薏苡仁(米粉同炒)八两、白芍药(粉炒)一斤、白茯苓十二两、白术一斤、莲子(去心)四两、山药五两、人参(加洗用)四两、甘草三两、枸杞子(甘州者佳)一斤四两、贝母(去心)三两、地骨皮四两、麦门冬(去心)五两、天门冬(去心)二两、五味子一两、琥珀一钱二分

【制法、用法】 上各锉细,和足,以水十斤,微火煎之,再加水十斤,如此四次,滤去滓,取汁,文武火煎之,如法为度,每斤加炼熟净蜜四两(春五两,夏六两),共熬成膏。

【主治】 五劳七伤,诸虚劳极,脾胃虚弱。

63. 秘传先天丸

【方源】 《摄生众妙方》卷二

【组成】 干先天(即女子首经)一两,紫河车(即头生男胞衣,用米泔水洗净,新瓦上焙干,为末)四具,甘州枸杞子四两、野枸杞叶(洗净,晒干)一斤、熟地黄(酒拌,蒸)、生地黄(先酒洗,后用稠豆汁一大碗浸,干为度)、金雀花各四两,赤石脂一两,红花二两,白茯苓(旱莲蓬汁浸,晒干,又以人乳汁浸,晒干,九次为度)、真乳香各一两,仙鹤骨(酥炙)一付,辰砂一两(透明如榴子者,另研极细),绿毛龟(釜底用活鲤鱼同水以筛子瞒住,上放龟蒸熟,取肉晒干,甲酥炙)九个,川牛膝(酒浸,去芦)四两,嫩鹿茸(酥炙)、石菖蒲(寸生九节者佳)、真秋石各二两,干乳(三伏时用大瓷盘一个,将乳汁倾于内,以纱筛盖之,晒干,再倾再晒,如此则干)四两

【制法、用法】 上述各净制,为细末,用白蜜一斤四两,好酒一斤和匀,炼过,将药末入内和匀,为丸,如豌豆大。每服五六十丸,空心以淡盐汤或温酒任下。

【主治】 补养。

64. 益寿丸

【方源】 《摄生众妙方》卷二

【组成】 人参、破故纸(芝麻炒香熟)各六两,何首乌一斤八两,秦当归(酒洗)六两,五加皮、川牛膝、生地黄、枸杞子各六两

【制法、用法】 上药各为末,炼蜜为丸,如梧桐子大。每服五十丸,白汤送下。

【主治】 补虚,益寿。

65. 益真丸

【方源】 《医方类聚》卷一五三引《烟霞圣效方》

【组成】 天门冬、麦门冬(各去心)、干地黄、车前子、枸杞子、人参、补骨脂(炒)、茴香(炒香)各等分

【制法、用法】 上为细末,酒打面糊为丸,如梧桐子大,每服三十丸至五十丸,食前温酒或盐汤送下;米饮亦得。

【主治】　诸虚不足，五劳七伤，面色无光，饮食无味。

66. 长春不老仙丹

【方源】　《寿世保元》卷四

【组成】　仙茅(酒浸，洗)四两，山茱萸(酒蒸，去核)二两，白何首乌(同赤首乌制)四两，川草薢(酒洗)二两，赤何首乌(米泔浸洗，捶碎如枣核大，入黑豆同蒸三日，极黑)四两，补骨脂(酒炒)二两，黄精(酒蒸)四两，大怀生地黄(酒洗净，掐断晒干)、大怀熟地黄(用生地黄酒浸洗，碗盛放砂锅内，蒸一日极黑，掐断晒干)、巨胜子、怀山药、甘枸杞子、天门冬(水润，去心)、麦门冬(水润，去心)、白茯苓(去皮，人乳浸，晒三次)、辽五味子、小茴香(盐、酒炒)、覆盆子、拣参、嫩鹿茸(酥炙)、怀牛膝(去芦，酒洗)、柏子仁、青盐、川杜仲(去皮，酒炒)、当归身(酒洗)各二两，川巴戟(水泡，去心)一两，菟丝子(酒洗净，入砂锅，酒煮烂，捣成饼晒干)、肉苁蓉(酒洗)各二两，川椒(去目，微炒)一两，远志(甘草水泡，去心)二两，锁阳(炙酥)三两

【制法、用法】　上药精制，秤和一处，石臼内捣成饼，晒干，为细末，炼蜜为丸，如梧桐子大。每服三钱，空心酒送下。

【主治】　诸虚百损，五劳七伤。

67. 百劳猪肚丸

【方源】　《不居集》下集卷一

【组成】　真茅山苍术(取肥大者二十四两，米泔水浸七十三夜，每日换水一次，去皮，切成二三分厚，晒干)、真广陈皮(五两，去筋膜蒂，切成片，烘干)各四两，紫肥厚朴(去粗皮，姜汁拌，炒)十二两，真鲜肥仙茅(四两，清水浸，用竹刀刮去皮，铜刀切二分厚，米泔水浸，去赤汁，烘干)、不油杏仁(三两，去皮尖，净干)、新鲜骨碎补(三斤，用竹刀割去黄黑皮，铜刀切成二分厚，烘干)各二两，上六味分为四制：一用人乳，一用姜汁，一用童便，一用陈酒，拌过一宿，烘晒干为末，同入后药；北五味二两，枸杞子八两，川贝母(去心)二两，白果肉(煮熟，去心)四两，百劳花(水拌，蒸捣。五味干湿同捣为泥，烘晒，同前药为末)二两、原枝大淮地(酒煮烂，捣如泥)四两，红枣肉(临用煮熟，去皮核，捣)一斤，核桃肉(临用捣为极细末)四两，莲子肉(打碎，去心，微炒，为末)一斤

【制法、用法】　用雄猪肚一具，不见水，以刀刮一小孔，倾去秽物，用酒洗净，不闻秽气为度。将莲肉粉入内二三两，陈酒一斤入内，将线缝好，再酒煮极烂为度。将前药共捣千捶如泥，若干，加猪肚汤及枣肉为丸，如梧桐子大。每早、晚服三钱。

【主治】　诸虚百损，风劳。调和五脏，辅正祛邪。主诸虚百损，风劳。

68. 益元资始丸

【方源】　《集验良方》卷二

【组成】　人参、肉苁蓉、远志肉、杜仲、淮山药、熟地黄、山萸肉各四两，鹿

角胶、菟丝子、牛膝、川巴戟、鱼胶、补骨脂、白茯苓、女贞实各三两，五味子、桂心、柏子仁、青盐各一两，附子、枸杞子、巨胜子各二两，牡丹皮、白蒺藜各八两，鹿茸全副

【制法、用法】　上为细末，炼蜜为丸，如梧桐子大。每服三钱，清晨空心淡盐汤送下。

【主治】　补益。

69. 益寿黑豆方

【方源】　《集验良方》卷二

【组成】　旱莲草五钱、黑桑椹四钱、白何首乌三钱、破故纸六钱、骨碎补六钱、金樱子四钱、何首乌三钱、杜仲四钱、明青盐二两、生地黄六钱、白茯苓六钱、柏子仁四钱、蛇床子三钱、肉苁蓉四钱、菟丝饼六钱、甘枸杞五钱、川续断四钱、川牛膝六钱、槐角子二两、远志肉六钱、川石斛四钱

【制法、用法】　腰子雄黑豆二十碗，用水三十碗，将前药煮至二十碗，盛于净器，入黑豆在内浸过一宿，俟黑豆吃干药水，取起风干，用柳木甑子蒸透，取起风干，再将药渣用水二十碗煎至十五碗，取起药渣，仍入豆再浸一宿，候豆又吃干药水，取起再入甑蒸透，要不见火、不见日，风干，以新瓷罐收贮。每服四钱至五钱，清晨空心用白滚水送下。

【主治】　补益。

70. 桑椹河车丸

【方源】　《惠直堂方》卷一

【组成】　河车(酒净，焙干)二具，鹿茸(酥炙)一对，黑驴肾(连腰子肾子，切片，酥炙)四具，黄狗肾(连腰子肾子，酒煮焙干)十具，熟地黄(九蒸晒)、枸杞(酒蒸)、生首乌各八两，巴戟天(酒蒸)、破故纸(合桃拌炒)、山药(盐水炒)、萸肉、骨碎补(炒)、鱼鳔(蛤粉炒)、五味子、菟丝子(酒煮)、仙茅(米泔浸三次，去皮)、肉苁蓉(去鳞肠)、锁阳、茯苓各四两，人参二两

【制法、用法】　上为末，桑椹熬膏，加炼蜜为丸，如梧桐子大。每服五钱，空心清汤送下。

【主治】　补虚。

71. 枸杞丸

【方源】　《圣济总录》卷一八五

【组成】　石斛(去根)一两，鹿茸(去毛，酥炙)、地骨皮各一分。

【制法、用法】　上焙为末，以红枸杞子自然汁二合，无灰酒一合，白蜜半两，熬成膏为丸，如梧桐子大。每服三十丸，空心用温酒或生姜盐汤送下。

【主治】　平补。

72. 枸杞丸

【方源】　《圣济总录》卷一八五

【组成】 枸杞子(净择)一斤，肉苁蓉(酒浸，切，焙)、干枣肉、石斛(去根)各八两，远志(去心)六两，菟丝子(酒浸一宿，另捣)，续断各五两，熟干地黄十两，天雄(炮裂，去皮脐)二两

【制法、用法】 上为末，炼蜜为丸，如梧桐子大。每服三十丸，空心温酒送下。五日后，加至四十丸；十日后，加至五十丸；二十日后，加至六十丸；三十日后，却减十丸；减至三十丸止。

【主治】 平补。

73. 枸杞子丸

【方源】 《太平圣惠方》卷九十八

【组成】 枸杞子二两，熟干地黄、人参(去芦头)、茯神、附子(炮裂，去皮脐)、覆盆子、五味子、薯蓣、菟丝子(酒浸三日，晒干，别捣为末)、肉苁蓉(酒浸一宿，刮去皱皮，炙干)、石斛(去苗根，锉)、山茱萸、桂心各一两

【制法、用法】 上为末，炼蜜为丸，如梧桐子大。每日服三十丸，渐加至四十丸，空心温酒送下。

【主治】 虚损。

74. 枸杞子丸

【方源】 《摄生众妙方》卷二

【组成】 枸杞子八两，生地黄(酒洗)、熟地黄(酒洗)、天门冬(酒洗，去心)、麦门冬(去心)各二两，当归(去芦，全用，酒洗)四两，白芍药(酒拌匀，晒干，炒)、锁阳(酥炙)各二两，人参(去芦)、黄柏(酒炒，忌铁)各一两

【制法、用法】 上除枸杞子、生熟地黄、天门冬捣膏外，余各为细末，同前药捣匀，米糊为丸，如梧桐子大。每服五七十丸，空心淡盐汤送下。

【主治】 补养。

75. 枸杞子酒

【方源】 《附广肘后方》卷四

【组成】 枸杞子二升

【制法、用法】 以上清酒二升搦碎，更添酒浸七日，滤去滓，任情饮之。

【主治】 补虚，长肌肉，益颜色，肥健人。

76. 神仙既济丹

【方源】 《摄生众妙方》卷二

【组成】 人参、白茯苓各二两五钱，当归(用身，酒洗)、干山药、山茱萸肉、川牛膝(酒洗)、柏子仁、生地黄(酒洗，另捣)、杜仲(酒制，炒断丝)、枸杞子、龙骨末(火煅，另研)各一两五钱，菟丝子(酒浸，炒，另研)二两，五味子、远志(去心)、石菖蒲、天门冬(汤泡，去心)、麦门冬(去心)、熟地黄(酒浸，另捣)各一两

【制法、用法】 上为细末，炼蜜为丸，如梧桐子大。每服八十丸，空心淡盐汤送下。

【主治】 补养。

77. 仙术丸

【方源】 《圣济总录》卷一八五

【组成】 苍术(米泔浸一宿,切,炒,为末)三斤,枸杞子(为末)、生干地黄(切,焙,为末)各一斤

【制法、用法】 上药用好酒二升,先调枸杞末成膏,次将苍术、地黄二药同捣三百杵为丸,如梧桐子大。每服三十丸,空心新汲水送下。

【主治】 平补。

78. 白沙草灵丹

【方源】 《良朋汇集》卷二

【组成】 当归、生地黄、熟地黄、麦门冬(去心)、天冬、赤何首乌、肉苁蓉、白芍、大茴香(炒黄色)、白茯苓、枸杞子、山药、远志(去心)、菟丝子(酒炒,蒸为饼)、粉草、白何首乌、川芎各二两,苍术(酒浸洗)、川椒(去核)各四两,丁香三钱,人参一钱,川乌一两(炮)

【制法、用法】 上为细末,炼蜜为丸,如梧桐子大。每服三五十丸,盐汤送下;或黄酒送下更妙,一日三次。

【主治】 补益。服一月身轻体健,百日唇红齿白,手足温暖,面容光彩,耳明目亮,百病消除。

79. 玄武豆

【方源】 《景岳全书》卷五十一

【组成】 羊腰子五十个、枸杞二斤、补骨脂一斤、大茴香六两、小茴香六两、肉苁蓉十二两、青盐八两、大黑豆(圆净者,淘洗净)一斗

【制法、用法】 上用甜水二斗,以砂锅煮前药七味至半干,去药滓,入黑豆,匀火煮干为度,如有余汁,俱宜拌渗于内,取出用新布摊晾晒干,瓷瓶收贮。日服之。如无砂锅,即铁锅亦可。

【主治】 补益。

80. 加味补阴丸

【方源】 《摄生众妙方》卷二

【组成】 甘州枸杞(盐酒炒)、知母(盐酒炒)各二两,黄柏(盐酒炒褐色)三两,生地黄(酒洗)一两,熟地黄(酒洗过,姜汁炒)二两,天门冬(去心)一两五钱,麦门冬(去心)七钱,干山药(微炒)一两,杜仲(姜汁炒去丝)二两,牛膝(去芦,酒洗)、当归(去芦,酒浸)、山茱萸(去核)各一两,琐阳(酥炙)一两五钱(大便软者去五钱),菟丝子(酒浸一宿,炒,取末)一两,人参(去芦)七钱

【制法、用法】 上为细末。用好白术与前药末相等为咀,用铜锅熬,先以水六大碗,熬至一碗取出听用;再以水五碗,熬至一碗取出听用;再以水四碗,熬至一碗,通前共水连渣以净袋滤过,文武火熬成膏,和前药末为丸,如梧桐子大。每服五七

十丸，空心淡盐汤送下。

【主治】 补养。

81．苁蓉四倍丸

【方源】 《圣济总录》卷一八五

【组成】 肉苁蓉(酒浸一宿，去粗皮，切，焙)二两、牛膝(酒浸一宿，焙)四两、菊花六两、枸杞子八两

【制法、用法】 上为末，炼蜜为丸，如梧桐子大。每服三十丸，空心温酒送下。

【主治】 补益。

82．苍术丸

【方源】 《普济方》卷二一八

【组成】 苍术(好者)六两(去皮，酒浸二两，醋浸二两，泔浸二两)，干熟地黄一两，莲子肉(酒浸软，装在猪肚内)半两，五味子、枸杞子、破故纸各一两，羊白肠一条(将破故纸装在肠内，俱用焙干，一处碾为细末)

【制法、用法】 上为末，酒糊为丸，如梧桐子大。每服四五十丸，葱温酒送下。

【主治】 补精益气。

83．赤脚大仙种子丸

【方源】 《饲鹤亭集方》

【组成】 全当归(酒洗)、肉苁蓉(酒洗连蕊须)、绵杜仲、菟丝子(酒浸)、淫羊藿(酥炙)、潼蒺藜(盐水、童便、人乳分制)、云茯苓(人乳蒸)、破故纸(盐水炒)、怀牛膝(盐水炒)各八两，甘枸杞(青盐水炒)四两，猺桂心(不见火)二两，线鱼膘(牡蛎粉拌炒)二斤，大天雄(每重一两四五钱者，面裹煨)二枚

【制法、用法】 如法炮制，每药一斤，用炼蜜十二两，开水四两为丸，如梧桐子大。每晨服百丸，淡盐汤送下，晚服百丸，陈酒送下，男妇不妨同服。附、桂二味，年逾五旬，方可用也。

【主治】 补虚损，种子。

84．助神奇妙酒药

【方源】 《医方易简》卷六

【组成】 枸杞八两，熟地黄四两，当归、圆眼肉、黑枣肉各四两，五加皮、金银花、麦冬、牛膝、杜仲、巴戟天、陈皮各二两

【制法、用法】 上药用好绍酒四十斤，浸七日可饮，每饭间饮数杯，不可间断。

【主治】 补虚。

85．五补丸

【方源】 《丹溪心法》卷三

【组成】 枸杞、锁阳各半两，续断、蛇床(微炒)各一两，两头尖二钱半

【制法、用法】 上为末，糊为丸。每服三十丸，淡盐汤送下。

【主治】 补损。

86. 固本酒

【方源】 《丹溪心法附余》卷二十四

【组成】 生地黄(怀庆新肥者,竹刀切)、麦门冬(用淡酒浸二日,去心膜皮)、熟地黄(怀庆肥者,竹刀切)、天门冬(用淡酒浸二日,去心膜皮)各一斤半,辽人参(去芦头)、川牛膝(去芦,酒浸)各四两,甘州枸杞二两,川黄柏(去粗皮,锉,酒炒褐色)三两,广木香、缩砂仁各半两

【制法、用法】 上药一料分作十剂,绢袋盛之。每剂用糯米一斗,挤醇酒纳瓦罐坛中,再纳药于内,煮熟,窖久用之。每次冷饮一二杯或三五杯。

【主治】 补益,驻容颜。

五、 其他虚证方

1. 益寿固真丹

【方源】 《东医宝鉴·杂病篇》卷四

【组成】 菟丝子(酒浸,煮,焙,捣作末)三两,熟地黄(酒蒸,下筛)、生干地黄(酒浸,焙)、磁石(火煅,醋淬九次,研,水飞)、何首乌(泔浸一宿,切作片)、黑豆汁(拌蒸,晒干)、肉苁蓉(酒浸,去鳞甲,蒸,取肉)各二两,天门冬(去心)、麦门冬(去心)、山药(微炒)、当归(酒洗,焙)、白茯苓(水飞)、泽泻(酒蒸)、牡丹皮各一两半,人参、芡仁、山茱萸(酒浸,取肉)、石斛(酒洗,焙)、覆盆子(酒洗,焙)、枸杞子(酒洗,焙)、五味子(酒洗,焙)、蛇床子(炒,按去皮)、杜仲(去皮,锉,姜汁炒去丝)、巴戟天(盐水煮,去骨)、鹿茸(燎去毛)、韭子(炒)、赤石脂(水飞)、益智(去皮,盐水煮一沸)、莲花蕊、破故纸(炒)、柏子仁(去皮)、青盐、天雄(童尿浸三日,炮,去皮脐)、阳起石(火煅)各一两,腽肭脐(酥炙黄色)一部(无则以黄狗阴茎三个或五个,酥炙黄色代用)

【制法、用法】 上药不犯铁,捣为细末,糯米粉和清酒煮糊为丸,如梧桐子大。每服二三钱,空心盐汤、温酒或米饮送下。中年人最宜常服。

【主治】 填精补血,益气养神,返老还童,延年益寿。

2. 却老乌须健阳丹

【方源】 《医部全录》卷三三一引《体仁汇编》

【组成】 赤茯苓(牛乳拌)、白茯苓(人乳拌,各浸一宿,晒干)、白首乌(竹刀去皮,打碎)、赤首乌(制同上)各一斤,牛膝(同何首乌用黑豆五升砂锅内蒸三次)、枸杞(酒浸洗,晒干)、当归(酒浸一宿)、茯神、菟丝子(酒浸三日,晒干)各半斤,破故纸(炒黄)五两

【制法、用法】 上药各不犯铁器,为末,炼蜜为丸如弹子大。日进三丸:早一丸,空心酒送下;午后一丸,姜汤送下;临睡一丸,盐汤送下,初服三日,小便杂色,是去五脏杂病;二七日唇红,口生津液,再不夜起;四七日身体轻健,两乳红润,至一月后,鼻头辛酸,诸风百病皆出,四十九日,目视光明,两手火热,精通,

白发反黑，齿落更生，阳事强健，丹田如火，行走如飞，气力倍加。

【主治】 健身体，去诸风。

3. 苁蓉丸

【方源】 《御药院方》卷六

【组成】 苁蓉(酒浸，焙干)二两，楮实子、枸杞子、地肤子、金毛狗脊(去毛)、五味子、覆盆子、菟丝子、干山药、补骨脂(微炒)、远志(去心)、石菖蒲、草薢、杜仲(去粗皮，锉，炒)、熟干地黄、石斛(去根)、白茯苓(去皮)、牛膝(酒浸，焙)、泽泻、柏子仁(微炒，别研)、山茱萸(酒浸，取肉)各一两

【制法、用法】 上为细末，酒面糊为丸，如梧桐子大。每服六七十丸，食前温酒送下，一日一二次。

【主治】 壮元气，养精神

4. 三一肾气丸

【方源】 《丹溪心法附余》卷十九

【组成】 熟地黄、生地黄、山药(俱怀庆者)、山茱萸肉各四两，牡丹皮、赤白茯苓、泽泻、琐阳、龟板各三两，牛膝(川者)、枸杞子(甘州者)、人参(辽)、麦门冬、天门冬各二两，知母、黄柏、五味子(辽)、肉桂各一两

【制法、用法】 上为细末，炼蜜为丸，如梧桐子大。每服五十丸，渐加至六七十丸，空心淡盐汤送下，或温酒送下。

【主治】 身体衰弱，四肢无力，气血虚损，精髓不足。

5. 三才葆真丸

【方源】 《蕙怡堂经验方》

【组成】 背阴草(即豨莶草，用老酒白蜜拌匀之，九蒸九阴干，取净末)、白蒺藜(去刺，童便浸三日，清水淘清，阴干，如法三次，阴干取末)各一斤，天冬、熟地黄、人参各八两，黄芪、茯神、枣仁、枸杞、牛膝、杜仲、续断、五加皮、山药、山萸、白术、菟丝子、沉香、朱砂、南星、沙苑、半夏、鹿茸、虎胫各四两，乳香、没药、黄芩、山楂、龙骨、地龙、土鳖、甜瓜子、骨碎补、肉桂、附子、炙甘草各二两

【制法、用法】 上为末，炼蜜为丸，如梧桐子大。老酒、盐汤任下。

【主治】 五痨七伤，左瘫右痪。

6. 枸杞丸

【方源】 《圣济总录》卷一八七

【组成】 枸杞子十两，甘菊花四两，桂(去粗皮)一两半，白茯苓(去黑皮)、茯神(去木)、熟干地黄各一两

【制法、用法】 上为细末，炼蜜五两，入薄荷汁半盏，同熬得所为丸，如梧桐子大。每服二十丸，空心，食前温酒送下。

【主治】 补真气，壮丹田，悦颜色，充肌肤。

7. 枸杞丸

【方源】 《医方类聚》卷一九七引《经验秘方》

【组成】 枸杞一斤(用青盐二两,芝麻二两,小茴香二两,川椒二两同炒,候枸杞微黄,去余药不用),熟干地黄(酒蒸,焙干)、白茯苓、白术、甘菊花各三两

【制法、用法】 上为细末,炼蜜为丸,如梧桐子大。每服四五十丸,空心温酒送下,干物压之。

【主治】 活血驻颜,暖水脏。

8. 乌须固齿方

【方源】 《墨宝斋集验方》卷上

【组成】 没石子(阴阳各一两,醋煮,晒干)二两,枸杞子(炒)一两,青盐(放在荔枝壳内,外用纸包过,又用黄泥封固,火炼红为度)一两,旱莲草(酒洗净,用炼过青盐一两二钱,腌二日,再用原洗酒浸,晒干)四两,当归(酒洗,去尾)、破故纸(用青盐水炒)、地骨皮(炒)、牛膝(酒洗,炒)、熟地黄、菟丝子(酒煮,晒干)、北细辛(去芦)各一两

【制法、用法】 上为细末。用时擦牙,水咽下。

【主治】 乌须。

9. 乌须固齿擦牙散

【方源】 《墨宝斋集验方》卷上

【组成】 白茯苓(坚白大者)、怀熟地(九蒸九晒)各四两,赤、白何首乌(酒浸蒸晒)各一两,地骨皮二两五钱,川椒七钱,细辛(辽地者佳)一两八钱,破故纸三两,蒺藜二两三钱,没石子雌雄各一两,青盐(另研为末,再和入药)一两五钱,枸杞子(甘州者佳)二两五钱,旱莲草四两

【制法、用法】 上为细末,用瓷罐盛贮。每清晨擦牙,用滚白水咽下;将口内擦药,捻须鬓。

【主治】 乌须固齿。

10. 长生不老丹

【方源】 《普济方》卷二二三

【组成】 苍术(四两酒浸,四两醋浸,四两盐汤浸,四两米泔水浸)一斤,莲肉(用猪肚一个,入莲肉煮,去肚不用)一斤,五味子、茯苓、枸杞子、熟地黄各四两

【制法、用法】 上为细末,酒为丸,如梧桐子大。每服三五十丸,酒或盐汤送下。

【主治】 补益,轻身延年。

11. 枸杞汤

【方源】 《圣济总录》卷九十二

【组成】 枸杞、黄芪(锉,炒)、附子(炮裂,去皮脐)各二两,芎䓖、人参、芍

药、茯神(去木)、甘草(炙，锉)、羌活(去芦头)、肉桂(去粗皮)各一两，防风(去叉)三分，半夏(汤洗去滑)一两半

【制法、用法】 上锉，如麻豆大。每服五钱匕，用水一盏半，加生姜五片，煎取八分，去滓温服。

【主治】 肉极虚羸，寒气所加，体重怠堕，四肢不举，肢节疼痛，饮食减少，坐卧不安。

12. 枸杞煎

【方源】 《千金》卷十二

【组成】 枸杞子一升(九月采)

【制法、用法】 上以清酒六升，煮五沸，出取研之熟，滤取汁，令其子极净，晒子令干，捣为末，和前汁微火煎，令可丸。每服二方寸匕，一日二次，加至三匕，酒调下。亦可丸服，每服五十丸。

【主治】 补虚羸，久服轻身不老。

13. 草灵丹

【方源】 《普济方》卷二一九引《德生堂方》

【组成】 川乌一两，甘草三两，人参、白豆蔻各一两，苍术二两，白术、破故纸各一两，茴香(盐炒)三两，柏子仁(另研)、茯苓、熟地黄各一两，沉香半两，川椒(净)四两，枸杞三两

【制法、用法】 上为细末，酒为丸，如梧桐子大。每服五十丸，空心温酒或盐汤送下。

【主治】 壮元阳，补真气，和胃，明眼目。

14. 保真丸

【方源】 《杨氏家藏方》卷九

【组成】 肉苁蓉(酒浸一宿，切，焙)、菟丝子(酒浸一宿，焙)、茴香、川楝子肉(炒)、威灵仙(去土净，锉)、菖蒲(九节者，锉)、五味子、破故纸(炒香)、葫芦巴(炒)、苍术(米泔浸一日，焙干)、白龙骨(生)、独活、木香各二两，牛膝(酒浸一宿，焙)、覆盆子(拣净者)、天仙子(炒香)、杜仲(去粗皮，切细，微炒去丝)、熟干地黄(洗，焙)、白姜(炮)、枸杞子、川椒(炒去汗)、草薢、赤石脂、巴戟天(去心秤)、青盐(研，和药)、麝香(别研)各一两

【制法、用法】 上为细末，将别研者再同研匀，用好酒煮面糊为丸，如梧桐子大。每服五七十丸，空心、食前温酒或盐汤送下。

【主治】 补虚羸，接真气，充实骨髓，益寿延年。

15. 乌须固齿补肾方

【方源】 《医学入门》卷七

【组成】 当归、川芎、熟地黄、白芍药、香附米、甘枸杞、川牛膝、荆芥、青盐各三两

【制法、用法】 上为细末，用糯米饭一升半，拌匀阴干，竹筒固济，置杂柴火烧成炭存性，研细，铅盒贮之。每早擦牙二次，药与水咽下。

【主治】 乌须，固齿，补肾。

16. 祛老乌须健阳丹

【方源】 《同寿录》卷一

【组成】 赤、白何首乌(米泔水浸，竹刀刮去皮，切碎)各一斤，牛膝(用何首乌、黑豆五升砂锅内蒸三次)、茯神(乳拌)各半斤，茯苓(赤一斤，牛乳浸一宿，白一斤，乳汁浸一宿)赤白各一斤，枸杞子(酒浸，洗，晒干)、当归(酒浸一宿，晒干)各半斤，破故纸(炒黄)五两，菟丝子(酒浸一宿，晒干)半斤

【制法、用法】 上为细末，炼蜜为丸，如梧桐子大。每服五十丸，空心酒送下，午时姜汤送下，晚上盐汤送下，一日三次；或俱用酒下亦可。

【主治】 健身体，去诸风，明眼目，乌须发，倍气力。

17. 神仙煎

【方源】 《鸡峰普济方》卷二十五

【组成】 茯苓、枸杞子、菊花、生地黄、杏仁各四两

【制法、用法】 上为细末，酒蜜面糊为丸，如梧桐子大。每服三十丸，空心以温酒、米饮任下。

【主治】 乌髭。

18. 神仙不老丹

【方源】 《医方类聚》卷一五三引《经验秘方》

【组成】 莲子(酒浸三日，炒干)一斤、白茯苓(去皮)半斤、藕节(洗净，晒干)一斤半、枸杞子半斤、干熟地黄四两、九节菖蒲四两

【制法、用法】 上为细末，酒糊为丸，如梧桐子大，每服五十丸，空心好酒或白汤送下，每日三次。

【主治】 令耐老无病，髭须如漆，颜色若童。

19. 神仙紫霞杯

【方源】 《遵生八笺》卷十七

【组成】 硫黄八两、雄黄五钱、乳香三钱、没药三钱、辰砂五钱、血竭二钱、沉香二钱、麝香三钱、檀香三钱、降香一两、牙香二两、茅香一两、人参、附子、川乌、川芎、当归、肉桂、破故纸、肉苁蓉、黄精、白芷、枸杞、芍药

【制法、用法】 上㕮咀，先用油一斤浸诸药三二日，次将药熬煎至焦黑色，滤去滓；再复油锅化溶硫黄，倾出上面清油，却将锅底硫黄倾入水盆内，洗去泥土砂石，仍将原油化硫黄，周而复始三次，又倾出上面油，存黄，另倾出称，每一两硫黄，用铜勺化开，入前麝香末三分，搅匀；先以小酒杯一个，用纸封口紧，中开一孔，将化开硫黄药倾入酒杯内，一荡，做酒杯一只，如此倾做数个(做法如浇响糖相似)，令定。酌酒用。

【主治】　令百病消，身体健，返老还童。

20．神仙巨胜子丸

【方源】　《普济方》卷二二三引《德生堂方》

【组成】　生地黄、熟地黄、何首乌各四两，巨胜子（九蒸九晒）二两，人参、肉苁蓉（酒浸）、牛膝（酒浸）、菟丝子（酒浸）、天门冬（去心，酒浸）、破故纸（酒浸，炒）、巴戟（去心，酒浸）、干山药、五味子、楮实（炙）、覆盆子（净）、鹿茸（嫩红色者，生用）、柏子仁（去壳，另研）、酸枣仁（去壳，另研）、白茯苓、西枸杞各一两，核桃（去壳取仁，另研烂后，入药内再研匀）十枚

【制法、用法】　上为细末，用枣一斤，去皮核煮熟研烂，与药末和匀为丸，如梧桐子大。每服五七十丸，空心以温酒或盐汤送下，服后干物压之，丸数任意加减。

【主治】　滋血气，壮元阳，鬒发返黑，安魂定魄，改易容颜，通神仙，延寿命，生骨髓，扶虚弱，展筋骨，润肌肤，补益丹田，接养真气，活血荣颜，百病永除，根本坚固，水火既济，常服身体轻健，气力倍加，行走如飞。

21．仙方羊肉丹

【方源】　《医方类聚》卷一五三引《经验秘方》

【组成】　肉苁蓉（酒洗）、枸杞、山药各四两，生干地黄、熟干地黄、远志、石菖蒲、破故纸（盐炒）、干木瓜、牛膝（酒浸）各一两，木香、五味子、覆盆子、沉香、茴香（盐炒）各一两，韭子（同）、龙骨各五钱，鹿茸（酥炙）三两，麝香一钱

【制法、用法】　上以羊肾驱肉一斤，去筋膜，银器中用无灰酒入葱白一握，陈皮一两、青盐半两、川椒（去目并合口者）半两，慢火煮肉极烂，去葱白、陈皮不用，研极烂，和前药为丸，以朱砂为衣。每服丸数不以多少，空心酒、汤任下。

【主治】　升降阴阳，生气血，通经络，壮元阳，补脏腑，久服明目益肾，润颜色，阳事不倦，老来行步如飞，髭须不白。

22．巴戟天丸

【方源】　《圣济总录》（人卫本）卷一八七

【组成】　巴戟天（去心）二两、熟干地黄（焙）一两半、枸杞子一两、附子（炮裂，去皮脐）半两、甘菊花（择）二两、蜀椒（去目及闭口者，炒出汗）一两

【制法、用法】　上为细末，炼蜜为丸，如梧桐子大。每服十五丸，空心、食前温酒或盐汤送下。

【主治】　益真气，长肌肉，悦颜色，美食明目。

23．玄牝太极丸

【方源】　《医学入门》卷七

【组成】　苍术（用米泔、盐水、酒、醋各浸炒一两）四两，当归、熟地各三两，川芎一两，葫芦巴、芍药各一两二钱，磁石一两三钱，黄柏（用盐浸）、知母（水炒）、五味子、巴戟天、白术各一两半，枸杞、破故纸、小茴香、白茯（盐酒蒸）各二两半，木瓜（用牛膝水浸）、杜仲、肉苁蓉各二两，没药、阳起石（用黄芩水浸，装入羊角

内，以泥封固，火煅青烟起，取出以指研，对日不坠为度，如坠复煅)各一两

【制法、用法】 上为末，择壬子庚申旺日，用六十个鸡子。打开一孔，去内试干，以末入内，用纸糊住，令鸡抱子出为度，取药，炼蜜为丸，如梧桐子大。每服八十一丸，空心盐汤送下。

【主治】 久饮神清气爽，长颜色，填骨髓，倍进饮食，和平脏腑，精浓能施，主子。

24. 加减仙茅丸

【方源】 《御药院方》卷六

【组成】 仙茅二斤(米泔浸五日，去赤水，用铜刀子去皮，用铜刀锉碎，夏月只浸三日，阴干，不见日，干称一斤)、苍术二斤(米泔浸五日，或二日亦得，去皮，焙干，秤一斤)、白茯苓(去皮)八两、车前子十二两、茴香(炒香)八两、枸杞子一斤、生干地黄(焙干)四两、熟地黄(焙干)四两、柏子仁(微炒黄，捣)八两

【制法、用法】 上为细末，酒煮面糊为丸，如梧桐子大。每服五六十丸，空心食前温酒下，日二服，渐加至七八十丸。

【主治】 强筋骨，益精神，明目，黑须鬓。

25. 还少乳乌丸

【方源】 《摄生众妙方》卷二

【组成】 何首乌(先用柳甑砂锅，黑豆、红枣相间蒸熟，晒干如半斤，用人乳浸过，晒干，再浸，再晒，一斤制成约有半斤方可入药用)二两，枸杞子、牛膝(酒浸)、茯苓、黄精、甘桑椹、天门冬(去心)、麦门冬(去心)各一两，生地黄(酒浸，晒干)四两，熟地黄(酒浸)一两

【制法、用法】 上各味俱不犯铁器，共为细末，炼蜜为丸，如梧桐子大。每服一百丸，温水或盐汤送下，一日三次。

【主治】 中老年人精血亏虚，津液不足，须发早白，精神衰减，形体消瘦，肌肤枯燥。

26. 还真二七丹

【方源】 《医统》卷八十四

【组成】 何首乌(忌铁器)、黑椹子、生地黄、旱莲草(以上四味俱用鲜者，以石臼内捣)各取汁半斤、鹿角胶、生姜汁、白蜜各半斤，黄精(九蒸九晒)、人参、白茯苓、小茴香、枸杞子、鹿角霜各四两，秦椒一两(共为末)

【制法、用法】 上除蜜另炼外，以诸汁熬，将成膏方入蜜搅匀，然后下人参等六味末药，又和匀，以新瓷瓶收贮。随时以温热酒调下二三匙，夏月以白汤调。

【主治】 壮颜容，健筋骨，添精补髓，乌须黑发。

27. 旱莲丸

【方源】 《万病回春》卷五

【组成】 旱莲汁(用汁，晒)半斤、生姜(二斤，取汁，晒)半斤、生地黄(二斤，

酒泡，取汁，晒)半斤、细辛一两、破故纸(炒)一斤、杜仲(炒)半斤、五加皮(酒浸)半斤、赤茯苓(去皮，切，乳汁浸)半斤、枸杞子四两、川芎四两、没药二两

【制法、用法】　上为细末，核桃仁半斤去皮，枣肉为丸，如梧桐子大。每服五十丸，黄酒送下。

【主治】　乌须发。

28. 山芋四倍丸

【方源】　《圣济总录》卷一八五

【组成】　山芋半两、枸杞子一两、甘菊花二两、熟干地黄(焙)四两

【制法、用法】　上四味，捣罗为末，炼蜜为丸，如梧桐子大。每服三十丸，空心、食前盐汤送下；温酒亦得。

【主治】　平补，除风痰，益年寿。

29. 卫生膏

【方源】　《惠直堂方》卷一

【组成】　人参、枸杞、牛膝、天冬(去心)、麦冬(去心)各一斤，黄芪(蜜炙)、生地黄(九蒸九晒)各二斤，龙眼肉一斤，五味子十二两(俱各熬成膏)，鹿角胶一斤，虎骨胶、龟胶各八两，炼蜜二斤，梨胶、霞天胶各一斤

【制法、用法】　诸胶俱贮瓷瓶内，熔化搅匀。每服三钱，早、晚开水或无灰酒化下。或半料，或四分之一，俱可愈病，至重者不过一料全愈。

【主治】　五劳七伤及一切远年痼疾。

30. 鱼鳔丸

【方源】　《良朋汇集》卷二

【组成】　鱼鳔(剪碎，蛤粉炒)一斤，沙苑蒺藜(酒洗，炒)、全当归(酒洗，晒干)各四两，牛膝(酒洗)、枸杞(拣净)各三两

【制法、用法】　上为末，炼蜜为丸，三钱重。早、晚各一丸，黄酒送下。

【主治】　健身补益。

31. 参茸广嗣鱼鳔丸

【方源】　《全国中药成药处方集》(沈阳方)

【组成】　净鱼鳔(分四份，用牡蛎、蛤粉、麦麸各面炒成珠)一斤，鹿角胶、鹿角霜、生沙苑、蒺藜各四两，人参、麦冬、天冬、当归、泽泻、山茱萸、芡实、菖蒲、莲须、赤石脂、五味子、覆盆子、白茯苓、车前、白术、广木香、柏子仁、炒枣仁各一两，山药、石斛、巴戟天、川牛膝、川椒、生地黄、熟地黄、地骨皮、杜仲、远志、肉苁蓉、菟丝子、枸杞各二两

【制法、用法】　除二地捣骨外，余则共碾极细面，加炼蜜为丸，二钱重，每服一丸，空心白开水送下。

【主治】　身体虚弱，未老先衰，四肢无力，精神倦怠，饮食减少，面黄肌瘦，失眠盗汗，怔忡不安，恍惚健忘，腰酸腿软，生殖机能减退。

32. 如意大力丸

【方源】 《良朋汇集》卷五

【组成】 蒺藜(净末)半斤,当归(酒洗)二两,大生地(酒洗)、牛膝、木瓜、杜仲(盐水拌炒,去丝)、枸杞、骨碎补(去毛,盐水拌炒)、熊掌骨(酥炙)各一两,虎胫骨(酥炙)一两二钱,甜瓜子(微炒)一两,乳香(去油)、没药(去油)各五钱,黄柏(盐水炒)八钱,菟丝子(酒浸拌,蒸)、龟板(酥炙)、白茯苓(人乳泡)、知母(盐、水炒)、续断(酒洗)、大熟地各一两

【制法、用法】 上为细末,炼蜜为丸,每丸三钱重。每服一丸,空心滚白水送下。

【主治】 强壮气力,保命护身。

33. 神仙延寿酒

【方源】 《万病回春》卷四

【组成】 生地黄、熟地黄、天门冬(去心)、麦门冬(去心)、当归、牛膝(去芦,酒洗)、杜仲(去皮,酒和姜汁炒)、小茴(盐酒炒)、巴戟(水泡,去心)、枸杞子、肉苁蓉各二两,破故纸(炒)一两,木香五钱,砂仁一两,南芎、白芍(酒炒)各二两,石菖蒲、柏子仁各五钱,远志(甘草水泡,去心)一两

【制法、用法】 上锉,用绢袋盛药人坛内,用酒六十斤,煮三炷香为度,取出,埋土中三日夜,去火毒。每随量饮之。

【主治】 虚人有热者。

34. 地黄酒

【方源】 《惠直堂方》卷一

【组成】 熟地八两,枸杞、首乌(黑豆蒸)、米仁(炒)各四两,当归三两,白檀香三钱(或沉香末一钱),龙眼肉三两

【制法、用法】 陈酒三十斤,浸七日可服。饮完,滓捣碎再浸,临卧温服,随量饮之。如一升之量,只可饮二合,不可过。

【主治】 虚证不睡。

35. 鹿髓煎丸

【方源】 《圣济总录》卷十四

【组成】 鹿髓五合,生天门冬汁三合(滤),生麦门冬汁三合(滤),清酒五合,牛髓五合(无牛髓,牛酥一升代),白蜜七合,枣膏五合,生地黄汁(上八味,先煎地黄、天门冬汁、清酒,五分减二分,次纳麦冬汁煎二十沸,次纳酥、髓、白蜜、枣膏,煎如稠糖,倾出银石器中,复于重汤上煮,搅如稠膏。即入后药末)一升,茯神(去木)、龙骨、人参各一两,枳壳(去瓤,麸炒)、细辛(去苗叶)、防风(去叉)、白术、石斛(会根)、肉桂(去粗皮)、芎䓖、黄芪(炙,锉)、五味子各三分,甘草(炙,锉)一两半,陈橘皮(汤浸,去白,焙)、厚朴(去粗皮,生姜汁炙)、山芋各半两,山茱萸(并子用)、柏子仁(炒)、枸杞子各三分,远志(去心)、黄连(去须)各半两,薏

苡仁(炒)、槟榔(锉)各三分

【制法、用法】 上三十一味，除八味为煎外，捣罗为末，入在煎中，和捣令匀为丸，如梧桐子大。每服二十丸，加至三十丸，温酒送下，空心，日、午、夜卧服。

【主治】 久积风热，发即惊悸，气满不安，四肢虚弱，不生肌肉。

36. 滋阴降火丸

【方源】 《医学入门》卷七

【组成】 熟地黄二两，黄柏一两半，知母、枸杞子、莲肉、茯神、人参各一两

【制法、用法】 上为末，熟地捣膏和丸，如梧桐子大。每服百丸，空心白汤送下。

【主治】 滋阴降火。

第二节　脾胃肠病证

1. 益母汤

【方源】 《点点经》卷二

【组成】 苍术、杜仲、枸杞、羌活、茯苓、当归、陈皮、羊藿、川芎各一钱半，白术、姜炭各一钱，干葛三钱，甘草三分

【制法、用法】 松杉节、茄根为引。

【主治】 酒伤脾胃，四肢酸软作战，或筋搐痛。

2. 未央丸

【方源】 《御药院方》卷六

【组成】 巨胜子(九蒸九晒)、巴戟天(去心)、川椒(去目)、枸杞、甘菊花、菖蒲、人参(去芦头)各一两

【制法、用法】 上用金襕袈裟一具，东流水洗千遍，荷叶裹，用文武火烧稍干，好酒煮烂，入药为丸，如梧桐子大。每服六七十丸至百丸，空心温酒或米饮送下，日进二服。药一两，用膏末子一两。

【主治】 气血虚弱，肢体沉重，情思少乐，饮食减少；及肾气衰惫，腰腿沉重。

3. 归龙酒

【方源】 《仙拈集》卷三

【组成】 菊花、当归各半斤，枸杞一斤，龙眼肉三斤

【制法、用法】 火酒三十斤，南酒二十斤，泡二十一日。饮之。

【主治】 补脾养胃，祛风明目。

4. 八味加味汤

【方源】 《证因方论集要》卷三引汪蕴谷方

【组成】 熟地黄、茱萸肉、茯苓、山药、丹皮、附子、肉桂、泽泻、人参、黄

芪(炙)、白术(上炒)、菟丝子、枸杞

【制法、用法】 水煎服。

【主治】 厥阴虚寒，大虚之吐蛔。

5. 牛膝苁蓉丸

【方源】 《圣济总录》卷一八六

【组成】 牛膝(切，酒浸，焙)、肉苁蓉(酒浸三日，焙干)各二两，补骨脂(炒)、葫芦巴、茴香子(炒)、枸杞子、楝实、巴戟天(去心)、白附子(炮)、附子(炮裂，去皮脐)、青盐、羌活(去芦头)、独活(去芦头)、蜀椒(去目并合口者，炒出汗)、白蒺藜(炒)、黄芪(锉，炒)各一两

【制法、用法】 上为细末，分三处，将二处药用前浸牛膝、苁蓉酒煮面糊为丸，如梧桐子大。每服二十丸至三十丸，空心温盐酒送下。服一月，面上红，脐下暖，进酒食，减昏困为验。余药为散子。如伤冷腹痛，用羊肾或羊肉，上掺药一钱匕，青盐半钱匕，炙得香熟吃，以温酒下，如患小肠气及小便赤涩，每服一钱匕，入茴香子、青盐各少许，水一盏，煎至八分，空心、食前服。

【主治】 本脏虚冷腹痛，或小肠气及小便赤涩。

6. 枸杞子酒

【方源】 《医心方》卷十三引《极要方》

【组成】 枸杞子(干者，碎)五大升、生地黄(切)三大升、大麻子(碎)五大升

【制法、用法】 上于甑中蒸麻子使熟，放案上摊去热气，冷暖如人肌，纳地黄，枸杞子相和得所，入绢袋中，以无灰清酒二大斗浸之，春夏五日，秋冬七日，取服，任性多少，常使体中微有酒气。

【主治】 虚羸，黄瘦，不能食。

7. 养血固本汤

【方源】 《点点经》卷三

【组成】 当归、淮芪、山药各二钱，人参五分，白术、茯苓、枸杞、川芎、厚朴、熟地黄各一钱五分，陈皮一钱，甘草三分

【制法、用法】 生姜、大枣为引，水煎服。

【主治】 积疾年久，骨瘦如柴，发肌焦枯，脉大洪弦，腹痛不休，饮食减少。

8. 加味补中益气汤

【方源】 《便览》卷二

【组成】 人参、黄芪(蜜炙)、白术(炒)、杜仲(炒)、牛膝、白芍(炒)各一钱，甘草(炒)六分，当归(酒浸)八分，升麻三分，陈皮七分，柴胡五分，五味子九粒，黄柏(炒)一钱，枸杞子一钱

【制法、用法】 水煎，空心服。

【主治】 一切中气不足，脾胃弱，下元虚，腰膝软弱，夜有房劳。

9. 理脾和胃除湿膏

【方源】 《慈禧光绪医方选议》

【组成】 党参一钱五分、生于术一钱五分、茯苓三钱、薏米（生）三钱、莲肉三钱、炒谷芽二钱、陈皮一钱、香附（炙）一钱、当归（土炒）二钱、枸杞子二钱、白芍（炒）一钱五分、生地二钱

【制法、用法】 上药以水煎透，去滓，再熬浓汁，少兑炼蜜为膏，每服二钱，白开水冲下。

【主治】 理脾和胃。

10. 助胃膏

【方源】 《疮疡经验全书》卷十三

【组成】 奇良（敲碎）二十两、甘草（炙）二两、枸杞子（炒）四两、补骨脂（炒）三两、薏苡仁（炒）八两

【制法、用法】 先用大枣二斤，水三十碗，煎至水减一半，去大枣，加前药，文火熬浓，约存汁四钟，加饴糖十两，再熬数沸，盛瓷瓶中，坐冷水内一日。每次服三钱匕，一日服五六次，后饮人参汤，其效更速。

【主治】 脾胃虚弱，饮食少进，肌肤不泽。

11. 沉香石决丸

【方源】 《圣济总录》卷五十四

【组成】 沉香（锉）、石斛（去根）、人参、白茯苓（去黑皮）各一两，菟丝子（酒浸一宿，别捣末）三分，山芋、麦门冬（去、心，焙）各一两，肉苁蓉（酒浸，切作片子，焙）半两，五味子三分熟，干地黄（焙）一两，百合、陈橘皮（汤浸，去白，焙）、枸杞子（焙）各三分，黄芪（微炙，锉）、巴戟天（去心）各半两，柏子仁（别研）三分，牛膝（酒浸，切，焙）一两

【制法、用法】 上为末，酒糊为丸，如梧桐子大。每服十五丸至二十丸，空心、食前以温米饮送下；温酒送下亦得。

【主治】 三焦虚痞，心胸刺痛。

12. 清心滋肾汤

【方源】 《医学正印》

【组成】 当归（酒洗）一钱、白芍（酒炒）八分、橘红一钱、白术一钱、茯苓八分、远志肉（甘草汤制）六分、酸枣仁（炒，研末）一钱、麦冬（去心）一钱二分、元参一钱、枸杞子（研碎）一钱三分、杜仲（盐酒炒）一钱二分

【制法、用法】 水二钟，煎八分，空心、临卧间服。

【主治】 形貌消瘦，神思困倦，口碎，小便黄赤。

13. 大营煎

【方源】 《会约》卷八

【组成】 当归二三钱、熟地三钱、枸杞二钱、炙草一钱、杜仲一钱半、牛膝（酒

蒸)一钱半、肉桂一二钱、肉苁蓉(酒洗)三钱

【制法、用法】 水煎服。

【主治】 阴虚无火、血燥，噎膈便结。

14. 山精丸

【方源】 《摄生众妙方》卷四

【组成】 苍术(先用米泔浸三日，竹刀刮去粗皮，阴干用)二斤、桑根子(取汁去滓，将苍术浸入汁内令透，取出晒干，如是者九次，用木杵捣为细末)一斗许、枸杞子一斤、地骨皮一斤

【制法、用法】 上为细末，与苍术一并细捣，滤过和匀，炼蜜为丸，如弹子大。每服一丸或二丸，白沸汤送下。

【主治】 健脾去湿，息火消痰。

15. 五加酒

【方源】 《医心方》卷六引《删繁方》

【组成】 五加皮二升、枸杞皮二升、干地黄八两、丹参八两、杜仲一斤、干姜四两、附子三两、钟乳床一斤

【制法、用法】 上㕮咀，清酒二斗，渍之三宿。一服七合，一日二次。

【主治】 寒气伤胃之肉虚，坐不平席，好动。

16. 参术健脾丸

【方源】 《万病回春》卷三

【组成】 苍术八两(二两盐水浸，二两米泔浸，二两醋浸，二两葱白炒)，人参、白术(去芦)、白茯苓(去皮)、干山药(炒)、破故纸(酒炒)、枸杞子(去梗)、菟丝子(酒制，焙)、莲肉(去心)各二两，川楝子(取肉)、五味子、川牛膝(去芦)各一两半，川椒(去目，炒)、小茴香(盐炒)、陈皮、木香(不见火)、远志(甘草水泡，去心)各五钱

【制法、用法】 上为细末，酒糊为丸，如梧桐子大。每服八十丸，空心盐汤送下，以干物压之。

【主治】 脐腹冷痛，泄泻年久不止。

17. 西川罗赤脚仙还少丹

【方源】 《洪氏集验方》卷一引陈晦叔方

【组成】 干山药、牛膝(酒浸一宿，焙干)各一两半，山茱萸、白茯苓(去皮)、五味子、肉苁蓉(酒浸一宿，焙干)、石菖蒲、巴戟天(去心)、远志(去心)、杜仲(去粗皮，用生姜汁并酒合和，涂炙令熟)、楮实、舶上茴香各一两，枸杞子、熟干地黄各半两

【制法、用法】 上为末，炼蜜入枣肉为丸，如梧桐子大。每服三十丸，空心以温酒、盐汤送下，一日三次。至五日觉有力，十日精神爽健，半月气力稍盛，二十日目明，一月夜思饮食，冬月手足常暖，久服无毒。

【主治】　①《洪氏集验方》引陈晦叔方：一切虚损，神志俱耗，精力不爽，腰脚沉重，肢体倦息，气血羸乏，小便浑浊，子宫久冷。②《杨氏家藏方》：脾胃怯弱，心忪恍惚，精神昏愦，气血凝滞，饮食无味，肌瘦体倦，目暗耳聋。

18. 当归膏

【方源】　《医统》卷四十六

【组成】　当归(酒洗)一斤四两、芍药(微炒)八两、生地黄(酒洗)半斤、薏仁(糯米炒，去粉)一斤、茯苓六两、白术(泻者，黄土微炒)十两、莲肉(去心)半斤、山药(炒)八两、陈皮四两、人参(脉微者，焙之)三两、甘草(半炙半生)一两、枸杞子四两

【制法、用法】　上咀净称，用水二十斤，文武火熬成膏，加熟蜜于内，冬用四两，春用五两，夏秋用六两，依法再熬。

【主治】　脾胃虚弱。

19. 延真膏

【方源】　《李氏医鉴》卷四

【组成】　人参四两，白术、白茯、山药、枸杞、莲肉各二两，何首乌(用竹刀刮去皮)三两，山萸肉二两半，肉苁蓉五两，当归二两半(上药俱为末)、生地黄、熟地黄、天冬、麦冬各六两(俱用水浸一宿)，远志肉(去心)二两(甘草汁浸一夜，以上共捣如泥，取汁)

【制法、用法】　上药末、药汁，加白蜜一斤半，和匀入坛内，以箬皮封固，入锅内，水煮一宿成膏。每服半酒钟。

【主治】　噎膈，翻胃。

20. 滋阴百补丸

【方源】　《活人书》卷三

【组成】　熟地黄五两，杜仲、牛膝、枸杞子各三两，当归、茯苓、山萸肉、鹿角胶各二两五钱，人参、黄芪、白术、白芍、肉苁蓉、龟板胶各二两，锁阳、知母、黄柏各一两五钱，肉桂一两

【制法、用法】　共研细末，炼蜜为丸。每服四五钱，早晨空心白汤吞服。

【主治】　脏腑不和、营卫不调、精神不足、气血不充，以致形衰色萎、骨软筋枯、腰膝酸痛，步力艰难、饮食减少、嗜卧懒言、皮寒内热、精寒阳痿。

21. 福幼理中丸

【方源】　《全国中药成药处方集》(天津方)

【组成】　人参(去芦)二两，枣仁、枸杞各一两，熟地黄二两，干姜、白术(麸炒)、生黄芪各一两，当归、山萸肉(酒制)各五钱，破故纸(盐炒)一两，核桃仁五钱，生白芍一两，肉桂(去粗皮)五钱

【制法、用法】　上为细粉，炼蜜为丸，一钱重。每斤丸药用朱砂面三钱上衣，蜡皮或蜡纸筒封固。次服一丸，周岁以内酌减，白开水化服。

【主治】 脾虚气弱，呕吐久泄，面色萎黄，身体消瘦，精神不振，食欲缺乏。

22. 化痰延寿丹

【方源】 《儒门事亲》卷十五

【组成】 天麻半两、枸杞子二两半、白矾一两半(半生半熟)、半夏一两半(汤洗七次)、干生姜一两半、人参一两

【制法、用法】 上为细末，好糯酒拌匀如砂糖，用蒸饼剂蒸熟，去皮，捣为丸；如干，入酒三点为丸，如小豆大。每服三五十丸，生姜汤送下。

【主治】 ①《儒门事亲》：咳嗽痰涎。②《卫生宝鉴》：劳风心脾壅滞，痰涎盛多，喉中不利，涕唾稠黏，喳塞吐逆，不思饮食，或时昏愦。③《普济方》：酒痰食积，一切积气。

第三节　肢体经络病证

1. 健步虎潜丸

【方源】 《全国中药成药处方集》(天津方)

【组成】 人参(去芦)十两，生黄芪、破故纸(盐炒)各二斤八两，枸杞子五斤，生白芍、龟板(醋制)各二斤八两，怀牛膝五斤，熟地黄、独活各二斤八两，制附子十两，秦艽二斤八两，木瓜五斤，黄柏、知母、当归各二斤八两，炒枣仁、菖蒲各二斤，制虎骨三斤十二两，菟丝子、茯苓(去皮)、防风、锁阳各二斤八两，续断五斤，杜仲炭(盐炒)、羌活、远志肉(甘草水制)各二斤八两

【制法、用法】 上为细末，炼蜜为丸，三钱重，蜡皮或蜡纸筒封固。每服一丸，白开水送下。

【主治】 四肢疼痛，筋骨痿软，腰酸腿疼，肾囊寒湿。

2. 调元健步丸

【方源】 《景岳全书》卷五十四

【组成】 当归(酒洗)、川黄柏(盐酒炒)、枸杞各二两，牛膝(盐酒浸)三两，白芍药(微炒)、白茯苓、白术(炒)、苍术、陈皮各一两，炙甘草三钱，木瓜、五加皮各八钱，川续断七钱，泽泻、防己各五钱

【制法、用法】 炼蜜为丸，如梧桐子大。每服七八十丸或百丸，空心盐汤送下。

【主治】 阴虚血少，湿热兼行，足履无力。

3. 牛黄天麻散

【方源】 《圣济总录》卷五

【组成】 牛黄(研)一两、天麻一两、天雄(生)三分、枸杞子三分、人参一两、白附子一两、干姜(生)半两、羌活(去芦头)一两

【制法、用法】 上为散。每服一钱匕，食前温酒调下，一日三次。

【主治】 肾中风。腰脊疼强，不得俯仰，言语謇涩，志意不定。

4. 石南丸

【方源】 《圣济总录》卷八十一

【组成】 石南、白术、牛膝（三味酒同浸一宿，焙干）、防风（去叉）、天麻、枸杞、黄芪（锉）各二两，肉桂（去粗皮）、鹿茸（酥炙，去毛）各一两半

【制法、用法】 上为末。用木瓜一枚（去皮瓤），炊令烂熟，捣作膏，和药末，更用面糊少许同为丸，如梧桐子大。每服三十丸至五十丸，空心温酒送下；盐汤亦得。

【主治】 脚膝挛痹。

5. 三气饮

【方源】 《景岳全书》卷五十一

【组成】 当归、枸杞、杜仲各二钱，熟地黄三钱或五钱，牛膝、茯苓、芍药（酒炒）、肉桂各一钱，北细辛（或代以独活）、白芷、炙甘草各一钱，附子随宜一二钱

【制法、用法】 水二钟，加生姜三片，煎服。此饮亦可浸酒，大约每药一斤，可用烧酒六七升，浸十余日，徐徐服之。

【主治】 血气亏损，风寒湿三气乘虚内侵，筋骨历节痹痛之极，及痢后鹤膝风痛。

6. 无忧酒

【方源】 《解围元薮》卷四

【组成】 防风、牛膝、羌活、鳖甲（炙）、虎骨（炙）、松节、蚕沙、白术各二两，草薢、当归各三两，秦艽四两五钱，苍耳子、枸杞各四两，茄根皮八两，杜仲一两五钱，红花、藁本、香蛇各一两

【制法、用法】 酒浆一坛，入药四两煮熟，随量饮。

【主治】 湿痹，诸般肿痛。

7. 天麻汤

【方源】 《圣济总录》卷四十二

【组成】 天麻（酒炙）、附子（炮裂，去皮脐）各一两半，干蝎（去土，炒）、羌活（去芦头）、芎䓖、白附子（炮）、牛膝（去苗，酒浸，切，焙）、麻黄（去根节）、白花蛇（酒浸，去皮骨，炙焦）、枸杞、白芷、人参、草薢、海桐皮、防风（去叉）、肉桂（去粗皮）、酸枣仁（炒）、白蒺藜（炒）、当归（切，焙）、甘草（炙）各一两，乳香（研）一两半

【制法、用法】 上药除研者外，锉如麻豆大。每服五钱匕。水一盏半，加生姜三片，煎取八分，去滓温服。其煎药水，每用桃、柳、桑枝嫩者各一两（净洗细锉），甘菊叶半两（如无叶以花代），用水二升，煎取一升，去滓，若冬月，十日为一料，夏月，逐日修事服之。

【主治】 肝脏风毒气注手臂、头项、肩髃、腰足，筋脉拳急，攻刺疼痛，或四肢虚肿，头目眩晕，黑花昏暗，呕逆食减。

8. 干颓汤

【方源】 《医学衷中参西录》中册

【组成】 生黄芪五两，当归、甘枸杞果、净杭萸肉各一两，生滴乳香、生明没药各三钱，真鹿角胶(捣碎)六钱

【制法、用法】 先将黄芪煎十余沸，去滓，再将当归、枸杞、萸肉、乳香、没药入汤同煎十余沸，去滓；入鹿角胶末融化，取汤两大钟，分两次温饮下。

【主治】 肢体痿废，或偏枯，脉象极微细无力者。

9. 枸杞汤

【方源】 《圣济总录》卷四十一

【组成】 枸杞子、海桐皮(锉)、白芷、苦参、防风(去叉)、甘草(炙，锉)、麻黄(去根节，煎，撇去沫，焙)、牛膝(切，酒浸一宿，焙)各一两，肉桂(去粗皮)、酸枣仁各半两

【制法、用法】 上为粗末。每服三钱匕，水一盏，加生姜两片，同煎至七分，去滓温服，不拘时候。

【主治】 肝气攻注，遍身筋脉抽掣疼痛，四肢无力。

10. 枸杞子散

【方源】 《太平圣惠方》卷三

【组成】 枸杞子、薯蓣、牛膝(去苗)、天麻、草薢各一两，茯神、羚羊角屑、芎䓖、茵芋、防风(去芦头)、生干地黄各三分

【制法、用法】 上为散。每服三钱，以水一中盏，入生姜半分，煎至六分，去滓温服，不拘时候。

【主治】 肝中风，致筋脉舒缓，举脚不知高下，目多冷泪，肢节无力。

11. 覆盆子丸

【方源】 《太平圣惠方》卷三

【组成】 覆盆子一两，细辛、当归(锉，微炒)、决明子、芎䓖、五味子、人参(去芦头)、白茯苓、羌活、桂心、柏子仁、防风(去芦头)、甘菊花、枸杞子、车前子、甘草(炙微赤，锉)各半两

【制法、用法】 上为细末，炼蜜为丸，如梧桐子大。每服三十丸，粥饮送下，不拘时候。

【主治】 肝气不足，两目昏暗，热气冲上，泪出疼痛，两胁虚胀，筋脉不利。

12. 茯苓菊花浸酒

【方源】 《太平圣惠方》卷二十五

【组成】 白茯苓五两，甘菊花、山茱萸各二两，菟丝子(酒浸三日，晒干，别捣为末)三两，肉苁蓉(酒浸一宿，刮去皱皮)、栝楼根、防风(去芦头)、熟干地黄、天雄(炮裂，去皮脐)、牡丹各二两，人参(去芦头)、白术、牡蛎(为粉)各一两，黄芪二两，紫菀(洗，去苗)一两，菖蒲二两，石斛(去根)一两，柏子仁一升，杜仲(去粗

皮，炙微黄)二两，蛇床仁一两，远志(去心)、附子(炮裂，去皮脐)、干姜(炮裂)、赤芍药、牛膝(去苗)、草薢、狗脊、苍耳子各二两，虎胫骨(涂酥，炙微黄)、鼠粘子(微炒)、桔梗(去芦头)各一两，羌活、牛蒡根各二两，枸杞子半两，晚蚕沙(微炒)三两，续断二两

【制法、用法】 上锉细，和匀，每斤药以生绢袋盛，用酒二斗，于瓷瓮中浸，密封二七日，开封。每日平旦、午时、近晚，各温饮一盏，常令有酒容，不可过度。每取却一盏，即添一盏，如觉酒淡药力稍减，即取滓阴干，捣罗为末，炼蜜为丸，如梧桐子大。每服三十丸，空心以温酒送下。

【主治】 骨节酸痛，行步艰难，肩背伛偻，言语謇涩，口㖞面斜，中风失音，半身不遂。

13. 药酒黄

【方源】 《奇方类编》卷上

【组成】 生地黄、熟地黄、枸杞、木通、牛膝、川芎、薏苡仁、当归、金银花各二两，五加皮、苍术各一两，川乌、草乌各五钱，甘草、黄柏各五钱，松节四两

【制法、用法】 上药以好酒十六斤，煮三炷香，埋土内，退火气，早、中、晚三服之。

【主治】 半身不遂，日夜骨痛。

14. 度世丹

【方源】 《遵生八笺》卷十七

【组成】 枸杞子、甘菊花(去萼用)、远志(用头，捶破，取去心)、车前子、生地黄(用干者，去芦)、巴戟、覆盆子、白术、肉苁蓉(择有肉者，酒浸七日)、石菖蒲(细小九节者)、续断、菟丝子(酒浸七昼夜，晒干，炒令黄色为度)、牛膝(去芦，用酒浸七日)、细辛(去苗)、何首乌、地骨皮(去土)各等分

【制法、用法】 上为细末，炼蜜为丸，如梧桐子大。每服三十丸，空心温酒送下。

【主治】 瘫痪痛楚，久在床枕，或有恶疾，肢体不安，行步艰辛，饮食少进，或寤寐不安，或痛连筋骨。

15. 神龟滋阴丸

【方源】 《医学纲目》卷十七

【组成】 龟板(炙)四两、知母(酒炒)二两、锁阳(酒洗)一两、黄柏(炒赤)二两、枸杞子一两、五味子一两、干姜(炮)半两

【制法、用法】 上为末，清水为丸，如梧桐子大。每服七十丸，空心一辆盐汤送下。

【主治】 ①《医学纲目》：舌纵，口角流涎不止，口目㖞斜，手足痿软。②《杂病源流犀烛》：膏粱之人，湿热伤肾，脚膝痿弱。

16. 神效滋肾丸

【方源】 《嵩崖尊生》卷六

【组成】 龟板(炙)四两,知母、黄柏(酒炒)各二两,枸杞、五味子各一两,炮姜半两

【制法、用法】 上为丸。盐汤送下。

【主治】 舌纵流涎,手足软弱,属水亏者。

17. 除湿酒

【方源】 《中医正骨经验概述》

【组成】 虎胫骨、防己各三钱,独活二钱,云苓、杜仲、萆薢、晚蚕沙、松节各三钱,茄根、木瓜、苍耳子、枸杞子各四钱,秦艽三钱,桑枝五钱,牛膝一钱,狗脊、续断、伸筋草各三钱,豨莶草四钱,白酒五斤

【制法、用法】 虎胫骨酥炙为面,防己等十八味药共研粗末,再将虎胫骨面混入粗末中,用消毒纱布包好,用绳悬于酒中泡两周备用(冬季泡一个月)。内服,每次三至五钱,一日两次。

【主治】 风寒湿痹。

18. 史国公万病无忧药酒

【方源】 《万氏家抄方》卷一

【组成】 防风(去芦)、秦艽(去芦)各二两,当归、萆薢(酥炙)、羌活各三两、鳖甲、川牛膝(去芦)、虎胫骨(酥炙)、白术(去芦)、油松节(捶碎)各二两,杜仲(姜汁拌,炒去丝)、晚蚕沙(炒黄色)各三两,苍耳子(捶碎)四两,枸杞子(炒)五两,干茄根(饭上蒸熟)八两

【制法、用法】 上㕮咀,盛布袋中,入大坛内,下好酒三十五斤,封口,浸十四日满,将坛入锅,悬煮一时取起,入土内埋三日去火毒。每日清晨、午后各服五七钟。

【主治】 ①《万氏家抄方》:风疾,半身偏枯,手足拘挛,不堪行步。②《张氏医通》:风湿疼。

19. 仙酒

【方源】 《扶寿精方》

【组成】 天麻半斤,当归三两,枳壳二两,枸杞二升,牛蒡子半斤,牛蒡根一斤,天麻子一升,牛膝、秦艽、苍术(去皮,米泔浸,瓦器蒸熟)、羌活、防风、桔梗、晚蚕沙各二两

【制法、用法】 上为粗末。无灰酒二三斗,瓦罐浸七日,勿令面近酒,恐气触目有伤。每日空心,午、夜各温进一杯。

【主治】 手足拘挛,半身不遂。

20. 仙酒

【方源】 《医学入门》卷八

【组成】 苍术二两，枸杞、当归、川芎、白芍、陈皮、天麻各一两，晚蚕沙、五加皮、杜仲、枳壳、半夏、肉桂、防己、牛膝、桔梗、木瓜、白芷各五钱

【制法、用法】 酒浸服。

【主治】 虚寒筋骨酸痛，腰脚无力。

21. 仙传史国公浸酒

【方源】 《医统》卷十一

【组成】 当归、虎胫骨(酥油炙)、川羌活、川萆薢、防风各二两，秦艽四两，鳖甲(醋炙)一两，川牛膝(酒浸)、松节、晚蚕沙(炒)各二两，枸杞子五两，干茄根(饭上蒸熟)八两，苍耳子(炒，槌碎)四两(一方加白花蛇一条；一方加寻风藤二两)

【制法、用法】 上药用无灰酒一大坛，将绢袋盛药，悬于酒内密封固，候十四日后开坛取酒，取时不可面对坛口，恐药气冲人面目。每饮一盏，毋令药力断绝，饮尽病瘥。将药滓晒干为末，米糊丸梧桐子大。每服八十丸，空心温酒下。

【主治】 诸风五痹，左瘫右痪，口眼㖞斜，四肢疼痛，七十二般风，二十四般气。

22. 白石英酒

【方源】 《太平圣惠方》卷三十八

【组成】 白石英(上好者，捣研)五两、续断二两、薏苡仁五两、茵芋二两、牛膝(去苗)五两、防风(去芦头)二两、附子(炮裂，去皮脐)二两、石斛(去根，锉)三两、桂心二两、羌活二两、枸杞子二两、山茱萸一两、生干地黄半斤、白茯苓一两

【制法、用法】 上锉细，用生绢袋盛，以酒三斗密封，浸二七日。每于空心及晚食前暖服一小盏。

【主治】 风虚湿痹，筋脉拘挛，脚弱，不能行步。

23. 加味虎潜丸

【方源】 《张氏医通》卷十六

【组成】 虎潜丸去知母，加人参、黄芪、山枸杞各二两，五味子一两

【制法、用法】 每服三钱，淡盐汤送服。

【主治】 痿躄而厥。

24. 加味养生方

【方源】 《惠直堂经验方》卷二

【组成】 牛膝、枸杞、生地黄、杜仲、菊花、山萸肉、白芍各二两，五加皮、桑寄生各四两，龙眼肉八两，木瓜、归身各一两，桂枝三钱

【制法、用法】 火酒三十斤，浸七日服。

【主治】 手足麻木疼痛。

25. 加减大补元煎

【方源】 《医门八法》卷三

【组成】 党参、口芪(炙)各三钱，当归身(炒)、熟地黄各五钱，桂心(冲)、附

片(制)各一钱，羌活二钱，山萸肉(炒)三钱，乌梅肉三个，杜仲(炒)、枸杞(炒)各二钱

【制法、用法】 水煎服。

【主治】 虚寒腰痛，身痛。

26. 加味史国公药酒

【方源】 《活人方》卷六

【组成】 虎骨、乌梢蛇、白花蛇、晚蚕沙、白僵蚕、全蝎、清风藤、海风藤、油松节、白茄根、防风、汉防己、羌活、独活、桂枝、麻黄、川萆薢、明天麻、天南星、制半夏、威灵仙、广橘红、枳壳、制何首乌、枸杞子、生地黄、熟地黄、川芎、当归、牛膝、牡丹皮、五加皮、杜仲各等分，黄芪、白术二味加倍

【制法、用法】 上锉，贮绢囊，以滚酒冲入坛，泥固，外加厚纸密封，放窖处，过黄梅后开用。每、酒一茶杯，调入桑枝膏五七匙，不拘时温服。若早、晚空心各吞四妙丹一服，余时不必。

【主治】 肥人素有湿痰风痰，气虚不能导引，以致淫溢流注于经络关节之处，为疼痛，为酸麻，手足举动不利，行步痿躄难前，口眼㖞斜，涕唾纵横，言语謇涩，舌音不清，筋骨抑挛，难于运转。

27. 补阴丸

【方源】 《医学心悟》卷三

【组成】 熟地黄三两，丹皮、天冬、当归、枸杞子、牛膝、山药、女贞子、茯苓、龟板、杜仲、续断各一两二钱，人参、黄柏各五钱

【制法、用法】 石斛四两熬膏，和上药炼蜜为丸。每服三钱，早晨淡盐水送下。

【主治】 肾气热，腰软无力，恐成骨痿。

28. 萆薢酒

【方源】 《圣济总录》卷八十五

【组成】 萆薢、杜仲(去粗皮，炙)各三两，枸杞皮根(洗)五两

【制法、用法】 上锉细，用好酒五升，于净瓶内浸，密封，重汤煮二时许，取出候冷，旋暖饮之，常令微醉，不拘时候。

【主治】 风湿腰痛及湿痹不散。

29. 萆薢散

【方源】 《圣济总录》卷十

【组成】 萆薢、牛膝(酒浸，切，焙)、蒺藜子(炒，去角)、枸杞子、恶实(炒)、秦艽(去苗、土)、羌活(去芦头)、当归(切，焙)、肉桂(去粗皮)各等分

【制法、用法】 上为散。每服二钱匕，嚼少胡桃仁，热酒调下；痛极者，再服一服；痛止者，更可五服；骨痛者，饭后服；脚膝及腹内痛者，空心服。

【主治】 风，身体筋骨痛。

30. 晚蚕沙浸酒

【方源】　《太平圣惠方》卷六十九

【组成】　晚蚕沙一升，茄子根、牛膝(去苗)各二两，大麻子半升，牛蒡子(微炒)、防风(去芦头)各二两，羌活、秦艽、枸杞子、当归(锉，微炒)、桂心、虎胫骨(涂酥炙令黄)、海桐皮、鼠粘子各一两

【制法、用法】　上细锉，以生绢袋盛，用好酒二斗，浸经七日。每日温饮一小盏，不拘时候，常令酒气相接为佳。

【主治】　妇人中风偏枯，手足挛急，顽痹不遂。

31. 大通丸

【方源】　《普济方》卷三十二引《博济》

【组成】　金钗石斛、石斛、牛膝(酒浸)各一两，大附子(两个去皮脐)一两，干姜(炒)三分，豆蔻(去壳，面煨)、槟榔各四个，木香一分，菊花二两，硫黄一分，白花蛇(酒浸，去皮骨)、枸杞子(九蒸九晒，炒)各二两

【制法、用法】　上为细末，以酒煮糊为丸，如梧桐子大。每服二十丸，空心温酒下；妇人，当归酒下。如作散，温酒调下。如吃了转觉脑骨内疼甚者，乃药效力；如疼发过后，只管吃即永愈。

【主治】　①《普济方》引《博济》：丈夫肾脏风，上攻下注，脚膝疼痛生疮，及小便膀胱宿冷，滞气攻刺腹胁，并妇人血风攻注，腰膝拘挛。②《圣济总录》：风走注，身体疼痛，荣卫凝涩。

32. 大生脉汤

【方源】　《赤水玄珠》卷十一

【组成】　人参、麦冬、五味子、天冬、黄柏、川归、洋膝、红花、枸杞子、生地黄

【制法、用法】　水煎服。

【主治】　心热脉萎，胫纵不任地。

33. 无忧酒

【方源】　《解围元薮》卷四

【组成】　防风、牛膝、羌活、鳖甲(炙)、虎骨(炙)、松节、蚕沙、白术各二两，萆薢、当归各三两，秦艽四两五钱、苍耳子、枸杞各四两，茄根皮八两，杜仲一两五钱，红花、藁本、香蛇各一两

【制法、用法】　酒浆一坛，入药四两煮熟，随量饮。

【主治】　湿痹，诸般肿痛。

34. 五加皮酒

【方源】　《赤水玄珠》卷十一

【组成】　五加皮半斤、苍耳子六两、枸杞子四两、苡仁四两、生地黄二两、木香五钱

【制法、用法】　以好酒一大埕，将药用囊盛悬埕中，浸七日取出，焙干为末，炼

蜜为丸，如梧桐子大。每服八九十丸，空心酒送下；其酒听饮，但常使酒气频相接为妙。

【主治】 筋痿拘挛疼痛，不便屈伸。

35. 五味子酒

【方源】 《圣济总录》卷九

【组成】 五味子、防风(去叉)、枸杞子(用根白皮，锉)、牛膝、牡丹(去心)、肉苁蓉(切，炒)、黄芩(去黑心)、白术、丹参(去土苗，微炙)各一两，当归(切，焙)一两五，五加皮(锉)、泽泻、甘草(炙，锉)、枳壳(麸炒，去瓤)、肉桂(去粗皮)、厚朴(去粗皮，涂姜汁炙五遍)、知母(焙)、细辛(去须叶，轻炒)、白芷(炒)各一两

【制法、用法】 每服五合，空心、午时、夜卧温服。久服渐加至七合、一升，勿令醉吐。

【主治】 荣虚卫实，肌肉不仁，病名肉苛。

36. 五加皮浸酒

【方源】 《太平圣惠方》卷四十四

【组成】 五加皮、枳壳(麸炒微黄，去瓤)各二两半，独活、乌喙(炮裂，去皮脐)、干姜(炮裂)、石南各一两半，丹参、防风(去芦头)、白术、地骨皮、芎䓖、猪椒根各二两，熟干地黄、牛膝各三两，虎胫骨(涂酥炙令微黄)五两，枸杞子、秦艽各二两

【制法、用法】 上锉细，用生绢袋盛，以清酒二斗于瓷瓶中浸，密封七日开。每于食前暖一中盏服之。

【主治】 肾脏风湿气腰痛，痛连胫中，及骨髓疼痛。

37. 茄子根浸酒

【方源】 《太平圣惠方》卷二十五

【组成】 茄子根(洗令净，晒干)三斤，苍耳子(微炒，捣碎)、鼠粘子(微炒，捣碎)各一升、牛膝(去苗)、牛蒡根各一斤，防风(去芦头)三两，萆薢一两，桂心二两，羌活三两，秦艽(去苗)二两，附子(炮裂，去皮脐)一两，晚蚕沙半斤，败龟板二两，大麻子一升，虎胫骨(涂酥，炙微黄)二两，枸杞子(半蒸，半微炒)一升半

【制法、用法】 上锉细末，用生绢袋盛，以无灰酒五斗浸之，封闭勿令透气，经十日后开取，开时不得面向瓶口。每日空心服、午时、近夜各温饮一盏，常令醺醺为妙。

【主治】 风毒攻注，腰脚骨髓疼痛，皮肤冷痹，筋脉拘挛，屈伸不得。

38. 牛蒡浸酒

【方源】 《太平圣惠方》卷四十四

【组成】 牛蒡子(微炒)三两，茵芋三分，白茯苓一两半，杜若一两，石斛(微炒)、枸杞子、牛膝(去苗)、侧子(炮裂、去皮脐)各二两，干姜(炮裂)一两半，大豆

（炒熟）二合，川椒（去目及闭口者、微炒去汗）一两半，大麻子一合

【制法、用法】 上锉细末，以生绢袋盛，纳瓷瓶中，以好酒二斗浸，密封七日后开。每温饮一小盏，食前服之。

【主治】 风湿气，着于腰间疼痛，坐卧不安。脚膝寒痹，皮肤不仁，骨中疼痛，行履不得。

39. 地黄青娥汤

【方源】 《岳美中医案集》，名见《古今名方》

【组成】 熟地黄十二克、山茱萸六克、怀山药六克、建泽泻四点五克、粉丹皮四点五克、云茯苓四点五克、枸杞果六克、甘菊花三克、五味子四点五克、麦门冬四点五克、补骨脂三克、胡桃肉三克

【制法、用法】 水煎服。

【主治】 颤抖症，手颤动不休，平举更甚，腿痿软，头晕，视物模糊，大便溏泻，日行二至三次，舌红无苔，脉弦细。

40. 列节浸酒

【方源】 《太平圣惠方》卷二十五

【组成】 列节二两，防风（去芦头）、茵芋各一两，黄芪、羌活、桂心、海桐皮、虎胫骨（涂酥，炙微黄）、牛膝（去苗）、附子（炮裂，去皮脐）各二两，生干地黄、芎䓖、当归、枸杞子、白芷、败龟板（涂酥，炙微黄）各一两，黑豆（炒熟）半合，五加皮、酸枣仁各一两

【制法、用法】 上锉细和匀，以生绢袋盛，用好酒三斗，密封瓶头，浸经一七日后开取。每日空心、午时及夜卧热暖一小盏饮之，其酒旋旋更添。

【主治】 风，骨节疼痛，行立不住。

41. 百岁酒

【方源】 《千金珍秘方选》

【组成】 蜜炙黄芪二两、大生地黄一两二钱、茯苓一两、龟板胶一两、肉桂六钱、抱茯神二两、大麦门冬一两、熟地黄一两五钱、羌活八钱、川芎一两、潞党参一两五钱、全当归一两二钱、陈皮一两、防风一两、于术一两、五味子八钱、枸杞子一两、大枣仁二斤、枣皮一两、冰糖二斤

【制法、用法】 泡高粱烧酒二十斤，合前药入瓶内，隔水共煮一炷香，或埋土中七日更好。每晚随量饮之。

【主治】 《集成良方三百种》：虚损劳伤，瘫痪诸风，失精亡血，阳衰气弱。

42. 先天大造丸

【方源】 《徐评外科正宗》卷七

【组成】 紫河车（酒煮，捣膏）一具，熟地黄（酒煮，捣膏）四两，归身、茯苓、人参、枸杞、菟丝子、肉苁蓉（酒洗，捣膏）、黄精、白术、何首乌（去皮，用黑豆同煮，捣膏）、川牛膝、骨碎补（去毛，微炒）、仙茅（浸去赤汁，蒸熟，去皮，捣膏）各

二两，川巴戟(去骨)、破故纸(炒)、远志(去心，炒)各一两，木香、青盐各五钱，丁香三钱，黑枣肉二两

【制法、用法】 上为细末，炼蜜为丸，如梧桐子大。每服七十丸，空心温酒送下。

【主治】 风寒湿毒袭于经络，初起皮色不变，漫肿无头；或阴虚外寒侵入，初起筋骨疼痛，日久遂肿，溃后脓水清稀，久而不愈，渐成漏症；一切气血虚羸，劳伤内损，及男妇久无嗣息。

43. 羊肾粥

【方源】 《遵生八笺》卷十一

【组成】 枸杞叶半斤、米三合、羊肾(碎切)两个、葱头(干者亦可)五个

【制法、用法】 同煮粥，加些盐味食之。

【主治】 腰脚疼痛。

44. 黑豆浸酒

【方源】 《太平圣惠方》卷四十四

【组成】 黑豆(炒令熟)五合、熟干地黄三两、杜仲(去粗皮，炙，微炒)二两、枸杞子一两、羌活一两、牛膝(去苗)三两、仙灵脾(去粗皮，炙微黄)二两、当归一两、石斛(去根)二两、侧子(炮裂，去皮脐)二两、茵芋二两、白茯苓二两、防风(去芦头)三分、川椒(去目及闭口者，微炒去汗)一两半、桂心一两、芎䓖三分、白术三分、五加皮一两、酸枣仁(微炒)一两

【制法、用法】 上细锉末，用生绢袋盛，以酒二斗浸，密封，经十日后开。每于食前暖一中盏服之。

【主治】 元气衰虚，风湿腰痛牵引，流入腿胫。

45. 舒筋汤

【方源】 《辨证录》卷八

【组成】 白芍、熟地各一两，甘菊、丹皮、牛膝、秦艽各二钱，白术五钱，枸杞、葳蕤各二钱

【制法、用法】 水煎服。

【主治】 损筋。行役劳苦，动作不休，以至筋缩不伸，卧床呻吟，不能举步，遍身疼痛，手臂酸麻。

46. 滋阴补髓汤

【方源】 《医醇剩义》卷四

【组成】 生地五钱、龟板八钱、黄柏(盐水炒)一钱、知母(盐水炒)一钱、虎胫骨(炙)一钱五分、枸杞三钱、当归二钱、党参四钱、茯苓二钱、白术一钱、金毛脊一钱五分、川断二钱、牛膝二钱

【制法、用法】 猪脊髓一条，同煎服。

【主治】 骨痿。因远行劳倦则伤骨，逢大热而渴，或外感之热，或内蕴之热，

皆消阴耗髓，故骨枯而痿，腰脊不举，足不任身。

47. 寒湿神应药酒

【方源】 《集验良方》卷二

【组成】 肉桂、枸杞子、大熟地黄、全当归、羌活、益智仁、川牛膝、汉防己、宣木瓜、杜仲(米泔水洗净炒断丝)各二钱，龙骨(酥炙)三钱

【制法、用法】 上药装入细夏布袋内，用高汾酒五斤，同入瓷瓶内，封固，隔水煮一炷香取出，放土中退火气三日。每早、晚饮二杯。

【主治】 诸般风寒湿气，半身不遂，血气凝滞，步履艰辛，足膝疼痛。

48. 㴞肿汤

【方源】 《御药院方》卷八

【组成】 蒲翁盈(黄花地丁)、枸杞苗、鹭鸶藤、升麻、葛根各等分

【制法、用法】 上为粗末，每用半两，水一升，煎十沸，去滓。热㴞；冷则再暖。

【主治】 诸肿痛不消，或筋脉拘挛，不能屈伸。

49. 蜜桃酥

【方源】 《万病回春》卷二

【组成】 当归、川芎、白芍、生地黄各一两，人参(去芦)、白茯苓(去皮)各三钱，白术(去芦)、陈皮、半夏(姜炒)、厚朴(姜炒)、苍术(用米泔浸二日)、香附、枳壳(去瓤)各一两，乌药、砂仁、杏仁(去皮尖)、木香、沉香各五钱，天门冬(去心)、麦门冬(去心)、五味子、破故纸、小茴、牛膝(去芦)、枸杞子、川椒、何首乌、肉苁蓉、川乌(炮，去皮尖)、草乌(炮，去皮尖)各五钱，细辛、白芷、麻黄、防风、羌活、独活、干姜、官桂、甘草各一两，五加皮五钱，小红枣、北蜜、真酥油、胡桃肉(泡，去皮)各八两

【制法、用法】 上锉。用生绢袋盛之，用好酒一大金华坛浸药三日，封固放锅内，悬胎煮三个时辰，取出埋土中三日，除火毒。每服三盏，空心服，一日三次。其药滓晒干为末，本酒打糊为丸，如梧桐子大。每服三十丸，空心本酒送下。

【主治】 久患风寒湿痹，左瘫右痪。

50. 蔓荆丸

【方源】 《仁斋直指》卷二十四

【组成】 蔓荆子、枸杞子、牛蒡子(炒)、黑牵牛(炒)、胡麻、白芷、何首乌、威灵仙、荆芥穗、独活、蒺藜(炒，去刺)、细辛(去苗叶土)、僵蚕(炒，去丝)、道人头(去刺，取仁)各半两，皂荚刺(炒焦)、苦参、大草乌(去皮尖，生)各一两

【制法、用法】 上为细末。大枫油和丸，如梧桐子大。每服二十四丸，食曲茶清下。

【主治】 大风。

51. 第一药神仙换骨汤

【方源】 《普济方》卷一〇九

【组成】 人参(去芦)、槐角子(净)、黄芪(蜜炙)、蔓荆(好者)、天仙子(去土,别研)、瓜蒌根(白实)各一两,随风子(净,生)二两,白蒺藜(拣净)一两,犀角(取末)半两,苦参一两半,肉天麻一两,何首乌一两半,白附子(好者)一两,防风(去芦)七钱半,血竭(好者)半两,枸杞子(拣红活者)一两,莲心(要好青者)三钱,白蜡(好者)半两,沙参(实者)一两,轻粉二两,蝎梢(全者亦妙)半两,白花蛇(酒醋炙,如无,乌蛇代)一条,鹳嘴川乌(不蛀者)一只

【制法、用法】 上为细末。每服三钱,江茶调下,一日三五次,不拘时候。

【主治】 大风。

52. 牛蒡子浸酒

【方源】 《太平圣惠方》卷二十五

【组成】 牛蒡子、牛膝(去苗)、生地黄、枸杞子、干桑椹、大麻子各半斤

【制法、用法】 上锉细末,用生绢袋盛,以无灰酒三斗浸之,春夏七日,秋冬二七日。每饮一小盏,常以酒气相续,一日三五次饮之。

【主治】 一切风。

53. 菊花煎

【方源】 《太平圣惠方》卷二十五

【组成】 甘菊花(蒸湿,捣如膏)、枸杞子、神曲(炒微黄,捣末)各二斤,生地黄(研烂)四斤,肉苁蓉(去皱皮,炙令干,捣末)半斤,桂心(捣末)半斤

【制法、用法】 上药以无灰酒三升,与前药拌令匀,以瓷瓶盛之,以瓷碗盖定,用纸筋盐泥固济,待干,入马粪中埋四十九日即停,得一年至十年,其色转黑,其味芳香。每服一茶匙,以暖酒调下,一日三次。

【主治】 一切风。

54. 浸虎骨酒

【方源】 《医方类聚》卷二十三引《经验秘方》

【组成】 防风(拣,去芦)、秦艽、萆薢、羌活、虎骨(酥炙)、川牛膝(去芦)、败龟壳(捶碎)、晚蚕沙(炒黄色)各二两,枸杞子五两,苍耳(炒黄色,捶碎)四两,川乌(炮,去皮脐)、松节、当归各二两

【制法、用法】 上细锉碎,用无灰酒一斗,入药浸在坛内,牢固密封,俟十四日,开坛取酒。每日早、午、夜三时各取酒一盏服之,勿令药力断绝;候病痊时,将药晒干为末,酒糊为丸,如梧桐子大,每服三五十丸,空心用好酒送下,间服小续命汤佐之。

【主治】 一切风疾。

55. 仙酒

【方源】 《三因》卷二引窦朝议经进方

【组成】 牛蒡根、牛膝各一斤，秦艽、鼠粘子各二两，枸杞子(炒)一斗，苍术(蒸烂)二斤，防风、蚕沙各二两，大麻子(炒，别研，去壳)一升，桔梗、羌活各二两

【制法、用法】 上为锉散，无灰酒二斗，净瓷瓶内浸，密封，七日开，开时不得对瓶口。日进三服，每服一大盏，温服。

【主治】 大风及偏风，一切风疾。

56. 加减三气饮

【方源】 《医门八法》卷三

【组成】 当归身(炒)五钱，枸杞(炒)、杜仲(炒)各二钱，熟地黄、木瓜各三钱，茯苓、白芍(酒炒)、肉桂、独活、白芷、炙甘、附片各一钱

【制法、用法】 生姜三片为引。

【主治】 风寒湿痹身痛，日久失治，气血消耗，虚实相兼者

57. 大补元丸

【方源】 《仁斋直指方论(附补遗)》卷四

【组成】 人参(去芦)二两，黄芪(去芦)、白术(泔浸)各四两，当归(酒洗)二两，生地黄(酒洗)三两，陈皮(去白)二两，白芍(酒炒)一两，黄柏(酒炒)、知母(酒炒)、山药、山茱萸(净肉)、枸杞、牛膝(酒洗)各二两，杜仲(姜汁炒)一两五钱，远志(去心)、石菖蒲(去毛)各二两，巴戟(去心)三两，破故纸(炒)、菟丝子(炒)、桔梗各二两

【制法、用法】 上为细末，炼蜜为丸，如梧桐子大。每服七八十丸，用白滚汤送下，或淡酒、姜汤、清米饮送下亦可。

【主治】 历节风。

58. 醉仙散

【方源】 《博济》卷五

【组成】 胡麻子、牛蒡子、枸杞子、蔓荆子各半两(四味药拣净，洗，一处同炒，令烟出为度)，苦参半两，瓜蒌根、防风(去芦)各半两，白蒺藜半两

【制法、用法】 上为末，每十五钱药末，入轻粉二钱，一处拌匀。每服一钱，空心、日午、临卧各一服。

【主治】 大风疾，遍身隐疹瘙痒麻木。

59. 蕲蛇酒

【方源】 《医学心悟》卷六

【组成】 蕲蛇(去头尾)一具，生地黄二两，黄柏、苦参、丹参、菊花、银花、丹皮、赤芍、当归、枸杞子、蔓荆子、赤茯苓、萆薢、百部各一两，秦艽、独活、威灵仙各五钱，桑枝一两五钱

【制法、用法】 上煮好生酒五六斤，退火七日饮。

【主治】 大麻风。皮肤肿裂，瘙痒顽麻，如树皮吐汁之状，甚则眉毛剥落，鼻柱崩坏。

第四节 肝胆病证

1. 一贯煎

【方源】 《续名医类案》卷十八

【组成】 北沙参、麦冬、当归身各三钱，生地黄六钱至一两五钱，枸杞子三钱至六钱，川楝子一钱半

【制法、用法】 水煎服。

【主治】 肝肾阴虚气郁，胸胁脘腹胀痛，吞酸吐苦，咽干口燥，及疝气瘕聚，舌红少苔，脉弦细而数。现用于慢性肝炎。

2. 十精丸

【方源】 《医方类聚》卷一五三引《经验秘方》

【组成】 官桂(木之精)、川椒(火之精，去目炒)、吴茱萸(土之精)、肉苁蓉(水之精，酒浸三日，焙)、柏子仁(树之精，洗，晒干)、菟丝子(金之精，酒浸，焙干)、白胶香(松之精)、菊花(日月精，晒干)、枸杞子(火之精，温酒浸，净晒)、生熟地黄(地之精，酒浸晒干)各等分

【制法、用法】 上为细末，酒糊为丸。每服十五丸至三十丸，温酒、盐汤任下；妇人醋汤服。

【主治】 酒食黄；风疾上壅下注，耳内虚鸣。

3. 人参散

【方源】 《医学六要·治法汇》卷七

【组成】 人参、甘菊花、柏子仁、熟地黄、枳壳、五味子、枸杞子、山茱肉、桂心

【制法、用法】 上为细末。每服二钱，温酒调下。

【主治】 胆虚，头眩而恐，脉弦无力。

4. 仁熟散

【方源】 《医学入门》卷七

【组成】 人参、枳壳、五味子、桂心、山茱萸、甘菊花、茯神、枸杞子各三分，柏子仁、熟地黄各一两

【制法、用法】 上为末。每服二钱，温酒调下。

【主治】 胆虚，常多畏恐，不能独卧，头目不利。

5. 养血丸

【方源】 《杨氏家藏方》卷十五

【组成】 牡丹皮、白芍药、卷柏、当归(洗，焙)、石斛、白茯苓(去皮)、巴戟(去心)、熟地黄(洗，焙)、肉苁蓉(酒浸一宿，切，焙干)、杜仲(去粗皮，炙)、山

药、柏子仁(别研)、白薇、枳壳(去瓤，麸炒黄色)、蒲黄(微炒)、肉桂(去粗皮)、京三棱(煨香，切)、蓬莪术(煨香，切)、枸杞子、覆盆子各一两、附子(炮，去皮脐)半两

【制法、用法】 上为细末，炼蜜为丸，如梧桐子大。每服五十丸，空心，食前以温酒或米饮送下。

【主治】 月事阻滞，腹胁作痛；或结坚块，面黄发落，时发寒热，身体羸瘦。

6. 水木两生汤

【方源】 《辨证录》卷六

【组成】 熟地黄一两、白芍一两、茯苓三钱、柴胡一钱、陈皮一钱、甘草三分、神曲五分、白术三钱、甘菊花二钱、枸杞子二钱、牛膝三钱、玄参三钱

【制法、用法】 水煎服。

【主治】 肝燥气郁，两胁胀满，皮肤如虫之咬，干呕而不吐酸者。

7. 培肾元煎

【方源】 《杂症会心录》卷下

【组成】 熟地黄二钱、当归二钱、山药一钱、枸杞一钱、附子一钱、白术一钱五分、茯苓一钱五分、炙甘草一钱、炮姜八分、黄芪一钱五分、人参一钱

【制法、用法】 水煎服。

【主治】 阴黄。

8. 黄芪散

【方源】 《太平圣惠方》卷五十五

【组成】 黄芪(锉)二两、赤芍药二两、茵陈一两、石膏四两、麦门冬(去心)一两、豉二两

【制法、用法】 上为散。每服半两，以水一大盏，加竹叶十四片，煎至五分，去滓温服，日四五次。

【主治】 ①《太平圣惠方》：黄汗病，身体重，汗出而不渴，其汗沾衣，黄如柏染。②《医宗必读》：黄汗身肿，发热不渴。

第五节　肺系病证

1. 一秤金

【方源】 《何氏济生论》卷五引白玉蟾师方

【组成】 熟地黄(橘红、砂仁各二钱同煮)四两、白茯苓三两、当归一两五钱、山药二两、山萸二两、五味子一两五钱、菟丝子一两五钱、枸杞子一两五钱、枣仁一两、麦冬二两、天冬二两、杜仲一两五钱、牛膝一两五钱、柏子仁一两、石斛二两、人参二两

【制法、用法】 炼蜜为丸。每服二钱，盐水送下。

【主治】 痰嗽，劳嗽。

2. 都气丸

【方源】 《症因脉治》卷三

【组成】 熟地黄八钱，山萸肉、干山药各四钱，泽泻、牡丹皮、茯苓（去皮）各三钱，五味子二钱，阴虚咳嗽常加女贞子、枸杞子、天冬

【制法、用法】 上为细末，炼蜜为丸，如梧桐子大，每服二钱，空腹服。现代用法：蜜丸，每服九克，日二～三次；汤剂，水煎服。

【主治】 肺肾两虚，咳嗽气喘，呃逆，滑精，腰痛。

3. 健脾固本药酒

【方源】 《全国中药成药处方集》（兰州方）

【组成】 当归二斤，川芎八两，白芍、酒地黄各四两，党参六两，白术四两，广皮八两，佛手一斤，红花八两，桃仁、玄胡、吴萸各四两，丁香、紫蔻各二两，良姜四两，檀香二两，香附八两，小茴香四两，川牛膝八两，杜仲、续断、秦艽、独活各四两，北细辛二两，麻黄六两，寄生、虎骨、枸杞、大云各四两，玉竹八两，远志、枣仁、天冬、麦冬、杏仁、五味子各四两，广木香二两，藿香、台乌、白芷、乳香、没药各四两，川朴、五加皮各八两，官桂四两，花椒二两，甘草、砂仁、木瓜各四两

【制法、用法】 上为粗末，用白烧酒一百零四斤，蜂蜜八十斤，开水五十六斤，熬药，每料分作八料，药二斤，烧酒十三斤，蜂蜜十斤，开水七斤，成人每服五钱，每日早、晚温服。

【主治】 男妇痰喘，咳嗽气急，两胁膨胀，心口、腰腿痛，女人经水不调，肚腹胀满，肚腹寒冷。

4. 平肺散

【方源】 《鸡峰普济方》卷十一

【组成】 桑斜、枸杞、水蓼、覆盆子各二两，皂儿、茴香、荆三棱各一两

【主治】 肺胃受寒，咳嗽上气，涎痰不利，咯唾涎沫，胸满气逆，喘鸣肩息，咽干噫气，语声嘶破，身体疼烦，时发寒热。

【制法、用法】 上为细末。每服二钱，加生姜一块，胡桃肉半枚，食后、临卧与药同嚼细咽津。

5. 平肝养肺汤

【方源】 《镐京直指》

【组成】 生白芍三钱、石决明（煅）五钱、紫石英四钱、北沙参三钱、川贝母一钱五分、炙桑皮三钱、旋覆花（包）三钱、代赭石四钱、制香附二钱、甘枸杞三钱、橘红八分、叭哒杏仁（去皮尖）三钱、煅牡蛎五钱

【主治】 肝阳冲肺，痰色青灰，木扣金鸣之咳嗽。

【制法、用法】 水煎服。

6. 地骨膏

【方源】 《不居集》上集卷十六

【组成】 鲜地黄(捣汁和众药汁同煎)十斤，当归身一斤，芍药、枸杞各半斤，天门冬、麦门冬各六两，川芎、丹皮各二两，莲肉四两，知母、地骨皮各三两，人参、甘草各一两

【制法、用法】 上将众药，用水二斗，煎一斗，去滓净，和生地黄汁同熬成膏服之。

【主治】 肺经之热，轻手乃得，微按全无，瞥然见于皮毛上，喘咳，洒渐恶寒。

7. 归气定喘汤

【方源】 《医钞类编》卷六

【组成】 人参、牛膝、熟地黄、麦冬、枣皮、五味子、枸杞、胡桃、破故纸

【制法、用法】 水煎服。

【主治】 短气微息，似喘非喘。

8. 九制草灵丹

【方源】 《外科大成》卷四

【组成】 槐角子十斤、侧柏叶(冬至后取者佳)三斤、陈皮十斤、枸杞一斤

【制法、用法】 合一处，黄酒洗，入甑内蒸透，晒干，再用酒浸透，蒸之如式；九蒸九晒足，为末，炼蜜为丸，如梧桐子大。每服一二钱，空心白滚汤送下。

【主治】 肺痈，肺痿，肠风痔漏。

9. 天门冬丸

【方源】 《太平圣惠方》卷二十六

【组成】 天门冬(去心，焙)、牛膝(去苗)、人参(去芦头)、黄芪(锉)、杏仁(汤浸，去皮尖双仁，麸炒微黄)、白茯苓、薯蓣、五味子、石斛(去根，锉)、枸杞子、沉香、诃黎勒皮、肉苁蓉(酒浸一宿，刮去皱皮，炙令干)各一两，麦门冬、鳖甲(涂麻，炙令黄，去裙)、熟干地黄各二两，紫菀(洗，去苗土)三分

【制法、用法】 上为末，炼蜜为丸，如梧桐子大。每服三十丸，食前以枣汤送下。

【主治】 肺将痰嗽，气促，下焦虚损，上焦烦热，四肢羸瘦。

10. 枸杞汤

【方源】 《圣济总录》卷六十六

【组成】 枸杞叶(焙干)不拘多少

【制法、用法】 上切碎。每服三钱匕，水一盏，生姜三片，大枣一个(擘)，煎至七分，去滓温服，每日三次。

【主治】 卒短气。

11. 枸杞汤

【方源】 《圣济总录》卷六十七

【组成】 枸杞

【制法、用法】 上为粗末，每服三钱匕，水一盏，生姜一枣大(切碎)，煎至七分，去滓温服，一日三次。

【主治】 卒短气。

12. 仙人肢丸

【方源】 《宣明论方》卷九

【组成】 人参、沙参、玄参、紫团参、丹参、白术、牡蛎、知母、甘草各二钱，蛤蚧(头尾全用，河水洗净，文武火炙黄色)一对

【制法、用法】 上为末，用麻黄(去根)十五斤，枸杞子三斤，熬成膏，为丸如弹子大，瓷盒子内盛。临卧服一丸，煎生姜自然汁化下。

【主治】 远年劳嗽，不问寒热，痰涎喘满。

13. 加减左归饮

【方源】 《疬科全书》

【组成】 熟地黄、萸肉、枸杞、茯苓、广陈皮各三钱，山药、半夏各二钱，三七、炙甘草各一钱，郁金钱半

【制法、用法】 水煎服。

【主治】 瘰疬由内伤咳嗽日久而来者，名伤肺疬。

14. 松花膏

【方源】 《宣明论方》卷九

【组成】 防风、干生姜、野菊花、芫花、枸杞子、甘草、苍术各五十克，黄精一千克

【制法、用法】 上为末，取黄精根，熬成膏子，和药末为丸，如弹子大。每服细嚼一丸，冷水化下，临卧不吃夜饭，服药一粒。预九月间服。

【主治】 劳嗽经久，一切痰涎肺积喘嗽。

15. 天门冬丸

【方源】 《太平圣惠方》卷二十六

【组成】 天门冬(去心，焙)、牛膝(去苗)、人参(去芦头)、黄芪(锉)、杏仁(汤浸，去皮、尖、双仁，麸炒微黄)、白茯苓、薯蓣、五味子、石斛(去根，锉)、枸杞子、沉香、诃黎勒皮、肉苁蓉(酒浸一宿，刮去皱皮，炙令干)各一两，鳖甲(涂酥，炙令黄，去裙襕)二两，麦门冬、熟干地黄各二两，紫菀(洗，去苗土)三分

【制法、用法】 上为末，炼蜜为丸，如梧桐子大。每服三十丸，食前以枣汤送下。

【主治】 肺将痰嗽，气促，下焦虚损，上焦烦热，四肢羸瘦。

16. 安喘至圣丹

【方源】 《石室秘录》卷一

【组成】 人参量须稍大、牛膝三钱、熟地黄五钱、山茱萸四钱、枸杞子一钱、麦冬五钱、北五味一钱、胡桃三个、生姜五片

【制法、用法】 水煎服。

【主治】 气虚所致气喘而上者。

17. 防风散

【方源】 《太平圣惠方》卷四十

【组成】 防风(去芦头)一两,石膏(细研,水飞过)二两,小荆子、栀子仁、茺蔚、枸杞子(微炒)、白蒺藜(微炒,去刺)各一两,甘草(炙微赤,锉)半两

【制法、用法】 上为细散。每服二钱,食后以温水调下。

【主治】 肺脏风毒,及过饮生酒龄。

18. 滋阴清化丸

【方源】 《疡医大全》卷二十一

【组成】 天门冬(去心)、甘枸杞、麦门冬(去心)、知母(酒洗)、当归(酒洗)、生地黄(酒洗)、熟地黄(酒煮)、川贝母(去心)各二两,北五味七钱,粉丹皮、山萸肉、玄参各一两,白茯苓、怀山药各一两五钱

【制法、用法】 上为末,炼蜜为丸。每服三钱,空心白汤送下。

【主治】 肺痈。

19. 蔓荆实散

【方源】 《圣济总录》卷十八

【组成】 蔓荆实(揉去白皮,生用)四两、胡麻(捣为末,炒熟)半两、天麻二两、菊花(未开者良,生用)四两、天南星(炮裂)一两、枸杞(生用)四两、苦参(捣取粉)四两

【制法、用法】 上为散。每服二钱匕,温酒调下,日三夜一。每服宜去食前后稍远,恐药食相犯。

【主治】 肺脏风毒,发作如癞,变成恶风证。

第六节　外感病证

1. 益营内托散

【方源】 《不居集》上集卷十

【组成】 柴胡七分、干葛一钱、熟地黄一钱、当归八分、人参五分、甘草三分、秦艽八分、续断八分。(腰腹痛者,加杜仲、枸杞各一钱)

【制法、用法】 加生姜一片,大枣一枚,水煎服。不满者,水、酒各半煎服。

【主治】 阴虚不足，外感寒邪，不能托邪外出者。

2. 家秘煎

【方源】 《中国麻疯病学》

【组成】 防风、甘菊花、独活、荆芥穗、甘枸杞、羌活、山栀子各等分

【制法、用法】 水煎服。

【主治】 初期麻疯。

3. 调荣丸

【方源】 《解围元薮》卷三

【组成】 川芎、苏木、丹皮、蒲黄、乳香、没药、草乌、血竭、乌药、菖蒲、黄芩各一两，益母草、生地黄、败龟板、熟地黄、夏枯草、枸杞、当归各四两，阿胶、苦参、肉苁蓉各二两，知母、地骨皮、人参各一两五钱，琐阳五钱，牛膝、银柴胡、藁本、升麻各三两，桃仁、芍药、柴胡、红花各一两五钱。

【制法、用法】 上为末，炼蜜为丸，如梧桐子大。卯午酉时各服百丸，乳酪汤下。

【主治】 大麻疯麻，弹曳哑风，颠风诸癞。

4. 霹雳丸

【方源】 《中国医学大辞典》

【组成】 常山、当归各三两，槟榔二两，桂心一两，甘草(炙)八钱，枸杞子五两，秦艽、穿山甲片(炙)、厚朴、陈皮、羌活各一两五钱

【制法、用法】 上为细末，生姜、大枣煎汤泛丸，如梧桐子大。肉桂盖面。每服三钱，熟汤送下。

【主治】 疟疾。

5. 枸杞粥

【方源】 《圣济总录》卷一八八

【组成】 枸杞苗(切)四两、葱白(切)七茎、薤白(切)十四茎、豉(炒)一合、粳米(净洗)三合

【制法、用法】 上用水三升，先煎枸杞、葱、薤、豉等，取一升半，去滓，下米煮作粥，空心食之。

【主治】 伤寒后，虚羸劳热，背膊烦疼。

6. 生地黄饮子

【方源】 《西塘感证》卷中引海藏方

【组成】 生地黄、熟地黄、枸杞、地骨皮、黄芪、白芍、天冬、黄芩、甘草、枳壳、防风

【制法、用法】 水煎服。

【主治】 感证劳复，微挟风寒与食。

7. 白花蛇丸

【方源】 《证治准绳·类方》卷五

【组成】 防风(去苗)二两,荆芥穗一两半,金银花(去叶)二两,川芎一两,枸杞子(甘州)二两,黄芩、黄连、山栀子、黄柏、全蝎(用醋浸一日,去盐味)各一两,蝉蜕(去土)二两,漏芦(洗净,去苗,取四两)半斤,乌药、何首乌(不犯铁)、牛膝(去芦)、牛蒡子、连翘、天花粉、白蒺藜、威灵仙、细辛、金毛狗脊、胡麻子(炒)、蔓荆子各一两,槐花、苦参、生地黄各二两,白花蛇(去头尾,连骨生用)一条,乌梢蛇(去头尾,生用,一僧加风藤一两)一条

【制法、用法】 上为细末,米糊为丸,如梧桐子大。每服五六十丸,茶清送下,空心、午后、临卧各一次。

【主治】 疠风。

8. 加减补中益气汤

【方源】 《医便》卷二

【组成】 人参(去芦)、黄芪(蜜炙)各一钱半,白术、当归(酒洗)各一钱,甘草(炙)七分,陈皮八分,升麻、柴胡各五分,半夏一钱二分,黄柏八分,茯神、枣仁、贝母、甘枸杞各一钱二分

【制法、用法】 加生姜三片,大枣一枚,水二钟,煎八分,食远服。或加黄柏五分。如身大热,只一服,气和微汗而愈。

【主治】 饮食劳力,读书刻苦,勤政伤神,饥饱失时,症类疟状,发热头疼恶寒,身强体痛,苦劳极复感风寒,则头疼如破,全似外感伤寒之症,误表伤正者。

9. 何首乌散

【方源】 《医学纲目》卷十引朱丹溪方

【组成】 何首乌(盐炒)、天麻、枸杞、生地黄、熟地黄各一两,防风、川芎、薄荷、诃子、甘草各半两

【制法、用法】 上为末。每服二三钱,空心温酒送服;温茶亦得。

【主治】 浑身风寒湿痒。

10. 菊花丸

【方源】 《圣济总录》卷十七

【组成】 甘菊花(择)、枸杞子(择)、天麻(酒浸,切,焙)、独活(去芦头)、蔓荆实(去皮)、木香、芎䓖、防风(去叉)、羌活(去芦头)、天竺黄(研)、赤茯苓(去黑皮)、藁本(去土)各等分

【制法、用法】 上为细末,炼蜜为丸,如梧桐子大。每服十丸,荆芥汤送下,不拘时候。

【主治】 风头旋。目晕欲倒,胸中痰逆,筋骨疼痛。

11. 鹿茸丸

【方源】 《全国中药成药处方集》(昆明方)

【组成】 洋参一两、鹿茸一两、熟地黄二两、大云一两五钱、当归二两、黄芪二两、枣仁八钱、淮药一两、于术三两、枸杞三两、巴戟一两、菟丝一两五钱、枣皮八钱、天雄二两、杜仲二两、茯苓一两、远志八钱、淮膝五钱、五味一两、菖蒲五钱、车前四钱、大枣一两、川姜六钱、泽泻四钱、朱砂二两、甘草一两

【制法、用法】 上为末，炼蜜为丸，外装蜡壳封固。每服一丸，幼童减半，早、晚用开水各服一次。

【主治】 病后体虚，心脏衰弱，怔忡惊悸。遗精，妇人带下。

12. 壮火丹

【方源】 《辨证录》卷九

【组成】 人参五两，巴戟天八两，白术(炒)、熟地黄各一斤，山茱萸、肉苁蓉、枸杞各八两，附子(用甘草三钱煎汁泡过，切片，炒熟)一个，肉桂三两、破故纸(炒)、茯苓各四两，北五味一两，炒枣仁三两，柏子仁二两，山药、芡实各五两，龙骨(醋淬，为末)一两

【制法、用法】 上各为末，炼蜜为丸。服二月，坚而且久。

【主治】 命门火微，无风而寒，未秋而冷，遇严冬冰雪，虽披重裘，其身不温，一遇交感，数合之后，即望门而流。

13. 酸枣仁丸

【方源】 《太平圣惠方》卷十四

【组成】 酸枣仁(微炒)、枸杞子、甘菊花、白茯苓各三分，远志半两，天门冬(去心，焙)一两半，人参(去芦头)、防风(去芦头)、桂心各三分，赤石脂、龙齿各一两，柏子仁三分

【制法、用法】 上为末，炼蜜为丸，如梧桐子大。每服三十丸，以粥饮送下，不拘时候。

【主治】 伤寒后心虚惊悸，发即恍惚不定，眠卧不安。

14. 空心平补丸子

【方源】 《鸡峰普济方》卷十三

【组成】 生干地黄、黄芪、白茯苓、楮实子、枸杞、山药、槐实、沉香、泽泻、白蒺藜各等分

【制法、用法】 上为细末。每服二钱，水一盏煎至七分，和滓温服，不拘时候。

【主治】 发热不解，五心烦热，不得睡。

15. 润燥汤

【方源】 《会约》卷四

【组成】 当归二三钱、熟地黄三五钱、生地黄二钱、威参八钱、肉苁蓉三钱、枸杞一钱半、牛膝一钱半、小茴(盐炒)三分、麦冬一钱

【制法、用法】 水煎，空心服。

【主治】 伤寒血虚而燥，二便艰涩。

16. 干地黄丸

【方源】 《普济方》卷三十一

【组成】 枸杞叶上虫窠子

【制法、用法】 晒干为末，干地黄为丸服。

【主治】 肾家风。

第七节　心脑病证

1. 健忘丹

【方源】 《便览》卷三

【组成】 远志(去心)一两、石菖蒲(去毛)一两、黄连(姜炒)五钱、归身(酒洗)二两、枸杞(甘州者)二两、酸枣仁(炒)一两、麦冬(去心)一两、甘菊花五钱、生地黄五钱、人参五钱

【制法、用法】 炼蜜为丸，朱砂三钱为衣。每服五十丸，茶送下。

【主治】 心虚损，遇事多惊，做事健忘，读诵诗书健忘。

2. 预知子丸

【方源】 《太平惠民和剂局方》卷五

【组成】 枸杞子(净)、白茯苓(去皮)、黄精(蒸熟)、朱砂(研，水飞)、预知子(去皮)、石菖蒲、茯神(去木)、人参(去芦)、柏子仁、地骨皮(去土)、远志(去心)、山药各等分

【制法、用法】 上为细末，炼蜜为丸，如龙眼核大，更以朱砂为衣，每服一丸，细嚼，人参汤送下，不拘时候。

【主治】 心气不足，志意不定，神情恍惚，语言错妄，怔悸烦郁，愁忧惨戚，喜怒多恐，健忘少睡，夜多异梦，寤即惊魇，或发形眩，暴不知人。

3. 枸杞浸酒

【方源】 《圣济总录》卷八

【组成】 枸杞子、晚蚕沙(炒)各半升，恶实(炒)、苍耳子(炒)各一升，防风(去叉)、大麻子(炒)各二升，茄子根(洗令净，细切，蒸一复时，须是九月九日采)二斤，牛膝(酒浸，细切)、恶实根(切，炒)各一斤，桔梗(锉，炒)、羌活(去芦头，锉)、秦艽(去苗土，焙)、石菖蒲(九节者，锉)各二两

【制法、用法】 上以夹绢袋盛，用好酒三斗浸，密封闭，勿令通气，七日方开，开时不得面对瓶口。每服一盏，空心、食前、临卧温服。常令有酒容。

【主治】 中风，身如角弓反张，及妇人一切血风，上攻下注。

4. 草灵宝丹

【方源】 《杨氏家藏方》卷一

【组成】 川芎、天麻(酒浸,去苗)、当归(洗)、白芍药、细辛(去土叶)、荆芥穗、川楝子肉(炒)、麻黄(去根节)、五加皮、白鲜皮、何首乌(酒浸)、自然铜(火烧七遍,醋浸七遍)、菊花、枳壳(炒,去瓤)、白术(炒)、薄荷叶、石斛(去根,炒)、威灵仙(去土)、枸杞子、木香、川乌头(炮,去皮脐尖)、甘草(炒)、附子(炮,去皮脐)、草乌头(炮,去皮脐尖)、香附子(炒)、车前子(酒浸)、金毛狗脊(去毛)、没药(别研)、人参(去芦头)、地骨皮(去土)、防风(去芦头)、羌活(去芦头)、香白芷、柴胡(去苗)、升麻、白牵牛(炒)、乌药、地龙(去土,炒)、乌梢蛇(酒浸,去皮骨,取肉)、槐角子(炒)、大黄(炒)、风梢蛇(酒浸,去皮骨,取肉)、白花蛇(酒浸,去皮骨,取肉)各四两,麝香(别研一半为衣)一两,乳香(别研)二两,乌鸦(腊月者,泥固济,炭火煅令泥红取出)两只,朱砂(研,同麝香为衣)二两

【制法、用法】 上除研者药外,并为细末,再入研者药末和匀,炼蜜为丸,每两做五丸,朱麝香为衣。每服半丸或一丸,热酒化下,不拘时候。

【主治】 中风,及八风五痹,瘫痪蜷曳,口眼㖞斜,眉角牵引,项背拘强,牙关紧急,心中悸闷,神情如醉,遍身发热,骨节烦疼,肌肉麻木,腰膝沉重,皮肤瞤动,状若虫行;阳虚头痛,风寒入脑,目旋晕转,似在舟船,耳内蝉鸣,有如风雨之声应;风寒湿痹,脚气缓急,及打扑伤于筋骨,或遇天明,一身尽痛,不得睡卧。

5. 茯苓正气散

【方源】 《医方类聚》卷七十引《经验秘方》

【组成】 茯苓(白者)三两,苍术(米泔水浸三日,去皮)五两,枸杞子(盐炒)、川椒(去籽)、干熟地黄各二两

【制法、用法】 上为细末,炼蜜为丸,如弹子大。每服一丸,盐汤送下,不拘时候。

【主治】 头风。

6. 长春浸酒

【方源】 《证治汇补》卷一

【组成】 白术(炒)一两,白茯苓、人参、当归、虎胫骨、川椒、肉苁蓉、枸杞、砂仁各五钱,干姜二钱,陈皮、川芎、独活、麻黄各一两五,加皮五钱,牛膝三钱,厚朴、白芷、香附各一两,乌药五钱,桂花二钱,何首乌、川乌、草乌各五钱,生地黄、白芍、熟地黄、羌活、官桂、半夏、天门冬、麦门冬、苍术、破故纸、五味子、茴香、防风、沉香、细辛、甘草各一两,酥油、红枣、蜂蜜、核桃仁各八两

【制法、用法】 上绢袋盛之,用烧酒一大坛,浸三日,放锅中重汤煮三个时辰取出,掘坑埋一二日除火毒。每日清晨服一二钟。饮酒将尽,渣晒干为末,烧酒打糊为丸,如梧桐子大。每服三十丸,空心酒送下。

【主治】 中风久而真气渐复,邪气未除者;或中之轻者,自醒能言能食,唯身体不遂,或手足挛蜷蜷曳者。

7. 菊花酒

【方源】 《本草纲目》卷二十五

【组成】 甘菊花

【制法、用法】 上药煎汁，同曲米酿酒，或加生地黄、当归、枸杞子诸药亦佳。

【主治】 头风。

8. 猪心羹

【方源】 《太平圣惠方》卷九十六

【组成】 猪心(细切)一枚、枸杞菜(切)半斤、葱白(切)五茎

【制法、用法】 上以豉二合，加水二大盏半，煎取汁二盏，去豉，入猪心等，并五味料物为羹食。

【主治】 风邪癫痫，忧恚虚悸，及产后中风痫恍惚。

9. 虎骨酒

【方源】 《普济方》卷九十三引《医学切问》

【组成】 茄子根(净洗，蒸过，九月十月者，晒干)五两，鼠粘子(炒)、蔓荆子各一两，火麻子、晚蚕沙各半升，苍耳子、枸杞子(蒸)各半升，秦艽、草薢各二两，生牛蒡叶一握，虎骨二两

【制法、用法】 上用绢袋盛，于大罐内以酒浸，封闭不令失气，二七日开，不令面向瓶口，恐药触人。每服一盏，一日三次。

【主治】 中风瘫痪。

10. 虎胫骨酒

【方源】 《赤水玄珠》卷一

【组成】 防风、草薢、当归、松节、龟板、虎骨(酥炙)各二两，晚蚕沙、五加皮、秦艽、羌活各二两，白术三两，枸杞子、苍耳子各四两，牛膝、鳖甲各一两，干茄根八两(饭上蒸)(一方有石斛、续断、杜仲、巴戟各一两)

【制法、用法】 上锉，绢袋盛之。以无灰酒三斗浸坛内，春、秋七日，夏五日，冬十日，密固煮滚，封七日(开取时，不可面向坛口，恐药气冲目)。每日早、午、晚间，病人各自取酒一小杯服之，不可多饮。又不令药力断绝。病痊酒尽，将滓晒干，再人干浮萍一片半，木香一两，防己、木瓜各二两，麝香少许，研为末，酒糊为丸，如梧桐子大。每服五十丸，酒送下。每日三次。

【主治】 中风。

11. 定风酒

【方源】 方出《奇方类编》卷上，名见《仙拈集》卷一

【组成】 生地黄、熟地黄、枸杞、木通、牛膝、川芎、薏苡仁、当归、金银花各二两，五加皮、苍术各一两，川乌、草乌各五钱，甘草、黄柏各五钱，松节四两

【制法、用法】 上药用烧酒十六斤，煮三炷香时，埋土内退火气。早、中、晚三服之。

【主治】 中风半身不遂，日夜筋骨疼痛。

12. 守中丸

【方源】 《圣济总录》卷十六

【组成】 白茯苓(去黑皮)十两，麦门冬(去心，焙)三两，白术、人参、甘菊花(择去梗)、山芋、枸杞子各二两，生地黄(绞取汁)二十斤

【制法、用法】 前七味为末，先用生地黄汁于银器内，入酥三两、白蜜三两，同煎，逐旋掠取汁上金花，令尽，得五升许，于银石器内拌炒前七味药，渐渐令尽，候干，入白蜜同捣为丸，如梧桐子大。每服五十丸，空心或食后以清酒送下。

【主治】 风头眩，脑转目系急，忽然倒仆。

13. 舒筋通络汤

【方源】 《医醇剩义》卷一

【组成】 生地四钱、当归二钱、白芍(酒炒)一钱五分、川芎一钱、枸杞三钱、木瓜(酒炒)一钱、金毛脊(去毛，切片)二钱、楮实子二钱、川断二钱、独活(酒炒)一钱、牛膝二钱、秦艽一钱、红枣十枚、姜三片、桑枝一尺

【制法、用法】 水煎服。

【主治】 中风血虚，半身不遂，筋节拘挛，手指屈而不伸，不能步履。

14. 滋营养液膏

【方源】 《中风斠诠》卷三引薛一瓢方

【组成】 女贞子、旱莲草、霜桑叶、黑芝麻、黄甘菊、枸杞子、当归身、白芍药、熟地黄、黑大豆、南烛叶、白茯神、萎蕤、橘红、沙苑蒺藜、炙甘草

【制法、用法】 天泉水熬浓汁，入黑驴皮胶，白蜜炼收。

【主治】 中风。内风乍定，痰壅已开者。

15. 豨莶至阴汤

【方源】 《千家妙方》

【组成】 制豨莶草五十克，干地黄十五克，盐知母二十克，当归十五克，枸杞子十五克，炒赤芍二十九克，龟板十克，牛膝十克，甘菊花十五克，郁金十五克，丹参十五克，黄柏五克

【制法、用法】 水煎服，每日一剂。

【主治】 脑血栓，属阴虚热亢，内风暗动，经脉血滞。

16. 黑豆羹

【方源】 《太平圣惠方》卷九十六

【组成】 黑豆三合、淡竹叶五十片、枸杞茎叶(切)五两

【制法、用法】 以水二大盏煮二味，取一大盏，去滓，下枸杞叶，煮熟，入五味作羹，放温食之。

【主治】 壅毒攻心，烦热恍惚。

17. 酒浸药仙方

【方源】 《普济方》卷九十三

【组成】 甘菊花、防风(去芦头)、羌活、杜仲、牡蛎、瓜蒌根、牡丹皮、紫菀、菖蒲、人参、白蒺藜、牛蒡子、枸杞子各半两，白花蛇、桔梗、吴白术、山茱萸、白茯苓、晚蚕沙(炒)、黄桂、远志(去心)、牛膝各二钱半，虎胫骨、牛蒡根、干姜、干地黄、柏子仁、狗脊(去毛，焙)、天雄(去皮，炮)、萆薢、蛇床子、黑附子、肉苁蓉、菟丝子、续断、芍药(去皮)、石斛各三钱。

【制法、用法】 上为粗末，用新绢袋盛药，用新小瓮儿一个，放药在内，以无灰酒二斗，将药浸之，密封其口，春、夏浸二七日，秋、冬浸三七日。开瓮，早晨、临午、晚三时，令病人自取冷酒三盏，依时服之。每服不过一盏，不多服，亦不可添减，乱开酒瓮。久病服者不过一月，近者十日，轻者五日见效。凡患中风疾，四肢不举，服之三日，举手梳头，七日渐舒，十日行步，半月遍身依旧，觉得轻健，眼目更明。

【主治】 中风。骨节疼痛，四肢浮肿，眼目昏暗，半身不遂，语言謇涩，口眼㖞斜，中风失音。

第八节　气血精液病证

1. 二补汤

【方源】 《会约》卷三

【组成】 熟地黄三五钱、当归(土炒)二钱、黄芪(蜜炒)二钱、枸杞二钱、甘草(炙)一钱半、杜仲(盐炒)二钱、枣皮一钱、白术一钱半、淮山药二钱、肉桂一钱、五味子十三粒(微炒)

【制法、用法】 水煎服。

【主治】 阴阳两虚，六脉俱弱，夜热肢冷，失血便泄。

2. 平补虚弱汤

【方源】 《会约》卷二

【组成】 人参(少者以时下生条参三五钱代之)、白术、茯苓、炙草各一钱半，当归二钱，白芍(酒炒)一钱半，杜仲、黄芪(蜜炒)各二钱，甘枸杞、山药各二三钱，五味十五粒，附子一钱或多用

【制法、用法】 生姜、大枣为引。

【主治】 气血两虚，脾肾悉亏，身倦神晕者。

3. 麦门冬丸

【方源】 方出《备急千金要方》卷二十一，名见《外台秘要》卷十一

【组成】 麦门冬、茯苓、黄连、石膏、葳蕤各八分，人参、龙胆、黄芩各六分，

升麻四分，枳实五分，枸杞子、栝楼根、生姜(屑)各十分，茅根(切)一升，粟米三合

【制法、用法】　上为末，炼蜜为丸，如梧桐子大。用茅根、粟米，以水六升，煮取米熟，以其汁送下前药十丸，一日二次，若渴，则与此饮，至足大麻亦得。

【主治】　消渴。

4. 杞圆膏

【方源】　《摄生秘剖》卷四

【组成】　枸杞子(去蒂)五斤，圆眼肉五斤

【制法、用法】　上药用新汲长流水五十斤，以砂锅、桑柴火慢慢熬之，渐渐加水，煮至杞圆无味方去滓，再慢火熬成膏，取起，瓷罐收贮。不拘时候频服二三匙。

【主治】　血不足。

5. 人参麦冬汤

【方源】　《嵩崖尊生》卷十一

【组成】　人参、枸杞、茯苓、甘草各七钱五分，五味、麦冬各五钱

【制法、用法】　水煎服。

【主治】　消渴及老人、虚弱人大渴。

6. 人参固本膏

【方源】　《诚书》卷十一

【组成】　天门冬、黄芪(蜜炙)、龟甲(酥炙)、茯苓、枸杞子、白芍药、莲子(炒黄)、生地黄、人参、甘草(炙)各等分

【制法、用法】　水煎膏服；或为末，蜜丸服。

【主治】　蒸热消瘅，洞泄溲白。

7. 人参养脾汤

【方源】　《点点经》卷三

【组成】　人参、淮芪(炙)、茯神、杜仲、枸杞、车前、当归、白术、熟地黄、川芎、白芍

【制法、用法】　生姜、大枣为引。

【主治】　气血大败，肌肉消瘦，作渴，胸膈烦躁，时烧时退，饮食减少，人事困倦。

8. 三仁五子丸

【方源】　《杨氏家藏方》卷九

【组成】　菟丝子(酒浸一宿，别捣，焙干)、五味子、枸杞子、覆盆子、车前子、柏子仁、酸枣仁(炒)、薏苡仁(微炒)、沉香、鹿茸(醋涂，炙黄，锉)、肉苁蓉(酒浸一宿，切，焙)、巴戟(去心)、当归(洗，焙)、白茯苓(去皮)、乳香(别研)、熟干地黄(洗，焙)各一两

【制法、用法】　上为细末，次入研者药和匀，炼蜜为丸，如梧桐子大。每服五十

丸，空心温酒或盐汤送下。

【主治】 血气耗虚，五脏不足，睡中惊悸，盗汗怔忪，梦遗失精，四肢倦懈，肌肤瘦弱，或发寒热，饮食减少。

9. 干地黄丸

【方源】 《太平圣惠方》卷五十三

【组成】 熟干地黄二两，五味子半两，黄芪(锉)、枸杞子、肉苁蓉(酒浸一宿，刮去皱皮，炙干)各三分，麦门冬(去心，焙)一两半，薯蓣三分，泽泻、远志(去心)各半两，菟丝子(酒浸三日，晒干，别捣为末)二两，牛膝(去苗)半两，玄参、车前子、桑螵蛸(微炒)各半两，白石英(细研，水飞过)一两，山茱萸、桂心、人参(去芦头)、附子(炮裂，去皮脐)各半两，牡丹、甘草(炙微赤，锉)、白茯苓各三分

【制法、用法】 上为末，入石英，研令匀，炼蜜为丸，如梧桐子大。每服三十丸，食前以温酒送下；粥饮下亦得。

【主治】 烦渴，小便数多，味如饴糖，脚弱阴萎，唇干眼涩，身体乏力。

10. 柏子养心丸

【方源】 《医部全录》卷三三一引《体仁汇编》

【组成】 柏子仁(蒸，晒，去壳)四两，枸杞子(酒洗，晒)三两，麦门冬(去心)、当归(酒浸)、石菖蒲(去毛，洗净)、茯神(去皮心)各一两，熟地黄(酒蒸)、元参各二两，甘草(去粗皮)五钱

【制法、用法】 上为末，内除柏子仁、熟地黄蒸过，石器内捣如泥，余药末和匀，加炼蜜为丸，如梧桐子大。每服四五十丸，临睡白汤送下。

【主治】 营血不足，心肾失调所致的精神恍惚，怔忡惊悸，夜寐多梦，健忘盗汗，舌质淡红，苔薄白，脉细稍数。

11. 枸杞汤

【方源】 《备急千金要方》卷二十一

【组成】 枸杞枝叶一斤，栝楼根、石膏、黄连、甘草各三两

【制法、用法】 上㕮咀。以水一斗，煮取三升，分五服，日三夜二；剧者多合，渴即饮之。

【主治】 消渴或痈疽。①《备急千金要方》：消渴。②《圣济总录》：发背痈疽，热渴闷乱。③《普济方》：渴而利者。

12. 枸杞子丸

【方源】 《太平圣惠方》卷四十九

【组成】 枸杞子三两、干姜(炮裂，锉)一两、白术一两、川椒(去目及闭口者，微炒去汗)二合、吴茱萸(汤浸七遍，焙干微炒)三分、陈橘皮(汤浸，去白瓤，焙)一两

【制法、用法】 上为末，炼蜜为丸，如梧桐子大。每服三十丸，食前温酒送下。

【主治】 痃癖冷气，不能饮食，四肢羸瘦少力。

13. 枸杞子丸

【方源】 《太平圣惠方》卷五十三

【组成】 枸杞子、白茯苓、黄芪(锉)各一两，鸡腔胵(微炙)一两半，栝楼根三分，泽泻、牡丹、山茱萸各半两，麦门冬(去心，焙)一两半，牡蛎(烧为粉)一两，桑螵蛸(微炒)、车前子各三分

【制法、用法】 上为末，炼蜜为丸，如梧桐子大。每服三十丸，食前以粥饮送下。

【主治】 肾消，久渴不愈，困乏，小便滑数，心神虚烦。

14. 枸杞子丸

【方源】 《直指心体要节》卷十七

【组成】 枸杞、菟丝子(酒浸，研，焙)、白茯苓、黄芪(炙)、牡蛎粉、牛膝、熟地黄(洗)、麦门冬(去心)各一两，鸡内金(微炙)一两半，桑螵蛸、瓜蒌根各三分，山茱萸、牡丹皮各半两

【制法、用法】 上为末，炼蜜为丸，如梧桐子大。每服五十丸，食前粥饮送下。

【主治】 消肾，久渴困乏，小便滑数。

15. 薏苡仁汤

【方源】 《圣济总录》卷五十九

【组成】 薏苡仁、五味子各一两半，覆盆子、生干地黄(锉，焙)、枸杞子、紫苏茎叶、黄芪(细锉)、木通各一两，白茯苓(去黑皮)三两

【制法、用法】 上为粗末。每服三钱匕，水一盏，煎至七分，去滓温服，不拘时候。

【主治】 虚渴不止。

16. 草还丹

【方源】 《圣济总录》卷一八七

【组成】 菊花(拣去萼)、枸杞子(拣去尘土及蒂)、巴戟天(去心)、肉苁蓉(酒浸，焙干，切)各四两

【制法、用法】 上为末，炼蜜为丸，如梧桐子大，以丹砂为衣。每服三十九丸，空心温酒或盐汤送下。

【主治】 主气血两虚，髭发早白。

17. 复原固本丸

【方源】 《疯门全书》

【组成】 北枸杞一两、红枣皮一两半、莲花须一两、淮牛膝一两、川续断(上皆酒蒸)一两、拣归身一两半、牡丹皮(二味酒洗)二两、川杜仲一两、光泽泻一两半、川草薢(土盐水洗)二两、北五味(蜜蒸)一两、白云苓(乳蒸)一两、天门冬(去心)一两半、淮山药(微炒)一两、芡实米(微炒)一两、熟地黄一两、川黄柏一两、败龟板(酒炙)十两、真虎骨(酒炙十次)十两

【制法、用法】 将虎骨、龟板二味打碎，用佳酒二十四碗，熬至三四碗，去滓取汁。预将余药为末，入汁内，打糊为丸。每早空心服四钱。

【主治】 年四十以上，六脉微细，气血衰败。

18. 熟干地黄丸

【方源】 《普济方》卷二二四引《卫生家宝》

【组成】 熟干地黄(温汤洗过，焙干)十两、枸杞子(拣择净，洗，焙干)五两、肉桂(不见火，去粗皮)半两

【制法、用法】 先将熟干地黄、枸杞子二味捣为细末，另捣肉桂为细末，一处拌匀，炼蜜为丸，如梧桐子大。每服三十丸至五十丸，空心、食前用温酒或温熟水送下，一日二次。

【主治】 膈热、咯血。

19. 活血化痰汤

【方源】 《便览》卷三

【组成】 白术(炒)、当归(酒制)、白芍(炒)各五钱，牡丹皮一钱二分，贝母、麦冬、枸杞子各一钱，黄芩(炒)八分，甘草(炒)二分，青皮四分，桃仁(炒，去皮尖)、山栀(炒黑)、桔梗各一钱

【制法、用法】 水煎服。

【主治】 痰中见血。

20. 养心丸

【方源】 《摄生众妙方》卷七

【组成】 柏子仁(择净，微蒸，晒干，去壳)四两、枸杞子(水洗净，晒干)三两、当归(酒浸)二两、麦门冬(去心)一两、茯神(去皮心)一两、熟地黄(酒洗，蒸)二两、甘草(去粗皮)五钱、黑玄参(洗净)二两、石菖蒲(去尾，洗净)五钱

【制法、用法】 除柏子仁、熟地黄蒸过，石器内捣如泥外，余药为细末，和匀，炼蜜为丸，如梧桐子大。每服四五十丸，临睡白汤送下。

【主治】 益气，养血，安神。适用于心悸气血两虚证，可改善头晕目眩、心悸、失眠、多梦。

21. 养荣汤

【方源】 《会约》卷七

【组成】 当归二三钱、熟地三五钱、枸杞二钱、白芍(煨)一钱半、甘草(炙)一钱、肉桂一二钱

【制法、用法】 水煎，温服。

【主治】 气血虚寒，不能荣养心脾而痛，连绵不止，或按之熨之而痛稍缓者。

22. 养血胜风汤

【方源】 《医醇剩义》卷四

【组成】 生地六钱、当归二钱、白芍一钱五分、川芎一钱、枸杞三钱、五味子

五分、枣仁一钱五分、柏子仁二钱、杭菊二钱、桑叶一钱、红枣十枚、黑芝麻三钱

【制法、用法】 水煎服。

【主治】 血虚头痛,自觉头脑俱空,目眩而眩。

23. 神仙六子丸

【方源】 《御药院方》卷六

【组成】 菟丝子(细,酒浸一宿,焙)、金铃子、枸杞子、覆盆子、五味子(焙)、蛇床子(炒)、何首乌(酒浸一宿,焙)各一两,地骨皮(酒浸一宿,焙)三两,木瓜一两,舶上茴香(盐炒)二两,熟地黄(焙)、牛膝(酒浸一宿,焙)各三两

【制法、用法】 上为细末,用浸菟丝子酒澄清作面糊为丸,如梧桐子大。每服五十丸,空心食前温酒送下,日进一服。

【主治】 男子气血衰败,未及年五十之上,髭鬓斑白,或年少人髭鬓苍黄。

24. 神异痰火膏子

【方源】 《鲁府禁方》卷一

【组成】 生地黄四斤,熟地黄、核桃肉、红枣肉、莲肉、柿霜、山茱萸(去核)各一斤,甘枸杞、胡黄连、人参、知母、贝母、银柴胡、诃子肉、牡丹皮、地骨皮、山药、黄芪、黄芩、黄柏、陈皮、白沙参、杏仁(去皮尖)、桔梗、黄菊花、五味子、白芍、栀子、香附、松花、天门冬(去心)、麦门冬(去心)、厚朴(姜炒)、枳壳(去瓤)、当归、白术(去芦)、桑白皮、天花粉、瓜蒌仁、白茯苓、乳香、没药、玄胡索、玄明粉、鹿角胶、粟壳、柏子仁各四两,梨汁五斤,藕汁二斤,五加皮六两

【制法、用法】 上用甜水一大锅,将生熟地黄煮熬稠浓,至十碗收起,又用水一大锅再煮熬,待稠浓至十余碗汁时再收起,将二黄用冷水磨细,绢袋滤滓;将上煎调药下锅,用水一大桶,煮一次,收水十碗,如此将药煮熬五次,取水五十碗;将前二黄汁与诸药汁和匀,用细绢袋滤去滓,以净药水下铜锅,用文武火熬成膏子,下蜂蜜五斤熬一二沸,再下松花、玄明粉、白矾、乳香、柿霜、梨、藕,已成膏子熟美,用瓷罐盛之,勿令泄气。每日早晨以滚水和食三钱,不拘食之前后。仍将诸药滓为末,炼蜜为丸,如梧桐子大。每服五十丸,滚水送下,不拘时候。

【主治】 痰火。

25. 生血丹

【方源】 《魏氏家藏方》卷二

【组成】 鹿角胶、白茯苓(去皮)、干山药各一两,柏子仁(别研)、牡丹皮、菟丝子(洗净,酒浸三日,研烂成饼)、枸杞子、五味子、人参(去芦)、牛膝(去芦,酒浸三日)、远志(去心)各一两,当归(去芦,酒浸)、肉苁蓉(酒浸三日)各一两一分,生干地黄(洗)、熟干地黄(洗)各四两

【制法、用法】 上为细末,炼蜜为丸,如梧桐子大。每服四五十丸,空心食前温酒、盐汤任下。

【主治】 血少气涩，肌肉不荣，脚膝无力，眼目多昏等疾。

26. 生地制散

【方源】 《徐灵胎医略六书》卷二十八

【组成】 生地黄、熟地黄、黄芪(蜜炙)、麦冬(去心)各三两，白芍(炒)二两，条芩两半，地骨皮二两，甘草五钱，枸杞三两

【制法、用法】 上为散。水煎六钱，去滓温服。

【主治】 孕妇吐血、衄血，脉软数者。

27. 生地黄饮

【方源】 《诚书》卷七

【组成】 生地黄、熟地黄、地骨皮、枸杞子各一钱

【制法、用法】 上为末，蜜汤调下。

【主治】 衄血。

28. 生地黄散

【方源】 《保命集》卷下

【组成】 生地黄、熟地黄、枸杞子、地骨皮、天门冬、黄芪、芍药、甘草、黄芩各等分

【制法、用法】 上锉。每服一两，水一盏半，煎至一盏，去滓温服。

【主治】 衄血、下血、吐血、溺血，皆属于热者，皆宜服此药。

29. 加减十全汤

【方源】 《镐京直指》

【组成】 人参、炙甘草、熟地黄、枸杞、炒杜仲、炮姜、江西术、白茯苓、归身、怀牛膝、生白芍

【制法、用法】 上㕮咀。每服三大钱，水一盏半，加生姜五片，枣子一枚，入饧一块，煎七分，去滓热服，不拘时候。

【主治】 痢伤气血，形弱神衰，正虚邪少者。

30. 加味荆芥止崩汤

【方源】 《宋氏女科秘书》

【组成】 当归、甘草、陈皮、枸杞子、熟地黄、白术、荆芥穗(烧炭)、人参、白芍药

【制法、用法】 水煎服。

【主治】 血崩日久不止。

31. 补阴丸

【方源】 《明医杂著》卷一

【组成】 黄柏(去皮，酒拌，炒褐色)、知母(去皮毛，酒拌炒，忌铁)、败龟板(酥炙透)各三两，锁阳(酥炙干)、枸杞子各二两，熟地黄(酒拌蒸，忌铁)、干姜(炒紫色)各三钱(寒月加至五钱)

【制法、用法】　上为末，加炼蜜及猪脊髓三条，和药末杵匀为丸，如梧桐子大。每服八九十丸，空心淡盐汤送下，寒月可用温酒送下。

【主治】　阴虚火旺，劳瘵咳嗽，咯血吐血。

32. 黄芪丸

【方源】　《太平圣惠方》卷五十三

【组成】　黄芪(锉)、肉苁蓉(酒浸一宿，刮去皱皮，炙令干)、鹿茸(去毛，涂酥，炙微黄)各一两，熟干地黄三两，人参(去芦头)、枸杞子、白茯苓各三分，甘草(炙微赤，锉)、地骨皮各半两，泽泻、附子(炮裂，去皮脐)、巴戟、禹余粮(烧赤，研)、桂心、牡丹、五味子、龙骨各三分，磁石(烧赤，醋淬七遍，捣碎细研)一两半，赤石脂三分，麦门冬(去心，焙)二两，牡蛎(烧为粉)三分

【制法、用法】　上为末，入研了药令匀，炼蜜为丸，如梧桐子大。每服三十丸，食前以清粥饮送下。

【主治】　大渴后，上焦烦热不退，下元虚乏，羸瘦无力，小便白浊，饮食渐少。

33. 黄芪丸

【方源】　《鸡峰普济方》卷十九

【组成】　黄芪、肉苁蓉、鹿茸各一两，人参三分，枸杞子二分，熟干地黄二两，白茯苓三分，甘草、地骨皮各半两，泽泻、附子、巴戟、禹余粮、肉桂、牡丹皮、五味子、龙骨各三分，磁石一两，赤石脂三分，麦门冬半两，牡蛎三分

【制法、用法】　上为细末，入研了药令匀，炼蜜为丸，如梧桐子大。每服三十丸，食前以米饮送下。

【主治】　大渴后，上焦烦热不退，下元虚乏，羸瘦无力，小便白浊，饮食微少。

34. 黄芪汤

【方源】　《圣济总录》卷四十八

【组成】　黄芪三两，五味子、人参、麦门冬(去心，焙)、桑根、白皮各二两，枸杞、熟干地黄(焙)各一两一分

【制法、用法】　上咬咀，如麻豆大。每服五钱匕，以水二盏，煎取一盏，去滓温服，日三次。

【主治】　肺消，饮少溲多。

35. 爽神汤

【方源】　《证治宝鉴》卷十一

【组成】　覆盆子、酸枣仁、黄柏、枸杞子、薯蓣、菖蒲、天南星、半夏、川芎、细辛、五味子、远志、甘草、橘红、麦冬、人参、通草、茯苓

【制法、用法】　加蜜，水煎服。

【主治】　血气虚，心疼刺痛不已。

36. 清心明目丸

【方源】　《疡医大全》卷十一引《济生》

【组成】 生地黄(酒洗)、远志(甘草汤泡，焙)、石菖蒲、川连、当归身(酒洗)、甘菊麦冬、甘草各一两五钱，甘枸杞二两

【制法、用法】 炼蜜为丸，如梧桐子大。每服七八十丸，临卧灯心汤下。

【主治】 补心养血，清神长智，润肺利窍，聪耳明目。

37. 大补元汤

【方源】 《会约》卷十

【组成】 人参二钱、淮山药(炒)一钱、黄芪(蜜炒)二钱、白术二钱、熟地黄二三钱或多加，当归二三钱、山茱萸一钱、枸杞二三钱、甘草一二钱、五味子(蜜炒)七分、杜仲(姜炒)二钱、生姜八分、红枣三枚

【制法、用法】 水煎服。

【主治】 气血虚甚，元气将脱，一时昏沉、掉摇等证。

38. 大补元煎

【方源】 《千家妙方》下册

【组成】 人参十克，山药、熟地黄、杜仲、当归、山萸、枸杞各十五克，升麻、鹿角胶各十克

【制法、用法】 水煎服。隔日一剂。

【主治】 年老体虚，中气不足，重度子宫脱垂。

39. 大补地黄丸

【方源】 《证治准绳·类方》卷一

【组成】 黄柏(盐酒炒)、熟地黄(酒蒸)各四两，当归(酒洗)、山药、枸杞子(甘州佳)各三两，知母(盐酒炒)山茱萸肉、白芍药各二两，生地黄二两五钱，肉苁蓉(酒浸)、玄参各一两五钱

【制法、用法】 上为细末，炼蜜为丸，如梧桐子大。每服七八十丸，空心淡盐汤送下。

【主治】 精血枯涸燥热。

40. 小营煎

【方源】 《会约》卷三

【组成】 当归二三钱、熟地黄二三钱、白芍(酒炒)二钱、山药(炒)二钱、川续断一钱、半枸杞二钱

【制法、用法】 水煎服。

【主治】 血少阴虚，咽干舌燥，上下失血，脉细数者。

41. 地黄饮子

【方源】 《简明医彀》卷三

【组成】 生地黄、熟地黄、枸杞子、地骨皮、黄芩、天门冬、芍药、黄芪、甘草各等分

【制法、用法】 上㕮咀。每服七钱，水二钟，煎八分，去滓，空腹服。

【主治】 血热所致吐血、衄血、下血、溺血。

42. 五福寿命丹

【方源】 《普济方》卷一七二

【组成】 枸杞子(生)一两，白矾(枯)一两，天麻(去节)半两，半夏(汤泡)一两，干姜(生)一两半

【制法、用法】 上为细末。蒸饼生剜裹药，蒸熟去蒸饼皮，将药入臼中，捣千下，如干，入酒些少，为丸如梧桐子大。每服五七十丸，生姜汤送下，一日二次。

【主治】 一切积气及酒醉酒痰。

43. 固本丸

【方源】 《嵩崖尊生》卷十三

【组成】 山药、枸杞、黄芪、石莲肉、知母、黄柏(各盐酒炒)、北五味、沙苑蒺藜、酒菟丝子、茯苓各二两，蛤粉二两半，人参一两五钱，琐阳(浸洗，酥炙)一两

【制法、用法】 白术膏为丸。盐汤送下。

【主治】 阴虚盗汗，遗精。

44. 固命丹

【方源】 《解围元薮》卷三

【组成】 人参、熟地黄各四两，枸杞、麦门冬各六两，白茯苓、当归各一斤，仙灵脾(取叶)(去毛，酒拌蒸)一斤

【制法、用法】 上为末，炼蜜为丸，如梧桐子大。每服四十丸，米汤或酒任下。

【主治】 风癞过服克伐药，病虽愈而气血亏败，神枯阳痿，憔悴昏倦，腰腿酸软，四肢不畅。

45. 固本锁精丸

【方源】 《何氏济生论》卷五

【组成】 山药、枸杞、黄芪、石莲、知母(盐炒)、黄柏(盐炒)、五味子、沙苑蒺藜、菟丝子、茯苓、蛤粉(煅，研)、人参各二两五钱，锁阳(酥炙)一两

【制法、用法】 白术膏为丸，如梧桐子大。每服八九十丸，盐水送下。

【主治】 男子阴虚盗汗，遗精。

46. 河车大造丸

【方源】 《全国中药成药处方集》(沈阳方)

【组成】 黄柏一两，杜仲、牛膝各一两五钱，西当归一两，熟地黄二两，天冬、生地黄各一两五钱，枸杞一两，茴香七钱，麦冬一两五钱，陈皮七钱五分，白术一两，五味子七钱，干姜二钱，柏叶二两

【制法、用法】 上为极细末，炼蜜为丸，每二钱重。每服一丸，空心米汤送下，一日二次。

【主治】 气血两亏，头晕心跳，气短耳鸣，四肢乏，健忘怔忡，自汗盗汗，食欲不振，性欲减退，积劳内伤，喘咳呃逆，面黄肌瘦，胸闷胀痛，足膝无力，烦躁失眠，神经衰弱。

47. 河车种子丸

【方源】 《医学正印》卷上

【组成】 当归(酒洗)二两、山茱萸(去核)四两、补骨脂(盐酒浸，炒)三两、天门冬(去心)二两、麦门冬(去心)三两、生地黄(酒洗)三两、人参二两、枸杞子(真甘州者佳)三两、菟丝子(酒煮，炒)四两、熟地黄(如法制，捣烂)三两、山药三两、覆盆子(酒蒸)三两、五味子一两、巴戟(去心、酒浸)二两、川牛膝(盐酒炒)二两、川黄柏(盐酒蜜三制，炒)一两五钱、白茯苓二两、锁阳(酒洗，酥炙)二两、白术(土炒)二两、陈皮一两、杜仲(去皮，盐酒炒去丝)二两五钱、肉桂(童便制)五钱

【制法、用法】 上为末。紫河车一具(头生男子者，须不生疮疾洁净妇人者佳)，水洗净，挑去筋膜，挤去紫血，用米泔漂数次，仍以酒洗过，盛瓷瓶内，入酒一小杯，封口，重汤煮烂捣如泥，入前药末共捣，炼蜜为丸，如梧桐子大。每服一百丸，空心温酒或盐汤送下。服之举子，屡有成效。

【主治】 男子气血两虚，阳衰精薄者。

48. 参茸补肾丸

【方源】 《全国中药成药处方集》(抚顺方)

【组成】 远志、核桃、萸肉、巴戟肉各二两，杜仲三两，楮实子、川牛膝各二两，山药三两，贡桂一两，茯苓三两，川附子二两，沉香一两，破故纸、寸芸三两，母丁香二两，菟丝子三两，熟地六两，茴香一两，虎骨、茸片、鹿肾各二两，淫羊藿一两，柏仁霜、红参各二两，枸杞子三两

【制法、用法】 上为细末，蜜丸二钱重。每服二钱，食前口水送下。

【主治】 补气，养血，壮阳。主气血虚弱，瘦弱神倦，便溏久泻，气短无力，腰腿酸痛，怔忡健忘，失眠惊悸，肾虚阳痿，见色自泄，精汁清稀。

49. 参茸固本还少丹

【方源】 《全国中药成药处方集》(兰州方)

【组成】 白芥子两斤半、砂仁六斤四两、白芍三斤半、莲子五斤、花椒两斤半、焦术五斤、黄芩五斤、远志两斤半、巴戟天三斤半、山药七斤半、小茴香六斤四两、菟丝子七斤半、破故纸三斤十二两、麦芽七斤半、神曲七斤半、贡胶十斤、龟板两斤半、蒺藜十斤、杜仲三斤十二两、龟胶十封(两斤半)、夏虫五斤、土元五斤、海马二两、淫羊藿五斤、鹿筋(代骨)十斤、炙芪五斤、炙草四斤、五味子六斤四两、当归七斤半、川芎三斤十二两、木瓜六斤四两、川牛膝三斤半、仙茅三斤半、黑豆十二斤半、酒地十五斤、麦冬两斤半、陈皮两斤半、广木香两斤半、大芸五斤、地龙五斤、法夏两斤半、附片七斤半、生地黄五斤、母丁香两斤半、云苓七斤半、枸

杞七斤半、天冬两斤半、萸肉三斤半、贝母五斤、柏子仁两斤半、月石两斤、首乌七斤半、东山楂七斤半、旱莲草两斤半、菊花五斤、怀牛膝九斤、龙骨五斤、元桂五斤、鹿茸两斤半、高丽参两斤半、党参五斤、阳起石两斤半、朱砂一斤四两、鱼鳔五斤

【制法、用法】 每服三钱，盐开水送下。

【主治】 气血双亏。

50．芎归养荣汤

【方源】 《赤水玄珠》卷十六

【组成】 当归、川芎、白芍药、熟地黄、黄柏、知母、人参、枸杞子、麦门冬、甘草、

【制法、用法】 水煎服。

【主治】 血厥，吐衄不知人而厥者。

51．芎劳丸

【方源】 《圣济总录》卷一〇八

【组成】 芎劳、枸杞子、荆芥穗、甘草（炙，锉）、苍术（米泔浸一宿，切，焙）各一两，细辛（去苗叶）、蝉蜕（洗，焙）、石膏（研水飞）、旋覆花、菊花、羌活（去芦头）

【制法、用法】 上为细末，炼蜜为丸，如弹子大。每服一丸，食后、临卧细嚼，茶清送下，一日三次。

【主治】 肝血不足，风邪乘虚搏于精气，两目晕翳，疼痛不可忍。

52．芎归养荣汤

【方源】 《证治准绳·类方》卷一

【组成】 当归（酒洗）、川芎、白芍药（煨）各一钱半，熟地黄、黄柏（酒炒）、知母（酒炒）各一钱，枸杞子、麦门冬（去心）各八分，甘草五分

【制法、用法】 水二钟，煎八分，入竹沥半盏，姜汁二三匙，食前服。

【主治】 血虚阴厥，脉伏虚细，四肢厥冷。

53．百补膏

【方源】 《惠直堂方》卷一

【组成】 玉竹、枸杞、龙眼肉、核桃肉、女贞子各一斤

【制法、用法】 砂锅内多次水煎，一汁、二汁、三汁合熬，用文武火俟滴水成珠，加白蜜一斤，再熬成膏，瓷瓶收贮。每服三钱，早、晚滚水调下。

【主治】 心血、肾水不足及诸虚。

54．煮散

【方源】 《外台秘要》卷十一引《古今录验》方

【组成】 桑根白皮六分、薏苡仁六分、通草四分、紫苏茎叶四分、五味子六分、覆盆子八分、枸杞子八分、干地黄九分、茯苓十二分、菝葜十二分、黄芪二分

【制法、用法】 上为末，分为五贴，每贴用水一升八合，煎取七合，去滓温服。

【主治】 消渴病，服花苁蓉丸渴多者。

55. 温补荣气汤

【方源】 《会约》卷十四

【组成】 当归三五钱(若血虚有热者宜少用)、熟地五七钱、甘草(炙)一钱五分、白芍(酒炒)一钱五分、枸杞二钱、山药二钱、枣仁(炒)一钱

【制法、用法】 水煎，温服。

【主治】 心脾血虚，脉息细数，体亏气弱，心痛潮热。

56. 乌须丸

【方源】 《医学入门》卷五

【组成】 胎发、青盐(共入罐内封固，火煅三炷香久，冷定取出为末)、何首乌、冬青子(九蒸九晒)、旱莲草、枸杞子、生地黄、当归、白茯苓各四两，人参一两

【制法、用法】 以水十碗，煮汁五碗，去滓熬膏，将前二味入内搅匀，分作几小罐盛之。每服三五茶匙，空心滚水酒调下。

【主治】 因下血多而须发易白者。

57. 滋阴丹

【方源】 《产乳备要》

【组成】 熟干地黄、生干地黄、人参、白茯苓各二两，黄芪、甘菊花、枸杞子、丹参、柏子仁(炒)、白芍药各一两

【制法、用法】 上为细末，炼蜜为丸，如梧桐子大。每服五十丸，空心食前米饮下，日进二三服。

【主治】 养血和气，理治荣卫，充盛肌肤，活血驻颜；久久服，大补冲任，调顺月经。

58. 滋肾丸

【方源】 《医便》卷一

【组成】 川芎一两，当归身(酒浸烘干)、白芍药(酒炒)、人参(去芦)、怀熟地黄各二两，甘草(炙)一两，白术(陈土炒)、白茯苓(去皮)、黄柏(去粗皮，童便浸炒)、知母(去皮，蜜水拌炒)、甘州枸杞(去梗)、牛膝(去芦，酒洗)各二两，赤、白何首乌(黑豆蒸七次)各四两

【制法、用法】 上为末，炼蜜为丸，如梧桐子大。每服九十丸，空心淡盐汤送下。

【主治】 少年或女人气血素弱。

59. 滋肝养血汤

【方源】 《中医妇科治疗学》

【组成】 熟地黄、枸杞、山萸肉、菟丝子、淮药各三钱，当归二钱，柏子仁三钱，红泽兰、生谷、麦芽各四钱

【制法、用法】 水煎，空心服。如作丸剂，分量加重五倍研末，炼蜜为丸。每服一钱五分，每天两次。

【主治】 失血伤肝，血枯经闭，头晕目眩，夜眠多梦，胸胁胀闷，不思纳食，身体消瘦，呼吸短促，舌淡苔正常，脉虚细。

60. 滋肾养心丸

【方源】 《活人心统》

【组成】 肉苁蓉、家菊花、枸杞子、生地黄、芍药各一两

【制法、用法】 上为末，炼蜜为丸，如梧桐子大。每服七十丸，白汤送下。

【主治】 心肾气虚，胖弱血少，虚火上炎，口生疮，服凉药久不愈者。

61. 犀角解毒丸

【方源】 《疡医大全》卷二十三

【组成】 犀角、升麻、羌活、防风、甘草、荆芥、牛蒡子、连翘、土枸杞各等分，金银花、当归身、生地黄、白芍药各加倍

【制法、用法】 炼蜜为丸，每服三钱，早空心滚汤送下。

【主治】 肠风。

62. 蓉参丸

【方源】 《医级》卷八

【组成】 阿芙蓉泥五两、人参三钱、肉桂一钱半、沉香一钱半、枸杞三钱

【制法、用法】 上为末，以阿芙蓉煎净膏为丸，如绿豆大。每服一丸，晨、晚开水送下。

【主治】 气虚气滞，肝胃心脾诸痛。

63. 薯蓣丸

【方源】 《太平圣惠方》卷五十三

【组成】 薯蓣、鸡䏶胵（微炙）各一两，牡丹皮、黄芪（锉）、栝楼根、白龙骨、白茯苓、山茱萸各半两，麦门冬（去心，焙）、熟干地黄各一两，桂心、泽泻、附子（炮裂，去皮脐）、枸杞子各半两

【制法、用法】 上为末，炼蜜为丸，如梧桐子大。每服三十丸，于食前以清粥送下。

【主治】 消肾，小便滑数，四肢少力，羸瘦困乏，全不思食。

64. 熟干地黄散

【方源】 《太平圣惠方》卷五十三

【组成】 熟干地黄、鸡䏶胵（微炒）、黄芪（锉）、白茯苓各一两，麦门冬（去心）三分，龙骨一两半，桑螵蛸（微炒）三分，牡蛎粉、人参（去芦头）、牛膝（去苗）各一两，枸杞子三分

【制法、用法】 上为散，每服三钱，以水一中盏，煎至六分，去滓温服，不拘时候。

【主治】 肾消者。小便滑数，口干心烦，皮肤干燥，腿膝消细，渐至无力。

65. 加味育阴润燥饮

【方源】 《千家妙方》卷下引王渭川方

【组成】 鲜生地一两二钱，旱莲草、女贞子、红藤、蒲公英、板蓝根各四钱八分，黄甘菊、川贝、大青叶各九分，枸杞、石斛各一钱二分，琥珀末六分

【制法、用法】 水煎服，每日一剂。

【主治】 暑湿伏火，伤阴化燥而致舌体干裂。

第二章 五官科疾病

1. 一醉散
【方源】 《普济方》卷四十九引《德生堂方》

【组成】 枸杞子、莲子心、槐角子、生地黄各四两

【制法、用法】 上用好酒一斗浸，春五日、夏三日、秋七日、冬十日，每日饮一盏，七日后饮尽。大醉见效。

【主治】 两目暴赤，发痛不止。

2. 二术散
【方源】 《证治准绳·类方》卷七

【组成】 蝉蜕、白术、黄连、枸杞子、苍术（米泔浸，炒）、龙胆草、地骨皮、牡丹皮各等分

【制法、用法】 上为末。每服一钱，食后荆芥汤下。

【主治】 睑硬睛疼，翳障。

3. 八子丸
【方源】 《圣济总录》卷一一一

【组成】 青葙子、决明子（炒）、葶苈子（炒）、车前子、五味子、枸杞子、地肤子、菟蔚子、麦门冬（去心，焙）、生干地黄（洗，焙）、细辛（去苗叶）、肉桂（去粗皮）、赤茯苓（去黑皮）、泽泻、防风（去叉）、黄芩（去黑心）各一两

【制法、用法】 上为末，炼蜜为丸，如梧桐子大。每服二十至三十丸，茶清送下，温米饮亦得，日三次。

【主治】 ①《圣济总录》：风毒热眼，翳膜侵遮，不计久新，及一切内外障眼。②《全国中药成药处方集》（沈阳方）：风火赤眼，翳膜遮睛，内外两障，暴发赤痛，干涩昏花。

4. 秘方重明丸
【方源】 《济阳纲目》卷一〇一

【组成】 白羚羊角（镑）、生犀角、生地黄（酒炒）、熟地黄（砂仁炒）、肉苁蓉（酒浸）、枸杞子、草决明、当归身（酒洗）、防风、楮实子、龙胆草、川芎、羌活、木贼各一两，白羚羊肝（煮熟焙干）四两

【制法、用法】 上为细末，加花猪苦胆，炼蜜为丸，如梧桐子大。每服七八十丸，空心盐汤送下，临卧茶汤送下。

【主治】 肝肾虚，眼及内外障翳。

5. 秘传明目补下丸

【方源】 《松崖医径》卷下

【组成】 人参三钱五分，川楝子(酒煮，去核)、远志(去心)各三两半，川巴戟(去心)、菟丝子(酒浸)、麦门冬各一两，白术、白茯苓(去皮)、赤芍药(酒浸)、青盐、破故纸(炒)、小茴香、葫芦巴、肉苁蓉(酒洗)、黄芪、甘草(炙)、枸杞子、砂仁(炒)、黄柏(盐酒炒)、山药(炒)、知母(去毛皮，盐酒炒)、熟怀地黄(酒洗)、五味子、莲肉(去心)各五钱，车前子二钱五分

【制法、用法】 上为细末，酒煮糯米糊为丸，如梧桐子大。每服八九十丸，空心用盐汤送下。

【主治】 目病。

6. 家传养肝丸

【方源】 《寿世保元》卷六

【组成】 羚羊角(镑，另研)五钱，生地黄(酒浸)、熟地黄(酒浸)、肉苁蓉(酒洗)、甘枸杞子、防风(去芦)、草决明(炒)、菊花、羌活、当归(酒洗)、沙苑蒺藜(炒)各一两，楮实子(炒)五钱，羊子肝(小肝叶，煮，焙干，为末)

【制法、用法】 上为细末，炼蜜为丸，如梧桐子大。每服五十丸，加至七十丸至一百丸，早，盐汤下，午，茶下，临卧，酒下，不饮酒人当归汤送下。

【主治】 肝肾不足，目失荣养，视力减弱昏花，二目艰涩，大眦赤色，迎风流泪，或翳膜不散。

7. 地芝丸

【方源】 《医学集成》卷二

【组成】 生地黄、熟地黄各四两，天门冬、麦门冬、枸杞、枣皮各三两，当归一两，知母七钱，龙胆草二钱

【制法、用法】 蜜为丸服。

【主治】 瞳仁枯小。

8. 通明补肾丸

【方源】 《银海精微》卷上

【组成】 楮实子、五味子、枸杞子各一两，人参、菟丝子、肉苁蓉、菊花、熟地黄、当归、牛膝、知母、黄柏、青盐各一两

【制法、用法】 上为细末，炼蜜为丸。每服五十丸，空心盐汤送下。

【主治】 玉翳遮睛。因肝风入脑，肝膈积热，久则肾虚，致眼中发热或赤痛，初起红肿赤脉穿睛，渐生白翳，久则成片遮瞒乌睛，凝结如玉色。

9. 平肾散

【方源】 《玉案》卷三

【组成】 黑丑一钱，泽泻、当归、枸杞各二钱，白丑、苦参各八分

【制法、用法】 水煎，食后服。只可服五剂。

【主治】 目中不清,视物不明。

10. 平胃散

【方源】 《异授眼科》

【组成】 黑豆(炒)、泽泻、当归、枸杞、白丑、黄芩

【主治】 目有白花如絮。

【制法、用法】 上为细末,口服。

11. 平肝清火汤

【方源】 《审视瑶函》卷四

【组成】 车前子、连翘各一钱,枸杞子、柴胡、夏枯草、白芍、生地黄、当归各一钱半

【制法、用法】 上为一剂。水二钟,煎至八分,去滓温服。

【主治】 黑睛胀大,属虚者。

12. 甘菊花丸

【方源】 《普济方》卷八十一引《卫生家宝》

【组成】 甘菊花(去土)二两、枸杞四两、熟地黄三两、干山药半两

【制法、用法】 上为细末,炼蜜为丸,如梧桐子大。每服三五十丸,空心、食后各一服,温水送下。

【主治】 男子肾脏虚弱,眼目昏暗,或见黑花。

13. 石决明散

【方源】 《证治准绳·类方》卷七

【组成】 石决明(煅)、枸杞子、木贼、荆芥、晚桑叶、谷精草、粉草、金佛草、蛇蜕、苍术、白菊花各等分

【制法、用法】 上为末。每服二钱,茶清调,食后服。

【主治】 目生障膜。

14. 龙齿散

【方源】 《古今医统大全》卷六十四引《经验方》

【组成】 龙齿(煅存性)、人齿(煅存性)各三钱,人参、枸杞子、破故纸、牛膝、沉香各一两,石燕(煅)一升,旱莲草、青盐各二两,小茴香、升麻、麝香(研)各半两,花椒三钱,当归七钱半,桂枝二钱半

【制法、用法】 上为细末。日擦三次,良久漱之。有津咽下亦不妨。

【主治】 长牙固齿。

15. 归花汤

【方源】 《眼科全书》卷三

【组成】 当归、密蒙花、黄连、熟地黄、褚实子、覆盆子、枸杞子、玄参、连翘、防风、石斛草、陈皮、白芍

【制法、用法】 水煎,食后服。

【主治】 惊振内障者，或因被人打着或撞着，或从高处跌下低处，致眼昏暗二三年者，一时内障形状，阴看能大，阳看能小，不辨三光；或后生人患云翳小小，阴看不大，阳看不小，不见三光；五风变五色，不离头痛，或因酒色过度，内伤肾气而致青风内障，不痒不痛，渐失其明，眼目俱不伤损，故无所见，日积月累，瞳仁开大，渐渐变青色。

16. 归掌地黄丸

【方源】 《卫生鸿宝》卷二

【组成】 归掌（即归身）、生地黄、熟地黄、天门冬、麦门冬、枸杞子、黑大豆（酒煨）、何首乌各二两，山药、茯神、黄芪（炙）、白术各一两，石决明（童便浸，煅）、草决明、蜜蒙花、谷精草（只取花用）、木贼（去节）、甘菊（去蒂）、丹皮、川芎各五钱

【制法、用法】 上为细末，羊肝两个，不落水蒸熟，捣烂为丸，如梧桐子大。每服三钱，淡盐汤送下。

【主治】 内障昏花，瞳神散大，或缩小不明；青盲黑暗，虚翳遮睛，及血少阴虚而微热者。

17. 地黄丸

【方源】 《鸡峰普济方》卷二十一

【组成】 熟地黄、牛膝各四两，干山药、覆盆子、枸杞子各二两半

【制法、用法】 上为末，炼蜜为丸，如梧桐子大。每服三五十丸，早晨空心酒送下。

【主治】 眼昏涩。

18. 麦门冬丸

【方源】 《圣济总录》卷三十二

【组成】 麦门冬（去心，焙）、泽泻、茺蔚子、枸杞子各一两，细辛（去苗叶）半两，生干地黄（焙）、枳壳（去瓤，麸炒）、石决明（刮净）、黄连（去须）各一两

【制法、用法】 上为末，炼蜜为丸，如梧桐子大。每服二十丸，食后米饮送下。

【主治】 伤寒热病后，眼暗有翳，及赤涩疼痛。

19. 镇肝饮

【方源】 《丹台玉案》卷三

【组成】 菊花、旋覆花、石决明、茺蔚子各一钱，车前子、蔓荆子、枸杞子各一钱六分

【制法、用法】 上加灯心三十茎，水煎，食后服。

【主治】 黑风内障。

20. 杞苓丸

【方源】 《医方大成》卷七引曾帅干方

【组成】 白茯苓（去皮）八两、真枸杞（酒浸蒸）四两、当归（酒洗）二两、青盐（别

研)一两、菟丝子(酒浸蒸)二两

　　【制法、用法】 上为细末，炼蜜为丸，如梧桐子大。每服七十丸，食前汤送下。

　　【主治】 男子肾脏虚耗，水不上升，眼目昏暗，远视不明，渐成内障。

21. 杞菊丸

　　【方源】 《御药院方》卷十

　　【组成】 甘菊花(拣净)、枸杞各二两，川芎、薄荷叶各一两，苍术(米泔浸三日，一日一换水，去皮晒干)六两

　　【制法、用法】 上为细末，炼蜜为丸，如弹子大。每服一丸，食后细嚼，茶清下，一日二次。

　　【主治】 内外障，眼有翳晕，或无翳，视物不明。

22. 杞菊散

　　【方源】 《仙拈集》卷二

　　【组成】 枸杞子三钱、菊花一钱

　　【制法、用法】 每早水煎服。

　　【主治】 久服青盲可以复明。

23. 苁蓉丸

　　【方源】 《洪氏集验方》卷四

　　【组成】 苁蓉(酒浸一宿，焙干)二两，巴戟、枸杞子、菊花、川楝子各一两

　　【制法、用法】 上为末，炼蜜为丸，如梧桐子大。每服三十丸，空心、食前、临卧温酒或盐汤送下。

　　【主治】 暖水藏，明目。

24. 八制保瞳丸

　　【方源】 《银海指南》卷三

　　【组成】 枸杞一斤(分作八份，先用酒润透，一用蜜拌，一用乳拌，一用青盐拌，一用黑芝麻拌，一用川椒拌，一用小茴香拌，一用独活拌，一用菖蒲拌，俱用三钱，各炒，须不变红色为佳，若变黑色便不效)

　　【制法、用法】 上药各为细末，稍加炼蜜为丸。如梧桐子大，每服二钱。

　　【主治】 肝肾两亏，瞳神失宁，视物不明。

25. 九子丸

　　【方源】 《圣济总录》卷一五

　　【组成】 蔓菁子、五味子、枸杞子、地肤子、青葙子、决明子(微炒)、楮实(麸炒黄)、茺蔚子、菟丝子(酒浸一宿，焙干，别捣为末)各一两

　　【制法、用法】 上为末，炼蜜为丸，如梧桐子大。每服二十丸，空心温酒下，夜食前再进一服。

　　【主治】 久患风毒，眼赤，日夜昏暗。

26. 九子地黄丸

【方源】 《蒲辅周医疗经验》

【组成】 熟地黄二两,山萸肉、山药、茯苓、泽泻、丹皮、五味子、枸杞子、沙苑子、决明子、青葙子、芫蔚子、菟丝子、覆盆子、车前子各五钱

【制法、用法】 上为细末;醋制龟板一两,另研细;灵磁石一两,火煅醋淬三次,另研细;沉香粉一钱,不见火,诸药和匀,炼蜜为丸。早、晚各服三钱,淡盐汤送下。

【主治】 内眼病及白内障。

27. 无比地黄丸

【方源】 《普济方》卷七十二引《经验良方》

【组成】 肉苁蓉(酒浸)、枸杞子各四两,当归、川芎、防风(去芦)各二两,菊花、楮实(拣,焙)、巴戟(去心)、荆芥穗、白蒺藜各一两半,决明子(炒)一两,生干地黄四两

【制法、用法】 上为末,炼蜜和丸,如梧桐子大。每服三十丸,空心盐汤送下,或温无灰酒送下亦可。

【主治】 肝肾虚,眼生黑花,乍结内障,目力亏损,逢风有泪。

28. 天麻丸

【方源】 《永类钤方》卷十一

【组成】 天麻(酒浸)、枸杞子(酒浸,蒸)、巴戟(泡,去心)、苁蓉(酒浸)、白术(煨)、黑牵牛(炒)、破故纸(炒)、白蒺藜(炒)、当归(酒洗)各一两,菟丝子(酒蒸)、白茯苓各二两,枸杞根、菊花各一两,青盐(别研)半两,川乌、草乌各一两,雄黑小乌豆半升

【制法、用法】 先以前十四味为末,以三乌用水先煮一日,烂为度,焙干作末,同前末酒糊为丸,如梧桐子大。空心盐汤送下。

【主治】 肝肾俱虚,眼昏或生黑花,乱飞如蝇虫翅羽,长流冷泪。

29. 地黄丸

【方源】 《急救仙方》卷三

【组成】 甘菊花、木贼各半两,苍术、地黄、枸杞子各三钱,荆芥三钱半

【制法、用法】 上为末,炼蜜为丸,如梧桐子大。每服二十丸,食后茶送下。

【主治】 去风明目。

30. 三仁五子丸

【方源】 《永类钤方》卷十一

【组成】 菟丝子(制)、五味子、枸杞子(酒蒸)、覆盆子(酒浸)、车前子(酒浸)、酸枣仁(去壳)、薏苡仁(炒)、柏子仁(炒)、鹿茸、肉苁蓉、当归、熟地黄、沉香、茯苓各等分

【制法、用法】 上为末,炼蜜为丸。空心盐、酒送服。

【主治】 肝肾不足，体弱眼昏，内障生花，不计远近。

31. 三花五子丸

【方源】 《东医宝鉴·外形篇》卷一引《医林类证集要》

【组成】 密蒙花、旋覆花、甘菊花、决明子、枸杞子、菟丝子(酒制)、鼠粘子、地肤子、石决明(煅)、甘草各等分

【制法、用法】 上为末，炼蜜为丸，如梧桐子大。每服五十丸，麦门冬汤送下。

【主治】 ①《东医宝鉴·外形篇》引《医林集要》：眼见黑花飞蝇，或生翳障。②《医统》：五脏风热上攻，肝虚头痛。

32. 柏子仁丸

【方源】 《圣济总录》卷一〇二

【组成】 柏子仁(研)、薏苡仁、乌麻仁、车前子、枸杞子、菴䕡子、菟丝子(酒浸，别捣末)各一两，牡荆子、青葙子、五味子、蛇床子、肉桂(去粗皮)、菊花、山芋各半两，熟干地黄(焙)、肉苁蓉(酒浸，切，焙)、白茯苓(去黑皮)各一两

【制法、用法】 上为末，炼蜜为丸，如梧桐子大。每服二十丸，空心温酒送下。

【主治】 肝虚，视物模糊，不能远见，睛轮昏，暗涩痛，翳晕时聚时散。

33. 枸杞丸

【方源】 《圣济总录》卷一〇九

【组成】 枸杞子(九炊九晒)二两、巴戟天(穿心紫色者，去心)、旋覆花(择净)、蜀椒(去目及闭口，炒出汗)各一两

【制法、用法】 上为末，炼蜜为丸，如梧桐子大。每服三十丸，腊茶清送下，不拘时候。

【主治】 肝肾风气上攻，眼生黑花。

34. 枸杞丸

【方源】 《鸡峰普济方》卷二十一

【组成】 肉苁蓉、枸杞、川椒(取红)、甘菊各等分，巴戟减半

【制法、用法】 上为细末，炼蜜为丸，如梧桐子大。每服二十丸，空心酒送下。

【主治】 眼目昏暗。

35. 枸杞丸

【方源】 《普济方》卷七十八引《卫生家宝》

【组成】 木贼(去节，童便浸一宿，净洗三五次)、枸杞子(炒干)、家菊花(去枝叶)各一两，削皮苍术(泔水浸一夕，净洗)三两

【制法、用法】 上为末，炼蜜为丸，如禾穗子大。每服一丸，食后用好茶嚼下。

【主治】 远年近日，翳膜遮障，内外障眼。

36. 枸杞汤

【方源】 《圣济总录》卷一一〇

【组成】 枸杞子(炒)半两，赤芍药、山芋、升麻各一两半，蒺藜子(炒)、茯神

(去木)各二两，防风(去叉)一两

【制法、用法】 上为粗末。每服五钱匕，以水一盏半，煎取七分，加生地黄汁一合，去滓温服，临卧再服。

【主治】 风邪客于睑肤，令眼睑垂缓，甚则眼闭难开。

37. 枸杞茶

【方源】 《遵生八笺》卷十三

【组成】 枸杞子(深秋摘红熟者)

【制法、用法】 同干面拌和成剂，擀作饼样，晒干，研为细末，每江茶一两，杞子末二两，同和匀，入炼化酥油三两，或香油亦可，旋添汤搅成膏子，用盐少许，入锅煎熟饮之。

【主治】 明目。

38. 生枸杞子酒

【方源】 《外台秘要》卷十六引《延年秘录》

【组成】 枸杞子二升

【制法、用法】 以上清酒二升搦碎，更添酒浸七日，漉去滓，任情饮之。

【主治】 肝虚迎风流泪。

39. 枸杞煎

【方源】 《博济方》卷五

【组成】 枸杞子(去蒂子)不拘多少

【制法、用法】 上用清水洗净，掏出控干后，入夹布袋子内，于净砧上取自然汁，澄一宿，去其清水，入石器内，慢火煎成膏子，取出，入瓷器内收贮。每服半匙，以温酒调下。久服大有所益，如合时天暖，其榨下之汁，更不用经宿，其膏煎下，三二载并不损坏。如久远服，多煎亦无妨。

【主治】 明目驻颜，行步康健，壮元气，润悦肌肤。

40. 枸杞煎

【方源】 《传信适用方》卷二引苏连叟方

【组成】 枸杞、白茯苓(末)、白沙蜜、黄蜡少许

【制法、用法】 生取枸杞自然汁，于银石器内熬成膏，入白茯苓末、白沙蜜、黄蜡少许。每服一匙，温酒盐汤化下。

【主治】 明目。

41. 枸杞煎

【方源】 《普济方》卷七十三。即《太平圣惠方》卷三十二"点眼枸杞煎"

【组成】 枸杞叶(研取汁)半斤、杏仁(去皮尖，研)七枚、黄连(去须、捣罗为末)一分、腻粉一钱、青盐半钱

【制法、用法】 上除枸杞汁外，以新绵裹，纳净瓷盒中，将枸杞汁浸一复时后，绞揿去滓，以铜箸头取少许点目中，每日三五次。

【主治】 眼赤痛，昼夜不开。

42. 枸杞煎

【方源】 《奇效良方》卷五十七。为方出《外台秘要》卷二、十一引崔氏方，名见《太平圣惠方》卷三十二"枸杞汁、点眼方"之异名。

【组成】 枸杞叶、车前子叶

【制法、用法】 手中熟揉，使汁欲出。另取桑叶两三重裹之，悬于阴地经宿，乃摘破桑叶取汁，点目中，不过三五度，翳自当烂。

【主治】 眼翳及眼涩痛。

43. 枸苓丸

【方源】 《普济方》卷七十二

【组成】 白茯苓八两，真枸杞子(酒浸蒸)四两，当归(酒洗)、青盐(别研)、菟丝子(酒蒸)各二两

【制法、用法】 上为细末，炼蜜为丸，如梧桐子大。每服七十丸，空心白汤送下。

【主治】 肾脏虚，水不上升，眼目昏暗，远视不明，渐生内障。

44. 枸杞子丸

【方源】 《古今医统大全》卷七十。为《普济方》卷二一七"枸杞丸"之异名

【组成】 枸杞子(九炊九晒)二两，巴戟天(穿心紫色者，去心)、旋覆花(择净)、蜀椒(去目及闭口，炒出汗)各一两

【制法、用法】 上为细末，相和捣成块，捏作饼子，干复捣末，炼蜜为丸，如梧桐子大。每服三十丸，腊茶清送下，不拘时候。

【主治】 肝肾风气上攻，眼生黑花。

45. 枸杞菟丝汤

【方源】 《眼科全书》卷三

【组成】 枸杞子、菟丝子、覆盆子、青葙子、熟地黄、防风、薄荷、玄参、密蒙花、当归、石决明、龙胆草

【制法、用法】 上水煎，磨石蟹汁冲入，食后服。

【主治】 枣花翳内障。

46. 枸杞汁点眼方

【方源】 方出《外台秘要》卷二十一引崔氏方，名见《太平圣惠方》卷三十二

【组成】 枸杞叶、车前子叶各等分

【制法、用法】 上于手中熟揉，使汁欲出，又别取桑叶二三重裹之，悬于阴地经宿，乃摘破桑叶取汁，细细点目中。不过三五度，翳自当烂。

【主治】 ①《外台秘要》：眼中翳少轻者。②《太平圣惠方》：眼涩痛，兼有翳者。

47. 茺蔚子丸

【方源】 《医方类聚》卷六十五引《龙树菩萨眼论》

【组成】 茺蔚子、泽泻各六分，枸杞子、石决明、青葙子、枳壳、地黄各四分，细辛三分，宣连十二分，吴麦门冬十分

【制法、用法】 上为散，炼蜜为丸。每服四十丸，食上浆水送下。

【主治】 热疾后，眼翳及疼痛。

48. 茺蔚子丸

【方源】 《圣济总录》卷一〇八

【组成】 茺蔚子、泽泻各一两半，枸杞、青葙子、生干地黄（焙）、枳壳（去瓤，麸炒）各一两，石决明、细辛、麦门冬（去心，焙）、车前子各二两，黄连（去须）三两

【制法、用法】 上为末，炼蜜为丸，如梧桐子大。每服三十丸，食后浆水送下。

【主治】 时气后，眼暗及有翳膜。

49. 茺蔚子丸

【方源】 《永乐大典》卷一一四一二引《卫生家宝》

【组成】 茺蔚子、荜澄茄、石决明（煅）、青葙子各一两，人参、甘草（炙）、白术各半两，茯苓、枸杞子、羌活各一两

【制法、用法】 上为细末，炼蜜为丸，如弹子大。每服一丸，细嚼，用茶清送下。

【主治】 气眼。

50. 点眼枸杞煎

【方源】 《太平圣惠方》卷三十二

【组成】 枸杞叶（研取汁）半斤、杏仁（去皮尖，研）七枚、黄连（去须，捣罗为末）一分、腻粉一钱、青盐半钱

【制法、用法】 上除枸杞汁外，以新绵裹，纳净瓷盒中，将枸杞汁浸一复时后，绞揽去滓。以铜箸头取少许点目中，每日三五次。

【主治】 眼赤痛，昼夜不开。

51. 香芎丸

【方源】 《圣济总录》卷一〇四

【组成】 芎䓖、苍术（米泔浸一宿，切，焙）、枸杞子、荆芥穗各一两，莎草根（炒去毛）、细辛（去苗叶）、蝉蜕（洗，焙）、菊花、决明子、旋覆花、石膏（碎）、甘草（炙）各半两

【制法、用法】 上为末，炼蜜为丸，如弹子大。每服一丸，腊茶嚼下，不拘时候。

【主治】 风毒冲目，赤涩痒痛。

52. 保肝散

【方源】 《万病回春》卷五

【组成】 当归、川芎、枸杞、苍术（米泔制）、白术（去芦）、密蒙花、羌活、天麻、薄荷、柴胡、蒿本、石膏、木贼、连翘、细辛、桔梗、防风、荆芥各一钱，栀子、白芷各五分，甘草一钱

【制法、用法】 上锉一剂。水煎，先食干饭后服药。

【主治】 肝病目生内障者。

53. 洗肝散

【方源】 《医方类聚》卷六十七引《修月鲁般经》

【组成】 大黄（去皮炒）三两，甘菊、枸杞、瞿麦各二两，槟榔、扁蓄、荆芥、茴香、麦蘖、香附子各半两

【制法、用法】 上为末，炼蜜为丸，如梧桐子大。每服五六十丸，食前茶汤任下。

【主治】 双目不明。

54. 活血益气汤

【方源】 《眼科临症笔记》

【组成】 黄芪八钱、党参五钱、当归四钱、川芎二钱、白芍三钱、白术（炒）三钱、柴胡二钱、枸杞三钱、荆子三钱、升麻三钱、荆皮一钱半、甘草一钱

【制法、用法】 水煎服。

【主治】 皮急紧小症（睑裂变小）之初期。两眼微红，不疼不痒，抽涩昏疫而无强视力。

55. 养目汤

【方源】 《辨证录》卷三

【组成】 当归、熟地黄、葳蕤、白芍各五钱，山萸、茯苓、麦冬、白术、丹皮、枸杞各三钱，巴戟天二钱，柴胡三分

【制法、用法】 水煎服。

【主治】 目痛，迎风流泪，至夜则目暗不明，一见灯光，两目干涩。

56. 养火助明汤

【方源】 《辨证录》卷三

【组成】 熟地黄五钱、山茱萸三钱、葳蕤五钱、巴戟天一两、肉桂一钱、麦冬三钱、北五味子三分、枸杞三钱

【制法、用法】 水煎服。

【主治】 能近视而不能远视者。

57. 神仙生牙丹

【方源】 《奇方类编》卷上

【组成】 鼠骨（人乳浸一日，阴干，为末）四两，柏子仁（去油）、枸杞子、少壮血余（皂夹水洗净，八罐煅成灰）、山茱萸（酒蒸）各八两，远志（甘草水泡，去骨）、石菖蒲各四两，鹿角霜八两，灵砂（人乳煮过）四两

【制法、用法】 上为细末，鹿角胶为丸，如梧桐子大。每服百丸，子时酒送下。

【主治】 生牙。

58. 既济补真丹

【方源】 《魏氏家藏方》卷六

【组成】 大附子(生，去皮脐，每只作四片)二只，阳起石(酒煮三日，研如粉)一分，伏火灵砂(研细如粉)一分，天雄(每只劈作四片，生，去皮，同附子入青盐半两，以水三升同煮，令水尽为度，切，焙干用)一对，磁石(连吸五七针者，火煅红，醋淬十四次，研细如粉，水飞，去赤浊水，别研)半两，鹿茸(燂去毛，酥炙)、麋茸(燂去毛，酥炙)、舶上茴香(炒)、补骨脂(炒)、川当归(酒浸一宿，去芦)、牛膝(酒浸一宿，去芦)各一两，钟乳粉、荜澄茄、夜明砂、肉豆蔻(面裹煨)、枸杞子、杜仲(去皮，盐炒)、丁香(不见火)各半两，菟丝子(淘净，酒浸三宿，焙干)二两，前药共为细末，腽肭脐(酒浸，研)半两，沉香(不见火)、神曲(炒，并为细末)各半两，麝香(别研)半钱，安息香(酒化，别研)一分，羊髓(研烂)二两，肉苁蓉(先去咸，研令极烂)一两，羊石(去筋膜，研烂)一对

【制法、用法】 将后八味用水二升，同于银石器内重汤熬，不住手搅成膏，和前药末为丸，如梧桐子大。每服百丸，空心、食前盐汤或温酒送下。

【主治】 眼昏力弱，肤腠不密，脏腑不实，真阳虚惫，血弱气耗。

59. 退膜丸

【方源】 《圣济总录》卷一一一

【组成】 熊胆(研)半两、牛胆汁一合、猪胆(取汁)五枚、牵牛子(炒)一两、黄连(去须)一两、栀子仁一两、车前子半两、决明子(炒)半两、枸杞半两、甘草(炙)一两

【制法、用法】 上除牛胆、猪胆汁外，同为末，用二胆汁和丸，如梧桐子大。每服五十丸，食后荆芥汤送下。

【主治】 阳气炎上，血脉贯冲，目赤肿痛，睑眦生疮，暴生丁翳，渐染睛轮，视物羞涩，紧急难开。

60. 退翳复明丸

【方源】 《眼科全书》卷六

【组成】 人参五钱，枸杞子、防风、蒺藜(炒，去刺)、肉苁蓉(酒洗)、菟丝子(酒煮)、赤芍各一两五钱，青葙子、石斛草、木贼草、谷精草、密蒙花、石决明(煅)、熟地黄、白芍、玄参各一两，蝉蜕、薄荷各七钱，草决明(炒)、甘菊各五钱，夜明砂三钱，羚羊角、犀角各二钱

【制法、用法】 上为末，炼蜜为丸，如梧桐子大。每服四十丸，食后白汤送下。

【主治】 退翳复明。

61. 除障复明汤

【方源】 《会约》卷六

【组成】 羯羊肝(瓦上焙干)一具,熟地黄二两,菟丝子、蕤仁、麦冬各一两,车前子、地肤子、五味子、防风、黄芩、茯苓各一两,杏仁(炒)、枸杞子、茺蔚子、苦葶苈、青葙子各一两,细辛(加肉桂四钱更妙)四钱

【制法、用法】 上为末,炼蜜为丸。每日三次。

【主治】 内障失明。

62.四圣丸

【方源】 《传信适用方》卷二

【组成】 川黎椒(去合口者并黑子,不须去白,自罗不下,于土铫内熬令得所,铺纸一张于地上,倾椒出火毒)、干熟地黄、枸杞子、荆芥穗各等分

【制法、用法】 上为细末,炼白沙蜜为丸,如梧桐子大。每服十丸至二十丸,空心盐汤送下。

【主治】 远年近日,风赤翳膜,攀睛倒睫等眼疾。

63.四神丸

【方源】 《普济方》卷二二一引《瑞竹堂方》

【组成】 枸杞子(甘州者,择去枝梗青者,分作四份,先用好酒一盏润过,不然,空炒过药性也。四两用川椒一两炒,去椒;四两用青盐一两炒,去盐;四两用小茴香一两炒,去茴香;四两用芝麻一合炒,去芝麻只用杞子)一斤

【制法、用法】 上炒过,加熟地黄、白术、白茯苓各一两,同杞子为末,炼蜜为丸,如梧桐子大。每服五七十丸,空心温酒送下。

【主治】 肾经虚损,眼目昏花,及两眼云膜遮睛。

64.四神丸

【方源】 《绛雪园古方选注》卷中

【组成】 甘枸杞子八两(拣红润者,煮酒一杯,清水一杯和匀,以杞子浸三时,漉出,晒干,分成四份。以二两用川椒三钱拌,焙燥,拣去川椒;以二两用小茴香三钱拌,焙燥,拣去茴香;以二两同黑芝麻四钱拌,焙燥,不拣去芝麻;以二两同方解青盐研末四钱,同焙燥,不拣去青盐。焙法:以绳挂铜盆,悬火三四寸,不住手将铜盆浴转,焙至燥,要枸杞子仍是大红,焙焦则不灵。各研细)、黄甘菊(去蒂,晒)一两五钱、当归头(酒拌,晒)九钱、熟地黄(白水制)一两五钱、茯苓九钱、女贞子(淘漂,蒸至极黑,酒浸六时,布袋擦去皮)九钱

【制法、用法】 上为末,炼蜜为丸。每服三钱,开水送下。

【主治】 目昏云翳。

65.四物五子丸

【方源】 《普济方》卷七十二引《澹寮集验方》

【组成】 菟丝子(制)、地肤子、枸杞子(酒蒸)、覆盆子(酒浸)、车前子(酒浸)、酸枣仁(去壳)、薏苡仁(炒)、柏子仁(炒)、鹿茸、肉苁蓉、当归、熟地黄、沉香、茯苓、川芎、白芍药各等分

【制法、用法】　上为末,炼蜜为丸。空心温酒送下。

【主治】　肝肾不足,体弱眼昏,内障生花,不计远近。

66. 巴菊枸杞丸

【方源】　《异授眼科》

【组成】　川巴戟(去心)三两,菊花一两,枸杞六两,肉苁蓉(酒洗)四两

【制法、用法】　上为末,炼蜜为丸。每服五十丸,盐汤送下。

【主治】　肾虚不足,青膜遮盖瞳仁,视物不明。

67. 仙传生牙丹

【方源】　《仙拈集》卷二

【组成】　鼠骨(人乳浸一日,阴干,为末)四两,柏子仁(去油)、枸杞、山萸(酒蒸)、血余(少壮者佳,皂角水洗净,入罐,煅成灰)、鹿角霜各八两,远志(甘草水泡,去骨)、菖蒲、灵砂(人乳煮过)各四两

【制法、用法】　上为末,鹿角胶四两为丸,如梧桐子大。每服百丸,子时酒送下。

【主治】　牙落重生。

68. 卯戌丸

【方源】　《普济方》卷八十六引《孙真人海上方》

【组成】　菟丝子(去沙,用无灰酒浸一宿,逼干,随饭蒸熟,入臼捣三五十下,取起焙干,净取)十两,枸杞子(去枝梗,拣净)十两

【制法、用法】　上为细末,炼蜜为丸,如梧桐子大。每服三十丸,冷酒热水茶下。

【主治】　眼疾。

69. 生犀角丸

【方源】　《秘传眼科龙木论》卷十

【组成】　犀角、麻黄、防风、石决明、当归、楮实子、枸杞子各等分

【制法、用法】　上为细末,面糊为丸,如梧桐子大。每服三十丸,茶清送下。小儿量大小,加减丸数。

【主治】　①《秘传眼科龙木论》:内障病,瞳人倒者。②《审视瑶函》:气血两虚,荣卫凝滞,以致肝肾脏受风邪,瞳神歪斜内障。

70. 生枸杞子酒

【方源】　《外台秘要》卷十七引《延年秘录》

【组成】　枸杞子二升

【制法、用法】　以上清酒二升搦碎,更添酒浸七日,漉去滓,任情饮之。

【主治】　《准绳·类方》:肝虚当风流泪。

71. 白虎丹

【方源】　《景岳全书》卷六十四

【组成】　车前草、九里香、马蹄香、枸杞苗、雁棱菜各等分

【制法、用法】　先将马桶洗净，用沸汤倾入，盖少顷，倾出盆内，浴之数次即退。再用上药同捣烂，和麻油遍身自上而下擦之。

【主治】　头面四肢眼目俱肿，而惟额上指尖、两耳不肿，及不见赤色者。

72. 瓜子散

【方源】　《备急千金要方》卷六

【组成】　冬瓜子、青葙子、茺蔚子、枸杞子、牡荆子、蒺藜子、菟丝子、芜菁子、决明子、地肤子、柏子仁各二合，牡桂二两，蕤仁一合，细辛半两，蘡薁根二两，车前子一两

【制法、用法】　上药治下筛。每服方寸匕，食后以酒调下，一日二次。

【主治】　眼漠漠不明。

73. 主聪汤

【方源】　《诚书》卷七

【组成】　川芎、枸杞子、牡丹皮、生地黄、当归、龙胆草、黄柏、甘草、沙苑蒺藜、知母、白芍药、连翘各等分

【制法、用法】　加龙眼，水煎服。

【主治】　血虚气闭，耳胀囟痛，若虫咬或流脓。

74. 加味地黄丸

【方源】　《疡医大全》卷十三

【组成】　六味地黄汤，枸杞子、当归身、麦门冬各三两，甘菊花、白芍药各二两，柴胡五钱，北五味三钱

【制法、用法】　炼蜜为丸，每早服三钱，淡盐汤送下。

【主治】　耳聋。

75. 加味地黄汤

【方源】　《程松崖眼科》

【组成】　熟地黄（切片）二钱，山萸一钱，牡丹皮八分，川芎八分，山药一钱，泽泻八分，归身、枸杞、菟丝子、菊花各一钱，茯苓八分

【制法、用法】　水煎服，为丸亦可。若为丸，则用熟地黄八两，山药、山萸、归身、枸杞各四两，丹皮、云苓、泽泻、川芎各三两，菟丝子（酒蒸）三两，菊花二两，共研细末，炼蜜为丸，空心每服四钱。

【主治】　肝肾亏虚，眼睛不红，不肿痛，眼胞不下坠，但视物不明，及病后眼睛看物不清楚，云翳退后不明，夜见灯有丝球者。

76. 加味羊肝丸

【方源】　《异授眼科》

【组成】　羊肝（去筋膜，瓦焙干）一具，细辛一两，熟地黄一两五钱，羌活、五倍子、白菊、防风、杏仁（去皮）、菟丝子、茯苓、草决明（炒）、枸杞、青葙子、地

肤子、芜蔚子、石决明（煅）各一两

【制法、用法】　上为末，炼蜜为丸。每服五十丸，盐汤或酒送下，一日三次。

【主治】　心肾虚耗，水火不交，目有如转辘轳，渐生内障者。

77．加减地芝丸

【方源】　《张氏医通》卷十五

【组成】　生地黄四两，天门冬（烘热，去心，另焙）、枸杞子各三两，甘菊二两，熟地黄四两，麦门冬（去心）、山茱萸肉各三两，当归身二两，五味子一两

【制法、用法】　炼蜜为丸，如梧桐子大。每服百丸，沸汤、温酒任下。

【主治】　目能远视，不能近视。

78．加减驻景丸

【方源】　《医方类聚》卷六十七引《简易方》

【组成】　车前子（略炒）三两，熟地黄（洗）、当归（去尾）各五两，楮实子（无翳膜则勿用）、川椒（炒，出火毒）各一两，五味子、枸杞子各二两，菟丝子（酒煮软漉壮，焙九分干）半斤

【制法、用法】　上为末，蜜糊为丸，如梧桐子大。每服三十丸，空心，食前温酒、盐汤任下。

【主治】　肝肾气虚，视物眿眿，血少气多，两目渐暗。

79．加味五子明目丸

【方源】　《眼科临症笔记》

【组成】　楮实子二两，菟丝子一两半，车前子、五味子、枸杞子、半决明子、大熟地黄各一两，知母八钱，黄柏五钱，菊花六钱，甘草一钱

【制法、用法】　上为细末，炼蜜为丸。一日两次，每服三钱。

【主治】　神水将枯（结膜干燥）症。两眼黑白尚分，气轮有皱襞，不红不疼；风轮灰白弥漫；惟水轮略带凹陷；眼泪不能润其表面，甚者无眵泪。

80．加味六味地黄丸

【方源】　《先醒斋广笔记》

【组成】　怀生地黄（如法制）八两，怀山药、白茯苓（坚白者）（人乳拌，晒干又拌，多多更妙）、山茱萸（去核）各四两，牡丹皮三两，麦门冬（去心）六两，泽泻三两（目疾减半），甘菊花（苦者不用）、真甘枸杞（去蒂）、北五味（去枯者）各六两，又方加白蒺藜（炒去刺）五两

【制法、用法】　上为细末，炼蜜为丸，如梧桐子大。每服四钱，空心淡盐汤送下。

【主治】　身体虚弱，患目疾久不愈者。

81．加味补中益气汤

【方源】　《眼科临症笔记》

【组成】　人参、当归身各三钱，柴胡二钱，黄芪八钱，升麻一钱半，熟地黄五

钱，玉竹三钱，枸杞四钱，白术、云苓、石斛各三钱，甘草一钱，大枣三个，生姜一片

【制法、用法】 水煎服。

【主治】 高风障症。二目不赤，不疼，不肿，常觉眩晕，每至日落星出，而无所见。

82. 加味明目地黄丸

【方源】 《外科证治全书》卷一

【组成】 生地黄一斤(酒炒)，人参四两，五味子三两，牛膝二两，麦冬六两(去心)，当归身、甘枸杞各五两，甘菊八两

【制法、用法】 上为细末，炼蜜为丸。口服。

【主治】 血少神劳，肝肾亏损所致的内障，外无肿痛翳膜，惟睛昏黑无光，若有所障。

83. 加味参附正气散

【方源】 《世医得效方》卷十六

【组成】 人参、木香、白豆蔻各二钱半，川芎、干姜、甘草、藿香、茯苓、黄芪、当归(去尾)、丁香、桂心、陈皮、白芷、缩砂仁、青皮(去白)各半两，白术、附子(炮)、半夏曲各七钱，加炮附子、枸杞子(去梗，炒，拣)、菊花蕊

【制法、用法】 加生姜、红枣，水煎，食前空心服。

【主治】 男子妇人目生内障，脑中有风，致视物昏暗，不生眵粪，瞳仁开阔，鼻流清涕。此因肾经虚损，元气虚惫使然。

84. 加料羚珀明目丸

【方源】 《全国中药成药处方集》

【组成】 黄连、川芎、木贼、枳壳、五味各六钱，杏仁、人参、甘草、青葙、青盐、黄柏、密蒙花、寸冬、菊花、蒺藜、山药、当归、杜仲各一两八钱，生地黄、天冬各二两七钱，全蝎、防风、荆芥各四钱五分，蔓荆子、茯苓、枸杞、石斛、草决明、菟丝子、沙苑、蝉蜕各一两四钱，知母一两八钱，羚羊、琥珀各二两，冰片四钱，薄荷冰二钱

【制法、用法】 上为细末，炼蜜为大丸，重二钱半，金衣，蜡皮封固。

【主治】 目疾。

85. 加减三花五子丸

【方源】 《眼科全书》卷六

【组成】 菊花、密蒙花、旋覆花、荆芥、夏枯草、升麻、木贼各七钱，枸杞子、菟丝子(酒煮)、青葙子、归须(酒洗)、黄芩、连翘、白茯(去皮)、石斛草、羌活、藁本、黄柏、知母(盐水炒)、防风、白芷各一两，草决明(炒)、石决明(煅)、蔓荆子、地肤子各八钱，甘草六钱

【制法、用法】 上为末，炼蜜为丸，如梧桐子大。每服四十丸，盐汤或酒送下。

【主治】 五脏风热上攻，肝虚头痛，眼见飞花或生翳障。

86. 加减补中益气汤

【方源】 《程松崖眼科》

【组成】 黄芩二钱，柴胡三分，陈皮八分，茯苓二钱，升麻三分，枸杞一钱，川芎八分，炙甘草五分，白术、当归身各一钱

【制法、用法】 水煎服。

【主治】 气虚，眼胞下坠，视物不明，目无红肿疼痛者。

87. 圣金丹

【方源】 《永乐大典》卷一一四一二引《经验普济加减方》

【组成】 蔓菁子四两，蛇蜕皮、蝉壳、羌活、川芎、木贼、甘草（炙）、石决明、密蒙花、青葙子、石膏、青皮、枸杞子、白蒺藜、防风各一两，苍术（泔浸，切焙）二两

【制法、用法】 上为细末，炼蜜为丸，如弹子大。每服一丸，细嚼，茶酒送下，一日三服。

【主治】 眼中翳膜，昏晕黑花，发赤肿痛。

88. 圣药丸

【方源】 《医方类聚》卷七十引《经验秘方》

【组成】 川芎、当归各一两，瓜蒌根六钱（生用），蝉壳五钱，川椒（去子）七钱，蛇蜕皮三钱，甘草（浸洗）、蔓荆子各二两，楮实子五钱，密蒙花、枸杞子各一两，木贼（去节，用童便浸一宿）二两，地骨皮一两，薄荷叶五钱，羌活一两，白蒺藜（炒）一两半，干菊花一两，川黄连三两，荆芥穗一两

【制法、用法】 上为细末，炼蜜为丸，一两分作十丸。每服一丸，细嚼，食后服之，日进二服。有翳者，清米泔水送下；睛暗者，当归汤送下；气昏瘴者，木香汤送下；如妇人血昏者，当归、薄荷汤送下。

【主治】 远年近日诸般内障，风暗气血，一切眼疾。

89. 苁蓉丸

【方源】 《洪氏集验方》卷四

【组成】 肉苁蓉（酒浸一宿，焙干）二两，巴戟天、枸杞子、菊花、川楝子各一两

【制法、用法】 上为末，炼蜜为丸，如梧桐子大。每服三十丸，空心、食前、临卧温酒或盐汤送下。

【主治】 暖水脏，明目。

90. 苍术散

【方源】 《朱氏集验方》卷九

【组成】 苍术一两，槐花、藁本、蛇蜕、防风、枸杞、白蒺藜各三钱，黄芩、川芎各半两，木贼、甘草、白菊花各二钱，蝉蜕四钱，乳香、没药各半钱，硬石膏

(煅)半两，干葛一两

【制法、用法】　上为细末。用白水煎，食后服。加谷精草三钱半尤妙。

【主治】　①《朱氏集验方》：瘢疮入眼。②《世医得效方》：小儿痘疮入眼，生翳膜，羞明怕日。

91. 还光饮

【方源】　《辨证录》卷三

【组成】　熟地一两，山茱萸四钱，枸杞、甘菊、同州蒺藜、玄参、麦冬各三钱，葳蕤五钱，肉桂三分

【制法、用法】　水煎服。十剂痊愈。

【主治】　人有患时眼之后，其目不痛，而色淡红，然羞明恶日，与目痛时无异。此乃内伤之目，又加不慎色欲。

92. 还睛丸

【方源】　《医方类聚》卷七十引《经验秘方》

【组成】　枸杞子(洗净，炒)、甘菊花各二两，川芎、薄荷叶各一两，苍术(米泔浸，夏秋三日，冬浸五日，去皮，切作片，晒干，微炒)六两

【制法、用法】　上为细末，炼蜜为丸，每一两作十丸。每服一丸，食后细嚼，温茶清送下。

【主治】　内外障眼，眼有肾晕，或无肾晕，视物不清。

93. 还睛丸

【方源】　《古今医鉴》卷九

【组成】　拣人参一两半，天门冬(泡，去心)、麦门冬(泡，去心)、生地黄(酒洗)各三两，熟地黄(酒蒸)、当归(酒洗)各一两，川芎七钱、白茯苓(去皮)、山药(蒸)、菟丝子(酒饮烂捣饼，焙干)各一两，甘枸杞、肉苁蓉(酒浸)、川牛膝(去芦)、川杜仲(酒炒)、石斛各一两半，五味子、川黄连各七钱，川黄柏(酒炒)一两，知母(酒炒)二两，杏仁(泡，去皮)一两半，枳壳(面炒)一两，防风(去芦)八钱，菊花(酒洗)、青葙子、草决明、白蒺藜(炒)、羚羊角(镑)各一两，乌犀角八钱，甘草(炙)七钱

【制法、用法】　上为细末，炼蜜为丸，如梧桐子大。每服三五十丸，空心盐汤送下。

【主治】　远年近日一切目疾，内外翳障，攀睛胬肉，烂眩风眼，及老年虚弱，目昏多眵，迎风流泪，视物昏花，久成内障。

94. 还睛丸

【方源】　《眼科全书》卷三

【组成】　菟丝子(酒洗)、川芎、木贼、蒺藜(炒，去刺)、白芍、熟地黄、甘草、羌活、青葙子、密蒙花、当归、枸杞子、肉苁蓉

【制法、用法】　上为细末，炼蜜为丸，如梧桐子大。每服三十丸，食后白汤送下。

【主治】 涩翳内障。

95. 还睛丸

【方源】 《全国中药成药处方集》(吉林方)

【组成】 当归二两六钱七分,薄荷、枸杞、生地黄、决明子、蒺藜、木贼、菊花各一两三钱四分,夜明沙、破故纸、黄柏、蒙花各一两,蝉蜕、黄芩、苏梗、知母、荆芥、茯苓、青葙、沙参各六钱七分,蛇蜕、黄连、琥珀各三钱四分

【制法、用法】 上为细末,炼蜜为小丸,用瓷坛存贮。每服二钱,用清茶水送下。

【主治】 眼赤目肿,翳瘼赤痛,暴发火眼等症。

96. 还睛丹

【方源】 《御药院方》卷十

【组成】 肉苁蓉(酒浸一伏时,切,焙干)、威灵仙(拣去土)、青葙子(拣净去土)、巴戟(去心)、蝉壳(去土)、甘菊花(拣净)、密蒙花、旋覆花、防风(去芦头并叉)、枸杞子、天麻(酒浸一宿,焙干)、地骨皮各二两,蛇蜕皮(酒浸一宿,炒黄)、香白芷各一两半,桑花麻子(水淘去浮者,炒香)一两

【制法、用法】 上为细末,炼蜜为丸,如豌豆大。每服五十丸,空心食前温酒、白汤、粥饮任下。

【主治】 肾虚眼见黑花飞蝇,见花或黑或白或红,久不已,将变内障。

97. 还睛丹

【方源】 《普济方》卷八十五引《经验良方全集》

【组成】 羌活、白芷、干菜子、细辛、苍术、川芎、火麻子、防风、藁本、当归、栀子仁、黄连、桔梗、甘草、菊花、薄荷、连翘、石膏、密蒙花、川椒、枸杞、天麻、荆芥穗、乌药、木贼、黄芩各一两半

【制法、用法】 上为末,炼蜜为丸,如弹子大。每服二丸,嚼细,食后温酒化下。

【主治】 远年近日,久患双目不见光明,内外气障,拳毛倒睫,一切眼疾。

98. 还睛汤

【方源】 《伤科补要》卷三

【组成】 人参、云苓、枸杞、肉苁蓉、天冬、麦冬、生地黄、熟地黄各等分

【制法、用法】 河水煎服。

【主治】 目伤睛暗者。

99. 还睛散

【方源】 《医方类聚》卷六十五引《龙树菩萨眼论》

【组成】 人参、细辛、决明子、车前子、防风、芎𬴂、丹参、升麻、覆盆子、地肤子、黄连、远志、桂心、槐子、茺蔚子、蒺藜子、厚朴、白芷、蜀漆、茯苓、麦门冬(去心)、柏子仁(去外皮)、通草、麻黄(去节)、黄芩、附子、五味子、菥蓂

子(去根)、枸杞子、禹余粮各四分

【制法、用法】 上为散，每服二钱，渐加至三钱，食后饮调下。

【主治】 青盲障翳积热，但瞳人未破。

100．还睛散

【方源】 《圣济总录》卷一〇九

【组成】 独活(去芦头)、麻黄(去根节)、白茯苓(去黑皮)、厚朴(去粗皮，生姜汁炙)、五味子、蒺藜子(炒，去角)、槐子、枸杞子、蕲葈子、麦门冬(去心，焙)、人参、细辛(去苗叶)、白芷、决明子、车前子、茺蔚子、覆盆子、地肤子、丹参、芎䓖、防风(去叉)、黄芩(去黑心)、升麻、黄连(去须)各一两一分，远志(去心)、木通(锉)、柏子仁各二两

【制法、用法】 上为散，每服方寸匕，食后以米饮调服，一日二次。

【主治】 眼见黑花昏暗。或因饮热酒食五辛，致黑风入眼，或因重病后昏暗，或因赤眼不见物，或因虚损视物不明，但瞳人不破者。

101．还睛退云散

【方源】 《全国中药成药处方集》(大同方)

【组成】 人参、杏仁、肉苁蓉、杜仲、牛膝、石斛、枸杞、菊花、菟丝子、当归、熟地黄、黄柏、青葙子、枳壳、白茯苓、蒺藜(炒)、草决明、山药各五钱，犀角、防风、羚羊角各四钱，天门冬、麦门冬各一两五钱，川芎、黄连、五味子、炙甘草各三钱五分，知母一两

【制法、用法】 上为细末。每服二钱，白水送下。

【主治】 眼内障，外障赤肿。

102．还精地黄丸

【方源】 《眼科秘书》卷下

【组成】 大生地黄(酒浸，炒)、山萸肉(酒炒)各三两，白茯苓(乳制)、甘枸杞(酒炒)、知母(蜜炒)、白菊花(去梗)、青盐、黄柏(制)、桑白皮(蜜制)、牡蛎(煅)、密蒙花(去梗)、石膏(煅)各二两，川黄连(酒炒)、大麦冬(去心)、山药(炒)、黄芩(酒炒)、牡丹皮(酒浸)、泽泻、青葙子、大川芎、桔梗各一两，木贼(去节)、蔓荆子(去膜，炒)、草决明、薄荷(酒炒)、石决明(煅)、防风各五钱，归尾、荆芥穗各五分，健猪肝(用竹刀切小头大，火焙，去血)十两，党参五钱

【制法、用法】 上为细末，炼蜜为丸，如梧桐子大。每服二钱，空心淡盐汤送下，临卧白水送下。

【主治】 肾水虚，见瞳子之翳下陷虚薄。

103．吹鼻散

【方源】 《圣济总录》卷一〇六

【组成】 枸杞白皮、鸡子白皮各等分

【制法、用法】 上为极细散。每日三次吹鼻内。

【主治】 眼风肿。

104. 返睛丸

【方源】 《异授眼科》

【组成】 川芎一两，白蒺藜、白术（土炒）、木贼、羌活、细辛各五钱，防风一两，熟地黄二两，独活、白芷、荆芥、枸杞、石决明各五钱，甘草三钱，天麻二两，菊花五钱，蕤仁四钱，生地黄五钱，车前子（炒）一两，青葙子、菟丝子、草决明各五钱

【制法、用法】 上为末，炼蜜为丸。每服三五十丸，空心盐汤送下。

【主治】 心肾虚耗，水火不交，渐生内障者。

105. 肝肾兼补丸

【方源】 方出《临证指南医案》卷八。名见《杂病源流犀烛》卷二十二

【组成】 熟地黄、枸杞子、山萸肉、五味子、茯神、菊花、生神曲、谷精草、山药

【主治】 研为末，水泛丸。熟汤送下。补肝肾。主瞳神散大，左偏头痛先损左目，是焦烦郁勃，阳升化风，却伤血液使然。

106. 羌活石膏散

【方源】 《医学入门》卷七

【组成】 羌活、石膏、黄芩、藁本、密蒙花、木贼、白芷、萝卜子、细辛、麻仁、川芎、苍术、菊花、荆芥、甘草各等分

【制法、用法】 上为末。每服二钱，蜜汤调服，一日三次；或加当归、枸杞、山栀、连翘、柴胡、薄荷、防风、天麻、桔梗各等分，为丸服。

【主治】 远年近日内外翳障，风热昏暗，拳毛倒睫，一切眼疾及头风。

107. 补肝丸

【方源】 《备急千金要方》卷六

【组成】 青葙子、桂心、葶苈子、杏仁、细辛、茺蔚子、枸杞子、五味子各一两，茯苓、黄芩、防风、地肤子、泽泻、决明子、麦门冬、蕤仁各一两六铢，车前子、菟丝子各二两，干地黄二两，兔肝一具

【制法、用法】 上为末，炼蜜为丸，如梧桐子大。每服二十丸，饮送下，一日二次，加至三十丸。

【主治】 眼暗。

108. 补肝丸

【方源】 《圣济总录》卷一一二

【组成】 杏仁、茺蔚子、青葙子、枸杞子、五味子、茯苓（去皮）各一两，干地黄三两，菟丝子二两，决明子一两，山芋、车前子、地骨皮（焙）、柏子仁、大黄、细辛（去苗叶）、甘草（炙，锉）、人参、黄芩（去黑心）、黄连（去须）、防风（去叉）各一两半

【制法、用法】 上为末，炼蜜为丸，如梧桐子大。每服二十丸，加至三十丸，食后米饮送下，临卧再服。

【主治】 眼昏暗，将变成内障。

109. 补肝饮

【方源】 《玉案》卷三

【组成】 甘菊、甘草、山药、熟地黄各二钱，防风、柏子仁、茯苓、枸杞子、白芍、柴胡各一钱

【制法、用法】 水煎，温服。

【主治】 乌睛陷者。

110. 青葙子丸

【方源】 《太平圣惠方》卷十八

【组成】 青葙子一两，枸杞子、泽泻、麦门冬（去心，焙）、生干地黄各一两半，防风（去芦头）一两，细辛三分，枳壳（麸炒微黄，去瓤）一两，石决明一两半，车前子二两，黄连（去须）、茺蔚子各三分

【制法、用法】 上为末，炼蜜为丸，如梧桐子大。每服三十丸，以清粥饮送下，不拘时候。

【主治】 热病，热毒攻眼，生翳膜。

111. 菊花散

【方源】 《魏氏家藏方》卷九

【组成】 菊花（去梗）一斤十二两，荆芥穗、旋覆花（去梗）各十四两，甘草（炙）四两，决明子（炒）、木贼、苍术（米泔浸一宿，去粗皮，炒）各十一两，枸杞子六两

【制法、用法】 上为细末。每服一钱半，食后清米泔水或薄荷蜜汤调下。

【主治】 男子、妇人风毒气毒，翳膜遮障，羞明怕日，倒睫多泪，眼眶赤烂，及妇人血风攻疰，暴赤眼肿痛，一切眼疾，小儿肤疮热毒入眼生翳膜。

112. 菊睛丸

【方源】 《太平惠民和剂局方》卷七

【组成】 枸杞子三两，巴戟（去心）一两，甘菊花（拣）四两，肉苁蓉（酒浸，去皮，炒，切，焙）二两

【制法、用法】 上为细末，炼蜜为丸，如梧桐子大。每服三十丸至五十丸，空心、食前温酒或盐汤送下。

【主治】 肝肾不足，眼目昏暗。瞻视不明，茫茫漠漠，常见黑花，多有冷泪。

113. 青葙子丸

【方源】 《太平圣惠方》卷三十三

【组成】 青葙子、决明子、葶苈子（隔纸炒，令紫色）、车前子、细辛、五味子各半两，麦门冬（去心，焙）一两，生干地黄、枸杞子、茺蔚子、防风（去芦头）、泽

泻、地肤子、桂心、菟丝子(酒浸三日，晒干，别捣、为末)各半两，兔肝(炙干)
一具

【制法、用法】 上为末，炼蜜为丸，如梧桐子大。每服二七丸，食后以粥饮
送下。

【主治】 风热壅滞，眼不得见日，泪出，眊眊不见物。

114. 青葙子丸

【方源】 《圣济总录》卷一〇二

【组成】 青葙子、肉桂(去粗皮)、葶苈子(隔纸炒)、热干地黄(焙)、细辛(去苗
叶)、茺蔚子、枸杞子、决明子、五味子、白茯苓(去黑皮)、黄芩(去黑心)、防风
(去叉)、地肤子各一两，泽泻、麦门冬(去心，焙)各一两半，车前子、菟丝子(酒浸
一宿，别捣、为末)各半两，兔肝(慢火炙干)一具

【制法、用法】 上为末，炼蜜为丸，如梧桐子大。每服三十丸，食后米饮送下，
临卧再服。

【主治】 肾肝风虚，目昏暗，视物不明。

115. 青羊补肝汤

【方源】 《眼科临症笔记》

【组成】 大熟地黄一两，菟丝子、沙苑子、枸杞、苍术、云苓、楮实子各三钱，
柴胡二钱，冬虫草一钱，羊肝一具

【制法、用法】 水煎服。

【主治】 视神经萎缩。

116. 梦灵丸

【方源】 《普济方》卷七十八引《卫生家宝》

【组成】 防风(蜜炙)、石决明(水一升煮干)各一两，菊花二两，威灵仙、蕤仁、
谷精草、枸杞子、苍术(米泔浸一宿，锉，焙)、蚌粉(飞过)各一两

【制法、用法】 上为细末，用雄猪肝一具，竹刀切去筋膜，和药捣一千下，入面
少许共捣，为丸如梧桐子大。食后盐汤送下三十丸。

【主治】 内外障眼。

117. 升阳益精汤

【方源】 《眼科金镜》卷二

【组成】 当归、川芎各二钱，云茯苓三钱，葛根二钱，半决明三钱，防风、连
翘、花粉、独活各二钱，五味子一钱，柴胡、玄参各三钱，菊花、枸杞、覆盆子各
二钱

【制法、用法】 水煎，温服。

【主治】 雀目变症。

118. 救睛丸

【方源】 《葆光道人眼科龙木集》

【组成】 栀子、薄荷叶、赤芍药、枸杞子各二两，苍术三两

【制法、用法】 上为末，酒糊为丸，如梧桐子大。每服三十丸，井花水送下，或茶清送下亦可。

【主治】 旋螺突睛。

119. 猪肝脯

【方源】 《眼科秘诀》卷二

【组成】 羯猪肝(割去苦胆，连血存之，不用水洗，竹刀割净白筋膜，切成柳叶薄片听用)一具，南谷精草(以手断碎，不见铁，黄酒淘去泥土，又黄酒泡透听用)二两，枸杞子(黄酒泡透听用)七钱，甘菊花(去梗、蒂、叶、尘土净，黄酒泡透听用)一两，玄参(不见铁器，黄酒泡透听用)五钱，真秋石(为细末，听用)二钱

【制法、用法】 上六味，除秋石外，将上五味合一处调匀，分作五份，肝亦分五份，用黑薄皮瓷罐子一个，底加一层药，药上排一层肝，肝上撒秋石末，又药一层，肝一层，肝上仍加秋石末，如此三四层，上用药盖肝，加酒一碗泡肝；用白净布一块水湿，布内夹纸五六层，封固罐口，麻线扎住，入锅内重汤煮一日，锅内水耗，时时加热水，其水不宜入罐内；候肝香气外闻，取开；当肝内无嫩血色，住火，俟火气尽，取出，即细嚼慢咽十数片；待冷，取出肝来，去药，将药收之，还煮一具肝，其肝瓷碗盛着。每日吃五七次，每次温热吃十数多片，不可太多。五、六、七旬以外，加人乳一碗，参汤一茶钟，酒二茶钟，当归汤二钟。十一月、十二月、正月、二月可用。

【主治】 翳障。

120. 猪苓汤

【方源】 《异授眼科》卷一

【组成】 五味子、熟地黄、猪苓、肉苁蓉(酒洗)、枸杞子、覆盆子各一钱五分

【制法、用法】 不用引，水煎服。

【主治】 肾虚目有黑花，如飞蝉蝇。

121. 猪肝枸杞酒

【方源】 《医统》卷六十一

【组成】 甘州枸杞子(肥者)(捣碎，绢袋盛之，纳一斗酒中浸，封固密三七日后，每朝夕饮之，任情勿醉)二升，猪肝(炙熟，薄切，以花椒、盐、酱蘸食之)

【制法、用法】 用上枸杞酒咽猪肝，只饮二三杯，勿醉。

【主治】 肝虚，迎风有泪。

122. 清心丸

【方源】 《医钞类编》卷十一

【组成】 枸杞二两，当归、生地黄、麦冬、黄连、菖蒲、菊花、远志、甘草各一两半

【制法、用法】 炼蜜为丸。灯心汤送下。

【主治】 久病眼目，心经蕴热。

123. 清肾汤

【方源】 《眼科金镜》卷三

【组成】 当归、川芎、枸杞子、茯苓各二钱，木贼、菊花、密蒙花各一钱半，石决明、知母、黄柏各二钱半，防风一钱

【制法、用法】 上锉，水三钟，煎一钟，温服。

【主治】 阴虚旺蟹睛者。

124. 清肾抑阳丸

【方源】 《审视瑶函》卷五

【组成】 寒水石(另研)、黄柏(盐水制)、生地黄、知母(盐水制)、枸杞子、黄连(酒炒)、白茯苓各二两，独活八钱，草决明(炒)、当归(酒洗，炒)、白芍药(酒洗，炒)各一两

【制法、用法】 上为细末，炼蜜为丸，如梧桐子大。每服三钱，空心滚白汤送下。

【主治】 瞳神缩小。其病神水紧小，小而又小，积渐之至，竟如芥子许。

125. 清心明目羊肝丸

【方源】 《北京市中药成方选集》

【组成】 熟军、菊花、琥珀、生石决明、泽泻、白蒺藜(炒)、夜明砂、胆草、车前子(炒)、蝉蜕、芒硝各三十二两，川芎、桑叶、薄荷、防风、当归、黄芩、木贼、茯苓、密蒙花、黄柏、知母、熟地黄、枸杞子、甘草各四两，黄连、人参(去芦)各十两，鲜羊肝三百二十两(煮熟连汤制)

【制法、用法】 上为粗末，将煮熟羊肝余入，晒干或烘干，为细粉，用芒硝化水，泛为小丸，每服十六两用滑石细粉四两为衣。每服二钱，一日二次，温开水送下。

【主治】 肝虚火盛，两目昏暗，羞明怕光，迎风流泪，夜盲内障。

126. 羚羊角丸

【方源】 《太平圣惠方》卷三十二

【组成】 羚羊角屑、枸杞子、菟丝子(酒浸三宿，晒干，为末)各一两半，赤茯苓、细辛、地肤子、桂心、独活、秦艽(去苗)、蓝实、芎䓖、威蕤、车前子各一两，甘草(炙微赤，锉)半两，防风(去芦头)一两

【制法、用法】 上为末，炼蜜为丸，如梧桐子大。每服三十丸，空心以粥饮送下，晚食前再服。

【主治】 肝风气，上热下冷。眼睑瞳仁痒急，揉之不止。

127. 羚羊角丸

【方源】 《圣济总录》卷一一〇

【组成】 羚羊角(镑)、柏皮(去粗皮，炙)、防风(去叉)各一两半，玄参、芎䓖、

荆芥穗、黄连(去须)、槐子、甘菊花、防己、石决明、蕤仁(去皮)、蔓荆子、车前子、秦艽(去苗土)各一两,大黄(锉,炒)、升麻、麦门冬(去心)、前胡(去芦头)、人参、白槟榔(煨)各一两半,栀子仁、生干地黄(焙)、阳起石(研)、珍珠末(研)、龙脑(捣研)、蔷薇根(锉)、枸杞子各一两

【制法、用法】 上为末,炼蜜为丸,如梧桐子大。每服三十丸。晚食后熟水送下。

【主治】 风毒上攻、目轮,眼烂肉疮翳生。眼睛肉臭。

128. 羚羊角散

【方源】 《眼科全书》卷三

【组成】 羚羊角、防风、人参、知母、白茯苓、玄参、桔梗各五钱,细辛、车前子、黄芩各一钱,枸杞子、熟地黄各等分

【制法、用法】 上研为末。每服五钱,水煎服。

【主治】 ①《眼科全书》:枣花翳内障。头旋脑热,痛痒不休,眼前常见黄黑二花,眼中有翳,参差如枣花。先起之时,瞳仁之间、金井内水中,先有一点,碎碎粧成,经二三年间凝结,方成内障,如枣花形状,四周如锯齿。或金针拨后,一时虽见,蒙蒙若烟雾,视物不真者。②《审视瑶函》:枣花障症。此症多因性急及患痰,竭视劳瞻,躭酒嗜辣,伤水湿热所致,初起甚薄而白,起于风轮周匝,从白膜四周环布而来,久则目急干涩,昏花不爽,甚则有瞳仁细小内障等症;或因人触激,火入血分,则泪流赤痛。

129. 密蒙花散

【方源】 《世医得效方》卷十六

【组成】 羚羊角(水煮,锉,炒干)、人参各一两,密蒙花二两,覆盆子、蛴螬(醋浸)各一两,茺蔚子、决明子各半两,地肤子、甘草、枸杞子各一两,菊花、槐花各半两

【制法、用法】 上为末。每服二钱,食后用饭饮调下。

【主治】 十六般内障,多年昏暗,及近日不明,泪出眩烂。

130. 密蒙花散

【方源】 《银海精微》卷上

【组成】 密蒙花、羌活、菊花、蔓荆子、青葙子、木贼、蒺藜、石决明、枸杞子各等分

【制法、用法】 上为末。每服三钱,食后清茶送下。

【主治】 肝胆虚损,眼羞明怕日,瞳仁不清。

131. 密蒙花散

【方源】 《银海精微》卷上

【组成】 密蒙花、羌活、菊花、石决明、木贼、黄柏、白蒺藜、黄芩、蔓荆子、青葙子、枸杞子各等分

【制法、用法】 每服三钱，茶送下，水煎亦可。

【主治】 拳毛倒睫。

132. 大补真元汤

【方源】 《眼科临症笔记》

【组成】 大熟地一两，生龟板、萸肉、枸杞各四钱，泽泻、云苓各三钱，生牡蛎、生龙骨各四钱，黄芪六钱，丹皮三钱，边桂五分，甘草一钱

【制法、用法】 水煎服。

【主治】 视定反动症，两眼不疼不红，又无云翳，视物皆动，常觉头晕目眩。

133. 地肤子散

【方源】 方出《太平圣惠方》卷三十三，名见《普济方》卷八十一

【组成】 地肤子、枸杞子、营实各一两

【制法、用法】 上为细散。每服二钱，以温酒调下，不拘时候。

【主治】 眼热目暗。

134. 千金不易万明膏

【方源】 《万病回春》卷五

【组成】 黄连、当归、夜明砂、天麻、防风、赤石脂、青葙子、赤芍药、楮实子、荆芥、龙胆草、白蒺藜、大黄、蝉蜕、甘菊花、枸杞子、草决明、白芍药、密蒙花、知母、苦葶苈、防己、茯苓、麦门冬、桑白皮、牛蒡子、旋覆花、青盐、蕤仁、五味子、槐花、艾叶、连翘、贝母、白芷、石菖蒲、木贼、羌活、车前子各一两，独活、生地黄、熟地黄、藁本、远志、胡黄连、薄荷、白附子、桔梗、杏仁、朴消、谷精草、玄参、百部、天门冬、大风子、苍术、枳壳、青藤、黄芪、黄柏、川芎、栀子、细辛、柴胡、黄芩、石膏各净五钱，槟榔、蔓荆子、石决明、苦参各七钱，木通六钱，甘草一两

【制法、用法】 上药俱切为细片，用童便一桶将水澄，盛瓷盆中；入炉甘石三斤，浸之一日夜，澄清再浸，澄出；将炉甘石入混元球内煅红，入药水浸。如此十数次，冷定，取出炉甘石，入阳城罐内封固打火，每罐打三炷香升盏。轻清者，合后药可治瞎目；坠底者，可治火眼。诸药加减于后。如不入罐打火，将炉甘石研细，用水飞过，分清浊两用亦可。如制甘石十两，加琥珀五钱，珍珠八钱，俱各用混元球煅过，为极细，冰片三钱，官硼三两，铜器上飞过，海螵蛸（生用）六钱，胆矾二两（用铜瓦片煅过），白翠二两（煅红入童便内，不拘遍数，以成腻粉为止），鹰粪三钱（用竹叶上焙过，研细），熊胆三钱（用缸瓦上煅过存性，为末），真正者人退一两（洗净，炒黄色存性，为细末），木贼一两（焙过，为细末），枯矾五钱，轻粉三钱，辰砂三钱，皮消三钱。此乃全料分两，亦当随其目疾而治之，无不取效矣。

【主治】 眼生翳膜，血灌瞳神，迎风流泪，拳毛倒睫，赤烂风弦。

135. 开明丸

【方源】 《世医得效方》卷十六

【组成】 熟地黄(酒洗)一两半,菟丝子(酒洗)、车前子、麦门冬(去心)、蕤仁(去皮)、决明子、地肤子、茺蔚子、枸杞子、黄芩、五味子、防风、泽泻、细辛(去叶,不见火)、杏仁(炒,去皮尖)、北葶苈(炒)、青葙子各一两,桂皮半两,羊肝(须用白羊者。只用肝,薄切,瓦上焙干了作末。或只以肝煮,研烂为丸,庶可久留;少则以蜜凑之)一具

【制法、用法】 上为末,为丸如梧桐子大。每服三十丸,熟水送下,一日三次。

【主治】 年深日近,翳障昏蒙,寂无所见,一切目疾。

136. 开窍引

【方源】 《眼科阐微》卷二

【组成】 好石菖蒲、南谷精草、枸杞子、菊花各等分

【制法、用法】 水煎,食后服,每日二次。观目中云翳厚薄,药剂大小量度用之。药俱宜酒洗,取上行入目也。内服五七剂,外用熏洗之剂。

【主治】 目中云翳。

137. 木贼散

【方源】 《普济方》卷七十八引《卫生家宝》

【组成】 木贼(去节)、甘菊、枸杞子、荆芥穗、苍术(米泔浸三日)、熟干地黄各等分。

【制法、用法】 上为末,更入蛤粉和匀。每服二钱,先用猪肝四两切开,掺药在内,甑上蒸熟,食后细嚼,白汤送下。

【主治】 眼目内外翳障。

138. 五花丸

【方源】 《证治准绳·类方》卷七

【组成】 金沸草四两,巴戟三两,川椒皮、枸杞子、白菊花各二两

【制法、用法】 上为末,炼蜜为丸,如梧桐子大。每服二十丸,空心盐酒送下。

【主治】 漏睛脓出,目停风热在胞中,结聚脓汁,和泪相杂,常流涎水。

139. 五花丸

【方源】 《审视瑶函》卷四

【组成】 金沸草二两,砂仁(炒)、川椒皮各七钱,甘草(炙)四钱,白菊花、黄柏(酒制)、枸杞子各一两半,巴戟天八钱

【制法、用法】 上为细末,炼蜜为丸,如梧桐子大。每服二十丸,空心或盐汤、或温酒送下。

【主治】 漏睛脓出,目停风热在胞中,结聚脓汁,和泪相杂,常流涎水,久而不治,至乌珠坠落。

140. 五倍丸

【方源】 《圣济总录》卷一〇二

【组成】 紫巴戟(去心)一两,枸杞子二两,菊花三两,旋覆花四两,蕤仁(汤浸

去皮，别研细)五两

【制法、用法】 上为末，用陈粟米粥为丸，如梧桐子大。每服二十丸，临卧好茶送下。冷泪多、赤目翳膜昏暗，可一两服效。气晕不睹物，可半剂。

【主治】 肝肾久虚，眼目昏暗，冷泪多，赤目，生翳膜气晕，不睹物。

141. 五倍丸

【方源】 《圣济总录》卷一〇七

【组成】 巴戟天(米泔浸一宿，焙)一两，甘枸杞子(生用)二两，旋覆花(生用)三两，菊花(生用)四两，蜀椒(去目及闭口，醋二升，慢火煮令醋尽为度，焙)五两

【制法、用法】 上为末，炼蜜为丸，如梧桐子大。每服二十丸至三十丸，空心温酒或青盐汤送下。

【主治】 风毒攻眼，内外障。冷泪。

142. 车前子丸

【方源】 《太平圣惠方》卷三十二

【组成】 车前子、决明子(微炒)、栀子仁各半两，黄连(去须)三分，牵牛子(炒令熟)一两，枸杞子半两，甘草(炙微赤，锉)三分，熊胆半两，牛胆汁一合，猪胆(取汁)五枚

【制法、用法】 上药除胆外，捣罗为末，于三味胆汁中熬，可丸即丸，如梧桐子大。每服十丸，食后以温水送下。

【主治】 肝中久热，目常涩痛。

143. 明目散

【方源】 《万病回春》卷五

【组成】 薄荷、甘草、天麻、荆芥、防风、甘菊花、当归、连翘、枸杞子、川芎、白芷、密蒙花各等分

【制法、用法】 上为细末。每服三钱，茶调下，每日一次。

【主治】 一切眼疾。

144. 明目地黄丸

【方源】 《万病回春》卷五

【组成】 怀生地(酒洗)、熟地黄各四两，知母(盐水炒)、黄柏(酒炒)各二两，菟丝子(酒制)、独活各一两，甘枸杞二两，川牛膝(酒洗)三两，沙苑、蒺藜(炒)各三两

【制法、用法】 上为细末，炼蜜为丸，如梧桐子大。每服八十丸，夏月用淡盐汤送下，余月酒送下。

【主治】 翳膜遮睛，羞涩多泪，并治暴赤热眼。

145. 无比地黄丸

【方源】 《普济方》卷七十二引《经验良方全集》

【组成】 肉苁蓉(酒浸)、枸杞子各四两，当归、川芎、防风(去芦)各二两，菊

花、楮实(拣，焙)、巴戟天(去心)、荆芥穗、白蒺藜各一两半，决明子(炒)一两，生干地黄四两

【制法、用法】 上为末，炼蜜为丸，如梧桐子大。每服三十丸，空心盐汤送下，或温无灰酒送下亦可。

【主治】 肝肾虚，眼生黑花，乍结内障，目力亏损，逢风有泪。

146. 天麻丸

【方源】 《永类钤方》卷十一

【组成】 天麻(酒浸)、枸杞子(酒浸，蒸)、巴戟天(泡，去心)、肉苁蓉(酒浸)、白术(煨)、黑牵牛(炒)、破故纸(炒)、白蒺藜(炒)、当归(酒洗)各一两，菟丝子(酒蒸)、白茯苓各二两，枸杞根、菊花各一两，青盐(别研)半两，川乌、草乌各一两，雄黑小乌豆半升

【制法、用法】 先以前十四味为末，以三乌用水先煮一日，烂为度，焙干作末，同前末酒糊为丸，如梧桐子大，空心盐汤送下。

【主治】 肝肾俱虚，眼昏或生黑花，乱飞如蝇虫翅羽，长流冷泪。

147. 明目地黄丸

【方源】 《医学心悟》卷四

【组成】 生地(酒洗)一斤，牛膝二两，麦冬六两，当归五两，枸杞子三两

【制法、用法】 用甘菊花八两熬膏，炼蜜为丸。每服三钱，开水送下。

【主治】 内障，隐涩羞明，细小沉陷。

148. 明目地黄汤

【方源】 《伤科补要》卷三

【组成】 生地黄八两，泽泻(盐水炒)、茯苓各三两，山药、萸肉各四两，枸杞、甘菊、当归各三两，石决明(水飞)四两，白蒺藜、牡丹皮(酒炒)各三两

【制法、用法】 水煎服。

【主治】 调理伤目。

149. 明目羊肝丸

【方源】 《景岳全书》卷六十

【组成】 黄连三两，家菊花、龙胆草、石决明(煅)、人参、当归、熟地黄、枸杞、麦冬、牛膝、青盐、黄柏、柴胡、防风、羌活各八钱，肉桂四钱，羯羊肝(烙干为末)一具

【制法、用法】 上为末，炼蜜为丸，如梧桐子大。每服三四十丸，温汤送下。

【主治】 肝虚风热，冷泪赤涩，内外障眼。

150. 明目固本丸

【方源】 《银海精微》卷上

【组成】 生地黄、熟地黄、天门冬、麦门冬、枸杞子、干菊花各等分

【制法、用法】 上为末，炼蜜为丸，如梧桐子大。每服三十丸，空心盐汤送下。

【主治】 心热，肾水不足，少睛光。

151. 明目夜光丸

【方源】 《活人心统》卷下

【组成】 川连、木贼、归身、防风、芍药(炒)、生地黄、蔓荆、白蒺藜、玄参、谷精草、大力子、龙胆草、家菊花、楮实、草决明、枸杞子各一两，羌活五钱

【制法、用法】 上为末，炼蜜为丸，如梧桐子大。每服七十丸，食远，家菊花汤送下。

【主治】 眼赤涩，或远近起视无光，或昏花朦昧；上盛下虚，肝风内热，障目。

152. 明目枸杞丸

【方源】 《奇方类编》卷上

【组成】 枸杞一斤(以酒润，作四分，一分小茴炒、一分脂麻炒、一分川椒炒、一分枸杞独炒)、熟地黄(捣烂)、白术(土炒)、甘草各一两，白菊二两

【制法、用法】 上为末，炼蜜为丸，如梧桐子大。每服五七十丸，空心盐汤送下。

【主治】 明目。

153. 明目益水丸

【方源】 《玉案》卷三

【组成】 北五味、熟地黄、肉苁蓉(酒浸)、枸杞子、杜仲(盐水拌炒)、沉香各一两，石斛二两，青盐、磁石各四钱，菟丝子三两

【制法、用法】 上为末，炼蜜为丸。每服二钱，空心白滚汤送下。

【主治】 一切患目，肾水枯竭。

154. 明目益肾丸

【方源】 《丹溪心法》卷三

【组成】 枸杞、当归(酒浸)、生地黄(酒浸)各一两，五味子五钱，知母(酒炒)、黄柏(酒炒)各七钱，山药半两，茯神一两，巴戟天(去心)五钱，菟丝子(酒浸)一两，人参、甘菊、天门冬各五钱

【制法、用法】 上为末，炼蜜为丸，如梧桐子大。每服五十丸，空心盐汤送下。

【主治】 《济阳纲目》：上热而下元虚，目昏。

155. 固本还睛丸

【方源】 《医学正传》卷五

【组成】 天门冬(去皮心，酒浸一宿，另杵如泥)、麦门冬(去心，焙干)、生地黄(酒浸，焙，勿犯铁)、熟地黄(酒洗净，用瓷器蒸，勿犯铁)各三两，人参、白茯苓、干山药、枸杞子各一两五钱，川牛膝(酒洗)、石斛(去芦，酒洗)、草决明(微炒)、杏仁(去皮尖，另研)、甘菊花(用小金钱)、菟丝子(酒浸三宿，另研，焙干)、枳壳(麸炒黄色)、羚羊角(细锉，取净末八钱)各一两，乌犀角(锉细，生用)八钱、五味子(焙干)、甘草各七钱(炙)，防风(去芦)八钱，白蒺藜(杵去刺)、黄连(去毛)、

川芎各七钱，青葙子(微炒)八钱

【制法、用法】 上为细末，炼蜜为丸，如梧桐子大。每服五七十丸，盐汤送下。

【主治】 远年一切目疾，内外翳膜遮睛，风弦烂眼，及老弱人目眵多糊，迎风流泪，视物昏花等。

156. 固肝养荣汤

【方源】 《眼科临症笔记》

【组成】 大熟地五钱，当归三钱，人参、川芎各二钱，枸杞三钱，肉苁蓉四钱，菟丝子、巴戟天、蒺藜(炒)、石斛各三钱，菊花二钱，夏枯草、云苓各三钱，甘草一钱

【制法、用法】 水煎服。

【主治】 无时冷热泪症(泪道阻塞)两目搐昏，不疼不肿，视力不健，或冷或热，时常流泪。

157. 垂柳枝煎

【方源】 《太平圣惠方》卷三十二

【组成】 垂柳枝(长二寸)、桃枝(长二寸)、枸杞枝(长二寸)各七茎，马牙消(细研)一分，桑枝(长二寸)七茎，竹叶四十九片，黄连(去须)、决明子各半两，龙脑(细研)半钱

【制法、用法】 以浆水二大盏，于铜器中煎至一半，去滓，重以绵滤令净，入消及龙脑，搅令匀，更煎令稠。每以铜箸头、取如小豆许，点目中，每日三五次。

【主治】 风赤眼。

158. 金华散

【方源】 《普济方》卷四〇四

【组成】 黄连、菊花、枸杞子各一两，甘草三分，牛蒡子半两

【制法、用法】 上为末。食后薄荷汤调下。

【主治】 痘疮入眼，昏暗，翳膜遮障。

159. 金光明目丸

【方源】 《眼科秘书》卷上

【组成】 甘草、枸杞共四两(分四制：一两用脂麻炒，一两用花椒炒，一两用童便浸炒，一两用盐水浸炒，制完听用)，熟地黄、生地黄、麦冬、密蒙花、白菊、赤芍、牡蛎、磁石(煅)、当归、川芎各一两，蝉蜕(洗去土)、谷精草、山栀、泽泻各一两

【制法、用法】 上共枸杞为末，炼蜜为丸，如梧桐子大。每服五十丸，早、午、晚食后滚水送下。

【主治】 五风内障，肾虚，不论老幼，远近血枯诸眼症。

160. 金光复明散

【方源】 《医方类聚》卷六十七引《修月鲁般经后录》

【组成】 密蒙花、甘草、木贼（去节）、蔓荆子、细辛、枸杞、僵蚕、薄荷叶、甘菊花、苍术、荆芥穗、香白芷、石膏、藁本、黄连各等分

【制法、用法】 上为细末。每服三钱，蜜水或茶清调服，每日早晚食后二服。

【主治】 远年近日内外风毒，一切眼昏之疾。

161. 兔肝丸

【方源】 《圣济总录》卷一○二

【组成】 兔肝（慢火炙干）二具，柏子仁、熟干地黄（焙）、防风（去叉）各一两，五味子、车前子、细辛（去苗叶）、菟丝子（酒浸一宿，别捣为末）各半两，芎䓖、枸杞子、山芋各一两

【制法、用法】 上为末，炼蜜为丸，如梧桐子大。每服二十丸，渐加至三十丸，空心酒送下，一日二次。

【主治】 肝肾虚，目黑暗不明，冷泪时出。

162. 夜光丸

【方源】 《瑞竹堂方》卷三

【组成】 天门冬（去心，焙）、麦门冬（去心，焙）、生地黄（怀州道地）、熟地黄（怀州道地）、新罗参（去芦）、白茯苓（去黑皮）、干山药各一两，枸杞子（拣净）、牛膝（酒浸，另捣）、金钗石斛（酒浸，焙干，另捣）、草决明（炒）、杏仁（去皮尖，炒）、甘菊（拣净）、菟丝子（酒浸，焙干，另捣）、羚羊角（镑）各七钱半，肉苁蓉（酒浸，焙干，另捣）、五味子（炒）、防风（去芦）、甘草（炙赤色，锉）、沙苑蒺藜（炒）、黄连（去须）、枳壳（去瓤，麸炒）、川芎、生乌犀（镑）、青葙子各半两

【制法、用法】 上除另捣外，为极细末，炼蜜为丸，如梧桐子大。每服三五十丸，空心温酒送下，盐汤亦可。

【主治】 肝肾不足，虚火上扰证。瞳神散大，视物昏花，羞明流泪，头晕目眩，以及内障等症。

163. 夜光丸

【方源】 《经验秘方》引周祥卿方（见《医方类聚》卷七十）

【组成】 天门冬（去心，火焙）、麦门冬（去心，焙）、熟地黄、生地黄（怀者佳）、新罗参（去须）、白茯苓（去皮）、干山药各二两，枸杞子（拣净）、金钗石斛（酒浸）、牛膝（酒浸）、甘菊花、草决明（炒）、羚羊角（镑，另捣）各一两半，肉苁蓉（酒浸）、五味子、白蒺藜（炒去刺）、防风（去芦）、甘草、黄连、枳壳（去瓤，麸炒）、贯川芎、生犀角（另捣）、青葙子各一两，菟丝子一两半（酒浸），谷精草一两，当归三两，密蒙花一两

【制法、用法】 上为细末，炼蜜为丸，如梧桐子大。每服五十丸，空心盐汤或温酒送下。

【主治】 男子肾虚血弱，风毒上攻眼目，视物昏花不明。久而渐成内障。

164. 育神夜光丸

【方源】 《摄生众妙方》卷九

【组成】 当归(全用,酒浸洗)、远志(以甘草水煮,捶,去心)、牛膝(去芦,怀庆者佳)、地骨皮(去梗,用水净洗)、菟丝子(捣去灰土,酒浸净,再以酒浸经宿,加酒煮烂,捣成饼,日晒干,入药)、生地黄(怀庆者,酒洗净,浸烂)、熟地黄(怀庆者,酒洗净,浸烂,同生地黄木白同捣成膏)、枳壳(去瓤,面炒)、甘州枸杞、甘州菊花(去梗)各等分

【制法、用法】 上为末,生熟地黄捣膏,入前药,炼蜜为丸,如梧桐子大。每服五六十丸,空心用盐汤、食后温酒、临睡茶清送下。

【主治】 ①《摄生众妙方》:眼目病。②《医学六要》:精衰眼昏。

165. 泻肾汤

【方源】 《审视瑶函》卷五

【组成】 枸杞子一钱二分,生地黄、黄柏(酒洗,炒)、知母(酒洗,炒)、麦门冬(去心)、山萸肉(去核)、白芍、归尾各一钱,五味子七粒,白茯苓、独活各八分

【制法、用法】 上锉一剂。白水二钟,煎至一钟,去滓热服。

【主治】 瞳神散大症。食辛辣炙博之物过多所致者。

166. 泻肺散

【方源】 《异授眼科》

【组成】 黑豆、白丑、泽泻、当归、枸杞、苦参各等分

【制法、用法】 水煎服。

【主治】 目中不清,视物不见。

167. 定心丸

【方源】 《世医得效方》卷十六

【组成】 石菖蒲、甘菊、枸杞子各半两,辰砂二钱,远志(去心)一分,麦门冬(去心)一两

【制法、用法】 上为末,炼蜜为丸,如梧桐子大。每服三十丸,食后熟水送下。

【主治】 胬肉攀睛,或先赤烂多年,肝经为风热所冲而成,或痒或痛,或起筋膜,心气不宁,忧思不已。

168. 空青丸

【方源】 《圣济总录》卷一一二

【组成】 空青(别研,飞过)半两,决明子(炒)、菟丝子(酒浸,别捣为末)各二两,茺蔚子、五味子(炒)、细辛(去苗叶)、蔓荆实、柏子仁(别研)、防风(去叉)、蒺藜子(炒,去角)、枸杞子、石龙芮、人参(去芦头)各一两

【制法、用法】 上为细末,入空青研匀,炼蜜为丸,如梧桐子大。每服二十丸,食后以竹叶汤送下,一日三次。

【主治】 眼目昏暗,渐变内障。

169. 再造还明丸

【方源】　《全国中药成药处方集》（杭州方）

【组成】　怀山药四两，木贼草二两，枸杞子三两，龙衣一两，望月砂二两，丹参、茯神、蝉衣、谷精草各三两

【制法、用法】　上为细末，水泛为丸。每服三钱，开水送下，早、晚各一次。

【主治】　障翳。

170. 决明丸

【方源】　《圣济总录》卷一○二

【组成】　决明子、青葙子、茺蔚子、车前子、地肤子、五味子（炒）、枸杞子（去茎蒂）、细辛（去苗叶）、麦门冬（去心，焙）、生干地黄（焙）、赤茯苓（去黑皮）、肉桂（去粗皮）、泽泻、甜葶苈（纸上炒紫色）、防风（去叉）、芎䓖各一两

【制法、用法】　上为末，炼蜜为丸，如梧桐子大。每服二十丸，食后良久米饮送下，一日三次。

【主治】　肝虚膈热，眼目昏暗，渐成障蔽，或见黑花，不能远视。

171. 决明丸

【方源】　《圣济总录》卷一一○

【组成】　决明子（微炒）、车前子、山栀子仁、枸杞子、熊胆汁（干者亦得）各半两，黄连（去须）、牵牛子（炒熟）、甘草（炙，锉）各三分，牛胆汁半合，猪胆汁五枚

【制法、用法】　上为末，三味胆汁和丸，如梧桐子大。随胆汁多少，以丸得为度，如硬，入炼蜜少许。每服三十丸，食后温热水下。

【主治】　①《圣济总录》：倒睫拳挛，隐磨瞳仁。②《普济方》：阳气炎上，血脉贯冲，目赤肿痛，睑眦生疮，暴生钉翳，渐染晴轮，视物羞涩，紧急难开。

172. 决明丸

【方源】　《世医得效方》卷十六

【组成】　青葙子（炒）、防风、枳壳各一两，茺蔚子、细辛、枸杞子、泽泻、生干地黄、石决明（烧）各半两，土当归（酒浸）二两，宣连（去须）半两，车前子（炒）、麦门冬（去心）各二两

【制法、用法】　上为末，炼蜜为丸，如梧桐子大。每服三十丸，食后麦门冬煎汤送下。

【主治】　诸般眼患，因热病后毒气攻目，生翳膜遮障。

173. 决明散

【方源】　《博济方》卷三

【组成】　石决明、草决明、丹丞明（又名丹丞石）、青葙子、白芷、甘草、黄柏、黄连、谷精草、龙骨、蔓菁草、枳实、牡蛎、枸杞子、蛇皮（雄者五分，雌者五分，在草木屋上并谓之雄者，沾土在地并谓之雌者）各一两，羌活、白蒺藜、蝉蜕、白附子、黄芪各半两，鱼子（活水中生下者）半两（其子滑，硫黄水温洗过），虎睛一个（切

作七片子，每一度，杵罗一片，用文武火炙干入，候杵罗时一七遍了尽，筛罗为度）

【制法、用法】 上药每服七分，五更时披衣，以陈茶清调下，日午、临卧服之。

【主治】 ①《博济方》：眼一切疾，胬肉翳障，赤肿疼痛。②《普济方》：内障浮翳，或如枣花，或若银钉，浮浅透外。

174. 决明散

【方源】 《永类钤方》卷十一

【组成】 石决明（煅）、枸杞子（酒浸一宿）、木贼（去节）、荆芥穗、晚桑叶、羌活、谷精草（去根）、粉草（炙）、旋覆花、蛇退（蜜炙）、制苍术、菊花各等分

【制法、用法】 上为细末。每服二钱，茶清调，食后服。

【主治】 障膜。

175. 安肾汤

【方源】 《不知医必要》卷二

【组成】 熟地黄四钱，淮山药（炒）、枸杞各二钱，茯苓、牛膝（盐水炒）、萸肉各一钱五分

【制法、用法】 水煎服。

【主治】 虚火牙痛。

176. 安睡丹

【方源】 《辨证录》卷四

【组成】 白芍、生地黄、当归各五钱，甘草一钱，熟地黄一两，山茱萸、枸杞各二钱，甘菊花三钱

【制法、用法】 水煎服。

【主治】 肝气太燥，忧愁之后，终日困倦，至夜而双目不闭，欲求一闭目而不得。

177. 羊肝丸

【方源】 《本事》卷五

【组成】 白羯羊肝（只用子肝一片，薄切，新瓦上焙干），熟地黄（酒洒，九蒸九晒，焙干称）一两半、车前子、麦门冬（水浥，去心）、菟丝子（酒浸，晒干，用纸条子同碾为末）、蕤仁、决明子、泽泻、地肤子（去壳）、防风（去钗股）、黄芩（刮净）、白茯苓（去皮）、五味子（拣）、枸杞子、茺蔚子、杏仁（大者，去皮尖，炒）、细辛（华阴者，去叶）、苦葶苈（炒令香）、桂心（不见火）、青葙子各一两

【制法、用法】 上为细末，炼蜜为丸，如梧桐子大。每服三四十丸，温水送下，一日三次，不拘时候。

【主治】 ①《医学入门》：肝经蕴热，毒气上攻，眼目赤肿，多泪昏暗，及年久丧明内障。②《全国中药成药处方集》（吉林方）：瞳仁散大，羞明，视物不清，雀目青盲，眼边赤痒，流泪。

178. 羊肝丸

【方源】 《玉案》卷三

【组成】 羖羊肝(竹刀去膜，瓦上焙)一具，细辛、熟地黄、羌活、独活、北五味、菊花、草决明各二两，杏仁(去皮尖)、枸杞子、青葙子、茺蔚子各一两，当归二两五钱，蕤蕤仁(去壳)、麦门冬(去心)、地肤子各一两二钱

【制法、用法】 上为末，炼蜜为丸。每服二钱，一日三次。

【主治】 内障眼疾。

179. 羊肝丸

【方源】 《眼科全书》卷三

【组成】 当归(酒洗)、熟地黄(酒蒸)、白茯苓、柴胡、黄芩各一两，草决明、蔓荆子、茯神、知母、黄柏各七钱，赤芍、白芍、苍术(米泔水浸)、香附(四制)、玄参、牛膝、菟丝子(酒煮)各一两，龙胆草、青葙子、枸杞子、石决明(煅)、麦门冬(去心)各五钱

【制法、用法】 同羊肝为末，炼蜜为丸，如梧桐子大。每服三十丸，温汤送下。

【主治】 高风，雀目，内障。

180. 羊肝明目丸

【方源】 《医级》卷八

【组成】 黄连三两，甘菊、龙胆、石决明(煅)、人参、当归、熟地黄、枸杞、麦冬、牛膝、青盐、黄柏、柴胡、防风、羌活各八钱，肉桂四钱，羖羊肝(蒸捣)一具

【制法、用法】 上为末，炼蜜和肝为丸，如梧桐子大。每服三四十丸，白汤送下。

【主治】 ①《医级》：肝虚风热，冷泪赤涩，内外障眼。②《饲鹤亭集方》：肝虚风热，目赤肿痛，内障青盲，昏如云雾，怕火羞明。

181. 羊肝退翳丸

【方源】 《疡医大全》卷十一

【组成】 怀生地黄、熟地黄、白茯神(人乳拌，蒸晒)、怀山药(炒)各三两，甘枸杞、夜明砂(淘净)各四两，木贼草(蜜水拌炒)、蜜蒙花(蜜拌炒)、青葙子各二两，草决明(捶碎，用水浸拌炒)二两五钱，川黄连(白酒浸一宿，微炒)八钱，黑羊肝(去外膜，蒸熟)一具

【制法、用法】 上为粗末，同羊肝捣匀，再烘晒令干，再为细末，炼蜜为丸，如梧桐子大。每服二三钱，空心淡盐汤送下。

【主治】 雀盲眼，一切昏花老眼。

182. 决明散

【方源】 《圣济总录》卷一一〇

【组成】 石决明(刮洗净，研)二两，麦门冬(去心，焙)、菊花各一两，白附子

（炮)半两，枸杞子、沉香(锉)、秦皮(去粗皮，锉)、巴戟天(去心)、肉桂(去粗皮)、牛膝(酒浸，切，焙)、栀子仁、羌活(去芦头)各三分

【制法、用法】 上为散。每服三钱匕，空心菊花汤调下，临卧再服。

【主治】 眼内生疮，烂赤，痒，畏风。

183. 琥珀还睛丸

【方源】 《北京市中药成方选集》

【组成】 麦冬、天冬、党参(去芦)、熟地黄、知母、黄柏、川芎、菊花、山药、枳壳(炒)、肉苁蓉(炙)、青葙子、当归、菟丝子、茯苓、枸杞子、杜仲炭、杏仁(去皮，炒)各四两五钱，生地黄九两，沙苑子六两，羚羊、黄连各一两五钱，犀角九钱，石斛四两，炙甘草二两，琥珀三两

【制法、用法】 上方纳羚羊、犀角、琥珀另研兑入，余药共研为细末，过罗，炼蜜为小丸。每服三钱，温开水送下，日服二次。

【主治】 阴虚大盛，内外障翳，年老气虚，目昏多眵，瞳仁反背，视物昏花。

184. 椒红丸

【方源】 《永类钤方》卷十一

【组成】 花椒(去目)、制苍术、白术(煨)、白茯苓、黑牵牛(炒)、川乌、枸杞子(酒浸)、巴戟(炮，去心)、防风、羌活各等分

【制法、用法】 上为细末，炼蜜为丸，如梧桐子大。人参煎汤送下。

【主治】 肝肾俱虚，眼昏渐成内障，而兼气者。

185. 韩相进灵丹

【方源】 《证治准绳·类方》卷七

【组成】 防风、石决明、威灵仙、蕤仁、蛤粉、谷精草、枸杞子、苍术、甘草、菊花各一两

【制法、用法】 上为末，用雄猪肝一具，竹刀劈开去膜，搪极烂，和药为丸，如绿豆大。每服三十丸，盐汤送下。

【主治】 目内外障。

186. 滋肾丸

【方源】 《眼科全书》卷三

【组成】 当归、熟地黄、枸杞、白术、白芍、白茯、牛膝、龙胆草、覆盆子、肉苁蓉、川芎、玄参(米泔水浸)各一两，菟丝子、苍术、防己、厚朴、远志、黄柏、知母、青葙子、石决明、蒺藜各七钱，香附、密蒙花、磁石(煅，醋淬)、砂仁各五钱，甘草四钱，人参三钱

【制法、用法】 上为细末，炼蜜为丸，如梧桐子大。每服三五十丸，盐汤或酒下。

【主治】 乌风内障。不痒不痛，其瞳仁不开大，渐渐昏沉，又无翳障，是由气涩使然。

187．滋阴生光散

【方源】　《眼科临症笔记》

【组成】　大熟地黄八钱，五味子二钱，覆盆子三钱，生地黄五钱，知母四钱，黄柏、车前子(外包)各三钱，冬瓜子五钱，枸杞子四钱，甘草一钱，玄精石一钱半

【制法、用法】　水煎服。

【主治】　神水将枯症(结膜干燥症)。两眼黑白尚分，气轮有皱襞，不红不疼，风轮灰白弥漫，惟水轮略带凹陷，眼泪不能润其表面，甚者无眼泪。

188．滋阴明目汤

【方源】　《眼科临症笔记》

【组成】　大熟地黄五钱，知母三钱，黄柏二钱，当归、女贞子、车前子(炒)各三钱，菟丝子四钱，石斛、蒺藜(炒)、菊花各三钱，楮实子二钱，覆盆子、青葙子、枸杞各三钱，甘草一钱

【制法、用法】　水煎服。

【主治】　干涩昏花症(视神经调节衰弱)。两眼不红不疼，干涩昏花，瞳孔无异常人。

189．滋阴养目汤

【方源】　《外科医镜》

【组成】　大熟地黄、山萸肉、葳蕤各五钱，枸杞子、甘菊花、当归、白芍各三钱，柴胡五分，车前子、白芥子各二钱

【制法、用法】　水煎服。

【主治】　阴虚目痛。

190．滋肾明目丸

【方源】　《眼科秘诀》卷二

【组成】　白菊花三两，川芎五钱，白术(土炒)八钱，草决明(炒)五钱，人参三钱，陈皮四钱，栀仁(炒)八钱，肉苁蓉(酒洗去鳞甲)八钱，黄柏(盐水炒)、知母(盐水炒)、木贼(去节)各一两，茺蔚子(炒)五钱，枸杞(酒洗，炙干)三两

【制法、用法】　上为细末，炼蜜为丸，如梧桐子大。每服三钱，空心淡盐汤送下。

【主治】　少年中年云翳，用点药后，退的光明，但神光不外射者。

191．犀角散

【方源】　《太平圣惠方》卷三十三

【组成】　犀角屑、羚羊角屑各半两，车前子、枸杞子各一两，槐子、五味子、青葙子、牛蒡子(微炒)、茺蔚子、胡黄连各三分，兔肝(微炙)一具

【制法、用法】　上为细散。每服二钱，食后煎槐子汤调下，临卧再服。

【主治】　坠睛眼，失明，眼睛牵陷，或时发疼，视物散乱。

192. 雷岩丸

【方源】 《宣明论方》卷十四

【组成】 肉苁蓉、牛膝、巴戟(酒浸一宿,去皮心)各一两,菊花二两,黑附子(青盐二钱,以河水三升同煮水尽为度,去皮脐)一两,枸杞子二两,川椒(去目)三两

【制法、用法】 上为末,原浸药酒煮面糊为丸,如梧桐子大。每服十丸,空心酒送下。

【主治】 肾水不能溉济于肝,肝经不足,风邪内乘,上攻眼目,泪出,羞明怕日,多见黑花,生障,翳膜遮睛,睑生风粟,或痒或痛,隐涩难开;及久患偏正头痛,牵引两目,渐觉细小,视物不明者。

193. 障眼明片

【方源】 广州众胜药厂

【组成】 绵黄芪15%,枸杞子12%,防党参12%,山萸肉8%,菊花10%

【制法、用法】 制成片剂。每服四片,每日三次,每个疗程为三~六个月。

【主治】 初、中期老年性白内障,陈旧性眼底病,视力疲劳,精神困倦,头晕眼花,腰酸健忘。

194. 蔓荆子丸

【方源】 《太平圣惠方》卷三十三

【组成】 蔓荆子、五味子、枸杞子、地肤子、青葙子、决明子、楮实子(水淘去浮者,微炒)、茺蔚子、菟丝子(酒浸三日,晒干,另捣为末)各一两

【制法、用法】 上为末,炼蜜为丸,如梧桐子大。每服二十丸,空心、晚食前温酒送下。

【主治】 眼昏暗,不能远视。

195. 缩泉汤

【方源】 《张皆春眼科证治》

【组成】 熟地黄、枸杞子各二点四钱,山萸肉、酒白芍各一点八钱,五味子零点六钱,巴戟天一点八钱,细辛零点三钱,车前子一点八钱

【制法、用法】 水煎服。

【主治】 肝肾不足,泪泉不固,不时泪下;肾阳不足,流泪清冷。

第三章　外科疾病

1. 十四味大补汤

【方源】　《医钞类编》卷二十一

【组成】　人参、白术、茯苓、甘草、熟地黄、白芍、当归、川芎、黄芪、丹皮、肉桂、附子(炮)、枸杞、泽泻

【制法、用法】　加生姜、大枣，水煎服。

【主治】　悬痈已溃不敛。

2. 蚕沙散

【方源】　《点点经》卷二

【组成】　蚕沙、防己各一钱，独活、杜仲、枸杞、防风、槟榔、半夏、羌活、秦艽、当归、川芎各一钱半，甘草一钱

【制法、用法】　生姜为引。

【主治】　酒伤经络，筋软，周身不仁。

3. 夏英公酒浸饮子

【方源】　《朱氏集验方》卷一

【组成】　防风(细锉)、萆薢、羌活、秦艽、牛膝、败龟板、虎骨、桔梗、晚蚕沙(炒黄)各二两，枸杞子(炒)五两，苍耳(去刺，捶碎，酥炙)五升，干茄根(洗，锉，蒸熟)八两

【制法、用法】　用好酒二斗浸，瓶盛封闭二七日，开不得面向，恐气冲头目。每日午时空心及早晨各服一盏，常令有酒气一月。

【主治】　风毒、湿痹、瘫痪。

4. 换骨丹

【方源】　《医学纲目》卷十二

【组成】　防风、牛膝、当归、虎骨(酥炙)各一两，枸杞子二两半，羌活、独活、败龟板、秦艽、萆薢、松节、蚕砂各一两，茄根(洗)二两，苍术四两

【制法、用法】　酒浸服或酒糊为丸服皆可。

【主治】　诸风及鹤膝风。

5. 换骨酒

【方源】　《普济方》卷九十六引《卫生家宝》

【组成】　白茯苓、晚蚕沙(炒)各三两，虎胫骨(酒浸，炙黄)半两，甘草、槟榔各一两，郁李仁(汤浸，去皮)、附子(炮，去皮脐)、何首乌、防风、瓜蒌、牛蒡子根、牛膝、干菊花、杜仲(去皮丝)、黄芪各半两，白附子、益智仁各一两，石菖蒲

半两，天麻、山茱萸各一两，牡蛎、牡丹皮、枸杞子各半两，蛇床子、肉苁蓉各一两，羌活、鼠粘子各半两，狗脊(去毛)一两，天雄(炮，去皮脐尖)、干姜(炮)、苍耳子(炒)各半两，菟丝子一两，紫菀、白术、桔梗、白花蛇(酒浸，去皮骨，炙)各半两

【制法、用法】 上为粗末，用好无灰酒三五斗，生绢袋盛药，在坛子内封闭，令蜜浸之，春、夏二七日，秋、冬三七日，开时人面不得向坛口上，取浸药酒。每服一盏，温暖服，日进三服。久患者不过月，日近者只三五服。其药滓阴干为末，炼蜜为丸，如梧桐子大，每服三四十丸，温酒送下。服药三日，便能手梳头，七日四肢渐舒，十日行步，半月觉身轻眼明；常服乌髭发，身轻骨健，爽精神，净房修养一月妙。

【主治】 早年患偏风证，四肢不举，非人回转，不能自动，兼眼目疾。

6. 秘传加味醉仙散

【方源】 《松崖医径》卷下

【组成】 胡麻子、牛蒡子、蔓荆子、枸杞子(各炒紫色)、白蒺藜、苦参、瓜蒌根、防风、当归、川芎、芍药、羌活、何首乌、白芷、僵蚕(炒)、荆芥、连翘、黄芩、山栀、皂角刺、玄参、甘草、芙蓉叶、威灵仙各一两

【制法、用法】 上为细末，米糊为丸，如梧桐子大。每服七十丸，茶清送下。

【主治】 杨梅疮。

7. 秘传煮酒应效方

【方源】 《仁斋直指方论(附补遗)》卷四

【组成】 当归、人参、茯苓、乌药、砂仁、杏仁、川乌、草乌、何首乌、五加皮、枸杞子、川椒各二钱半，木香、牛膝、枳壳、干姜、虎骨、香附子、白芷、厚朴、麦门冬(去心)、陈皮(去白)、白术、川芎、麻黄、独活、羌活、半夏、肉桂、白芍药、生地黄、熟地黄、防风、天门冬、五味子、小茴香、细辛各一钱半，苍术、破故纸、甘草、核桃肉、红豆各五钱，酥油五钱五分，蜜八两，沉香一钱五分，葡萄二钱，荆芥、地骨皮、山茱萸、巴戟、知母各一钱五分

【制法、用法】 上为细末，分作两袋，用罐盛酒，袋悬于罐内，封罐口，安锅内煮熟，过五七日方用。每服随量饮，病在上食后服，病在下食前服。

【主治】 诸风气、历节，插腿风。

8. 消毒汤

【方源】 《外科精义》卷下

【组成】 独活、防风、细辛、藁本、川芎、枸杞子、荆芥、漏芦、大黄、黄芩(去腐)、官桂、苦参、威灵仙、丹参、黄芪、当归、芍药、茯苓、黄连、无心草、黄柏、麻黄、葛根、蒴藋、菊花、杜仲、地骨皮、秦皮、茵草、甘草、甘松、藿香、白芷、露蜂房、升麻、零陵香各一两，苍术三两，朴消五两，菖蒲八两

【制法、用法】 上为粗末。每用药半两，水二升，加葱三茎，槐、柳枝各一握，

同煎十余沸，去滓，热淋洗浴。

【主治】 百杂疮肿。

9. 消瘟散

【方源】 《种痘新书》卷十二

【组成】 当归、川芎、陈皮、枸杞、桔梗(井水炒)各五分，黄连(姜汁炒)一钱，红花子二钱，木通(去皮)、白芍各六分，防风四分，甘草、升麻、花粉、荆芥各三分

【制法、用法】 上为末，生姜为引，空心服，间三日再服。

【主治】 稀痘。

10. 调中汤

【方源】 《救偏琐言·备用良方》

【组成】 人参五分，陈皮四分，蝉蜕三分，川芎八分，甘草二分，扁豆、枸杞各一钱，谷芽六分

【制法、用法】 上加生姜两片，大枣两个，水煎服。此权宜之剂也，精神稍醒，即当加减。

【主治】 未痘时，先因吐泻里虚，随感时行见痘，目眶低陷，神情困倦者。

11. 桑粉丹

【方源】 《洞天奥旨》卷九

【组成】 桑条(烧灰存性)三钱，轻粉、雄黄、贝母各一钱

【制法、用法】 上各为末。用甘草、枸杞各三钱，煎汤一碗，先将疮口洗净(多浸一会)，后用米醋少许将药末调稀，入疮口令满，频频换之，待刺去自生肌矣。

【主治】 狐刺疮。生于手上，多由受竹木签伤皮破肉而成，疮内生有乱丝，疮外生有小刺，疼痛。

12. 换肌散

【方源】 《杨氏家藏方》卷一

【组成】 胡麻子、蔓荆子、枸杞子、牛蒡子各半两(并炒熟)，防风(去芦头)、苦参、白蒺藜、恬楼根各半两(并生用)，轻粉(别研)四钱

【制法、用法】 上为细末，和匀。每服二钱，用淡茶清汤调下，煎甘草、贯众汤漱口，每日三次，不拘时候。

【主治】 大风毒气，蕴积攻冲，溃疡。

13. 人参散

【方源】 《太平圣惠方》卷六十一

【组成】 人参(去芦头)一两，黄芪(锉)二两，甘草(炙微赤，锉)、当归(锉碎，微炒)、白芍药各半两，熟干地黄二两，白茯苓一两，桂心半两，枸杞子、白术各一两

【制法、用法】 上为散。每服四钱，以水一中盏，加生姜半分，大枣三枚，煎至

六分，去滓，不拘时候温服。

【主治】 痈疽内虚不足。

14. 枸杞汤

【方源】 《鸡峰普济方》卷四

【组成】 枸杞、荨麻根、枸椒根、蒴藋根各等分

【制法、用法】 上为粗末。煎汤淋洗。

【主治】 脚气。

15. 枸杞散

【方源】 方出《太平圣惠方》卷五十七。名见《普济方》卷三〇六。

【组成】 枸杞叶、盐各少许

【制法、用法】 上同捣熟后，敷于疮上。

【主治】 犬咬伤。

16. 灌脓起顶汤

【方源】 《痘医大全》卷三十三

【组成】 人参七分，黄芪二钱，白芷、甘枸杞各一钱，淫羊藿、川芎、甘草各五分，黄豆七粒

【制法、用法】 姜、枣引，煎服。

【主治】 痘不起发。

17. 六斤丸

【方源】 《外科证治全书》卷三

【组成】 木瓜、牛膝、肉苁蓉（去甲膜，洗淡）、明天麻、枸杞子、鹿角胶各一斤

【制法、用法】 上为末，炼蜜为丸，如梧桐子大。每服一百丸，空心黄酒送下。

【主治】 调补；脚气愈后久服可以除根。

18. 枸杞子散

【方源】 《太平圣惠方》卷四十

【组成】 枸杞子、白茯苓、杏仁（汤浸，去皮）、细辛、防风（去芦头）、白芷各一两

【制法、用法】 上为细散。先以腻粉敷面三日，即以白蜜一合和散药，夜卧时先用浆水洗面敷之。

【主治】 面皯皰。

19. 药酒

【方源】 《医方易简》卷六

【组成】 虎骨一两，附块二两，牛膝八钱，五加皮、杜仲（酒炒）各一两，黄芪、潞党（酒炒）各二两，枸杞一两，炙甘草五钱

【制法、用法】 米酒浸服。

【主治】 鹤膝风。

20. 保元八珍汤

【方源】 《救偏琐言》卷十

【组成】 人参、黄芪、甘草、当归、准熟地黄、川芎、枸杞子、山楂

【制法、用法】 上加生姜两片，炒糯米百数粒，水煎服。

【主治】 痘疹气血两虚，囊薄色淡，身凉体静，顶平顶陷，浆清皱软者。

21. 衍庆丸

【方源】 《惠直堂经验方》卷一

【组成】 当归(酒洗)、肉苁蓉(酒洗)、山药(乳拌蒸)、枸杞(酒蒸)各四两，鱼胶(麸炒)一斤，核桃肉(去皮，捣烂)十两，补骨脂(米泔水加盐浸，春二、夏一、冬五日)一斤，菟丝子(酒浸一宿，煮吐丝)八两，熟地黄(酒洗)四两，吴茱萸(酒蒸，炒)三两，覆盆子(酒浸)四两，人参(黄芪煎汤浸透，晒干)五钱

【制法、用法】 上炼蜜为丸。空心淡盐汤送下，初服一钱，次服一钱五分，三服二钱，四服二钱五分，五服三钱。初服禁房事三七日，便觉药力有效，至三月后，用酒送下三钱，即可得孕。

【主治】 身体衰弱，精气不足，肾虚寒冷，偏坠疝气。

22. 独活酒

【方源】 《圣济总录》卷八十三

【组成】 独活(去芦头)、山茱萸、天门冬(去心，焙)、黄芪、甘菊花、防风(去叉)、天雄(炮裂，去皮脐)、侧子(炮裂，去皮脐)、防己、白术、赤茯苓(去黑皮)、牛膝、枸杞子(焙)各三两，磁石(生捣研)九两，生姜(切)五两，贯众(锉，挼去黄末)二两，生地黄七两

【制法、用法】 上咬咀，如麻豆，生绢袋盛，以无灰酒五斗，浸七日开封。初饮三两合，渐加，常令酒力相接。

【主治】 脚气痰壅，头痛喘闷，胸膈心背痛。

23. 洗方拔毒汤

【方源】 《证治准绳·疡医》卷三

【组成】 防风、荆芥、羌活、独活、细辛、藁本、川芎、白芷、大黄、苦参、当归、赤芍药、威灵仙、玄参、何首乌、黄柏、甘草、蜂房、甘松、藿香、苍术、石菖蒲、零陵香、枸杞子

【制法、用法】 加葱白、川椒，煎水热洗，又用棉布二帖煮热蒸熨。

【主治】 瘰疬百杂疮肿。

24. 祛风丸

【方源】 《玉机微义》卷四十引易老方

【组成】 黄芪、枳壳、防风、芍药、甘草、熟地黄、地骨皮、枸杞子、生地黄

【制法、用法】 上为细末，炼蜜为丸，如梧桐子大。每服五十丸，白汤送下。

【主治】 疥癞。

25. 祛风地黄丸

【方源】 《医宗金鉴》卷六十八

【组成】 生地黄、熟地黄各四两，白蒺藜、川牛膝(酒洗)各三两，知母、黄柏、枸杞子各二两，菟丝子(酒制)、独活各一两

【制法、用法】 上为末，炼蜜为丸，如梧桐子大。每服三钱，黄酒送下，夏月淡盐汤送下。

【主治】 鹅掌风。无故掌心燥痒起皮，甚则枯裂微痛。又名掌心风。

26. 神应化浆汤

【方源】 《痘疹仁端录》卷十四

【组成】 人参、黄芪、当归各一钱，山楂、糯米、笋尖各二钱，肉桂、枸杞各八分，象牙三钱，木香(乳汁磨)半杯

【制法、用法】 水二钟，煎一钟，入好酒一钟，不拘时候服；或加梅花一钱，只服一剂，浆必满足。

【主治】 痘，浆不行。

27. 神效回生膏

【方源】 《医方类聚》卷一七六引《瑞竹堂方》

【组成】 槐、柳、桃、榆、桑、枸杞(树条嫩者)各二十条(每条长二寸)(上将六件树条，剥取嫩皮，用清油三升，文武火于大砂锅内煎，令嫩皮津液尽为度，将油滤过)，白芷、白及、白薇、当归、大黄、黄柏、赤芍药、杏仁、蓖麻子各一两半(将上药锉碎，再下于前油内浸透，又用慢火煎炒，去药滓，再用油滤过。用黄丹十二两，分作三次下，于油内熬令黑色，将筋觜蘸药油滴水内不散为度)，血竭、雄黄、乳香、没药各五钱，轻粉三钱

【制法、用法】 上为极细末，放油微温，下前药于油内，以瓦罐盛之，盖口，埋土内三日，去火毒。任意摊贴患处，二日外自觉病退。

【主治】 痈疽疖毒，远近臁疮，打扑跌折伤损，暗毒发背，刀斧所伤，箭头在肉，蛇犬所伤，并皆治之。

28. 神授东华益算膏

【方源】 《曜仙活人方》

【组成】 五枝膏二两，净沥青一斤，净黄香半斤，乳香末、没药各一两，轻粉二钱，黄蜡一两，血竭末二钱，麝香末一钱，安息香末、黄丹各一两，瓜绿末(极细)二两

【制法、用法】 先熬五枝膏(以桃枝、柳枝、槐枝、榆枝、桑枝、枸杞皮各五升，锉碎，用长流水一担，同熬至五分，去滓，加当归末四两，慢火熬成膏，滴水中不散为度)；将川芎、白芷入油同煎(春夏用油四两，秋冬用油六两)，油熟去药，下沥青、黄香、黄蜡溶开，次下五枝膏，用槐枝搅二百余次，下乳香、没药、血竭、轻

粉、安息香、黄丹，再搅二百余次，下麝香、瓜绿，再搅三百遍，滴水盆内浮者为度，将药倾于水盆内，浮者似青荷叶为度，沉香色者再熬，拔扯二百余遍，搭成鸡子大块，水盆内浸一宿，捞出控干，用纸托盘内放之，冬温处、夏凉处。用时以绯红绵帛可疮大小津唾摊贴，勿留口，不见火；如贴脑疽、发背溃烂之处，先用槐枝、葱白煎汤洗净患处，而后摊贴，三五日一换。

【主治】 一切无名恶疮，诸药不效者。

29．生发二号丸

【方源】 《朱仁康临床经验集》

【组成】 干地黄、山药、枸杞子、女贞子、桑椹子各十二钱，神曲、蚕沙各六钱

【制法、用法】 上为细末，炼蜜为丸，每丸重一点八钱。每日早晚各服一丸，开水送服。

【主治】 斑秃。

30．白薇散

【方源】 《异授眼科》

【组成】 白薇二两，生地黄一两，白蒺藜、防风各一两五钱，石榴皮九钱，羌活一两

【制法、用法】 上为末。枸杞汤下。

【主治】 目睛出痘，眼下皮漏脓。

31．白花蛇丸

【方源】 《张氏医通》卷十四

【组成】 防风、金银花、枸杞子、蝉蜕、苦参各二两，荆芥穗(酒洗)半两，黄连(酒炒)、全蝎(滚醋泡，炒黄)、牛膝、何首乌(不犯铁器)、牛蒡子、连翘、白蒺藜、细辛、胡麻(即亚麻)、蔓荆子各一两，漏芦(去苗)四两，白花蛇(去尾连头，生用。紫云风不用)一条，乌梢蛇(去头尾，不犯铁，石臼中捣。白癜风不用)一条

【制法、用法】 上十九味，除乌梢蛇外，预为粗末，同蛇捣和，焙干，捶为细末，米饮糊为丸，如梧桐子大。每服五七十丸，茶清送下，一日三次。

【主治】 大风恶疾，焮赤腐烂。

32．立应汤

【方源】 《外科百效全书》卷五

【组成】 蔓荆子、防风、荆芥、苦参、苍耳、黄荆子、牛蒡子、胡麻仁、甘枸杞、余粮石、白芷梢、苍术、连翘、土茯苓、羌活、独活各三钱

【制法、用法】 水煎，早空心服。

【主治】 白癜癣并梅癣。

33．加味五益膏

【方源】 方出《古方汇精》卷二，名见《卫生鸿宝》卷二

【组成】 玉竹、炙芪、白术(炒)各一斤，熟地黄(酒洗)、枸杞子(酒洗)各八两

【制法、用法】 文火熬成膏，用牛膝一两半、当归一两、虎胫骨五钱，浸无灰酒三斤，每晚一杯，化膏五钱服。

【主治】 鹤膝风属虚损者。

34. 加味地黄丸

【方源】 《疮疡经验全书》卷六

【组成】 熟地黄(酒煮)八两，山茱萸、山药各四两，茯苓、牡丹皮各二两五钱，泽泻二两，当归身、枸杞子各三两

【制法、用法】 上药各为末，捣熟地黄极烂和药，如干，加炼蜜再捣千杵，为丸如梧桐子大。每服二钱，早、晚用淡盐汤送下。

【主治】 梅疮病愈后，精血未复者。

35. 加味苦参丸

【方源】 《医学入门》卷八

【组成】 苦参、防风、荆芥、苍耳子、胡麻子、皂刺各十两，蔓荆子、牛蒡子、黄荆子、枸杞子、何首乌、禹余粮、蛇床子各三两，白芷一两半

【制法、用法】 上为末，用皂角煎膏和丸，如梧桐子大。每服五十丸，茶、酒任下。

【主治】 大风疮及诸风、赤白癜风。

36. 加减何首乌散

【方源】 《卫生宝鉴》卷九

【组成】 何首乌、蔓荆子、石菖蒲、荆芥穗、甘菊花、枸杞子、威灵仙、苦参各半两

【制法、用法】 上为末。每服三钱，蜜、茶调下，不拘时候。

【主治】 紫白癜风，筋骨疼痛，四肢少力，眼断白人，鼻梁崩塌，皮肤疮疥及手足皲裂，睡卧不稳，步履艰辛。

37. 加减大造苦参丸

【方源】 《丹溪心法附余》卷四

【组成】 苦参、防风、荆芥、苍耳子、胡麻子(半生熟)、皂角刺各十两，蔓荆子、牛蒡子、黄荆子、枸杞子、何首乌、禹余粮、蛇床子各三两，香白芷一两半

【制法、用法】 上为细末，用皂角捣烂，熬膏，入前药匀为丸，如梧桐子大。每服五十丸，茶、酒任下。

【主治】 大风疮及诸风、赤白癜风。

38. 加减六味地黄丸

【方源】 《疬科全书》

【组成】 茯苓、枸杞(盐水炒)、萸肉各一两五钱，熟地黄四两，泽泻八钱，炙甘草五钱，枸杞(盐水、炒)、萸肉各一两五钱，青皮(盐水炒)五钱，半夏、粉丹皮

各八钱，煅龙骨、煅牡蛎、杜仲(炒黑)、白芥子各一两

【制法、用法】 上为细末，炼蜜为丸，如绿豆大，切勿火焙。每服三钱，早晚饭后淡盐汤送下。加减作汤剂亦可。

【主治】 寒痰凝结所致的阴火疬，颈际夹起，大如卵形，坚硬异常，或一边，或两边，或带小核数粒，体质羸弱或后天亏损者。

39. 苁蓉牛膝丸

【方源】 方出《传信适用方》卷二，名见《普济方》卷二四〇

【组成】 肉苁蓉(好酒焙干，净洗)、川牛膝(去苗，洗，焙干)、天麻(明白者，洗，焙干)、木瓜(干者，各锉碎，用酒三升，入瓶内密缠，春五日，取出急用沸汤滤过，焙，为末)、枸杞子(拣，净洗)、黄芪(洗，涂，蜜炙)、真虎骨(酒浸，炙黄)、青盐(别研)各二两

【制法、用法】 上药都拌匀，将前项浸药酒，入面糊为丸，如梧桐子大，焙干。每服三五十丸，空心、食前温酒或白汤送下。

【主治】 脚气。

40. 苍耳酒

【方源】 《周慎斋遗书》卷七

【组成】 苍耳子(蒸)、晚蚕沙(炒)、五加皮(蒸)、大茄根(蒸)各四两，归身、虎骨(炙)、羌活、枸杞子、荆芥、油松节、杜仲(姜汁炒)、牛膝、萆薢、防风、秦艽各二两，白术、黄柏、苍术各一两，木香五钱

【制法、用法】 用酒二坛，小袋盛药，浸七日。口服。

【主治】 紫白癜风。

41. 劳伤药酒

【方源】 《伤科方书》

【组成】 红花二钱，黄芩、乌药、白茯苓、生地黄各五钱，当归六钱，五加皮五钱，补骨脂三钱，杜仲、牛膝各五钱，枳壳三钱，桃仁四钱，远志、续断、麦冬、秦艽、丹皮、枸杞各五钱，桂枝、香附各三钱，泽泻、胡索各五钱，虎骨八钱，枸杞子六钱，白胡根三两，胡桃肉四两，大枣头三两

【制法、用法】 上药共置入好酒中，随饮。

【主治】 跌打劳伤。

42. 还少丹

【方源】 《外科大成》卷二

【组成】 熟地黄、山药(微炒)、山茱萸、白茯苓、枸杞、巴戟天(酒浸)、牛膝(酒浸)、五味子、肉苁蓉(酒浸，去鳞，焙干，酥炙)、杜仲(酒、姜拌炒)、远志(甘草水浸汤下)、楮实子(酒浸)、石菖蒲(去毛，忌铁)、小茴香(盐、酒炒)、续断(酒浸)、菟丝子(酒蒸)各等分

【制法、用法】 上为末，煮红枣肉加蜜为丸，如梧桐子大。每服五六十丸，黄

酒、盐汤任下，空心、食前各一次。

【主治】 鹤膝风。

43．还元保真汤

【方源】 《外科正宗》卷三

【组成】 当归、川芎、白芍、熟地黄、白术、茯苓、人参、黄芪各一钱，牡丹皮、枸杞子各八分，甘草（炙）、熟附子各五分，肉桂、泽泻各三分

【制法、用法】 水二钟，加煨姜三片，大枣两个，煎八分，食前服。

【主治】 悬痈已溃，疮口开张，脓水淋漓，不能收敛者。

44．皂刺丸

【方源】 《医学入门》卷八

【组成】 皂刺一两，桑寄生、何首乌、石楠藤、白蒺藜、五加皮、地骨皮、白鲜皮各七钱，草乌、枸杞、牛蒡子、归尾、五灵脂、蔓荆子、胡麻子、防风、苦参、虎胫骨、地龙、京墨、木鳖、天花粉各五钱，白胶香、乳香、没药各三钱

【制法、用法】 上为末，面糊为丸，如梧桐子大。每服五十丸，硬饭汤送下，每日二次。服两月断根。

【主治】 远年杨梅、痈、癣、顽疮，筋骨疼痛。

45．皂角苦参丸

【方源】 《医宗金鉴》卷七十三

【组成】 苦参一斤，荆芥十二两，白芷、大风子肉、防风各六两，大皂角、川芎、当归、何首乌（生）、大胡麻、枸杞子、牛蒡子（炒）、威灵仙、全蝎、白附子、蒺藜（炒，去刺）、独活、川牛膝各五两，草乌（汤泡，去皮）、苍术（米泔水浸，炒）、连翘（去心）、天麻、蔓荆子、羌活、青风藤、甘草、杜仲（酥炙）各三两，白花蛇（切片，酥油炙黄）、缩砂仁（炒）各二两，人参一两

【制法、用法】 上为细末，醋打老米糊为丸，如梧桐子大。每服三四十丸，饮食前后温酒送下。

【主治】 粟疮作痒，年久肤如蛇皮。

46．接骨丹

【方源】 《赤水玄珠》卷十二

【组成】 防风、牛膝、当归、虎骨（酥炙）各一两，枸杞子二两半，羌活、独活、龟板、秦艽、萆薢、松节、二蚕沙各一两，茄根二两，苍术四两

【制法、用法】 酒糊为丸。空心服。

【主治】 诸风及鹤膝风。

47．敛脓散

【方源】 《玉案》卷六

【组成】 黄芪（蜜炙）、枸杞子、白芷、甘草、何首乌（蜜炙）各一两

【制法、用法】 上为末。每服二钱，米饮调下。

【主治】 痘疹当靥不靥。

48. 黄芪白芷汤

【方源】 《痘疹会通》卷四

【组成】 黄芪、白芷、枸杞、甘草、制首乌各等分

【制法、用法】 水煎服。

【主治】 痘疹当靥不靥。

49. 卫臂散

【方源】 《外科医镜》

【组成】 黄芪(生)一两,当归五钱,防风一钱,白芥子三钱,白芍、茯苓、熟地黄各五钱,枸杞、薏苡仁各三钱

【制法、用法】 水煎服。

【主治】 两臂生痈已溃。

50. 小宴丹

【方源】 《解围元薮》卷三

【组成】 防风、僵蚕、首乌、全蝎、羌活、独活、芍药、生地黄、威灵仙、蔓荆子、牛蒡子、苦参、胡麻、大黄、黄芩各二两,枸杞子、薄荷、南星、天麻各一两,荆芥、柳枝、山栀各四两,炙甘草五钱,白术一斤,丢子肉一斤,两头尖(要大者为佳)一钱

【制法、用法】 上为末,枣肉为丸,如梧桐子大。每服六十丸,薄荷汤送下。

【主治】 鹅掌风、刺风、疹风。

51. 苦参丸

【方源】 《外科正宗》卷四

【组成】 苦参一斤,大风子肉六两,荆芥十六两,防风、白芷各六两,全蝎、何首乌、白附子、枸杞子、威灵仙、当归、大胡麻、川芎、蒺藜、大皂角、川牛膝、牛蒡子、独活各五两,蔓荆子、风藤、羌活、连翘、苍术、天麻、杜仲、草乌(泡,去皮尖)、甘草各三两,人参一两,砂仁、白花蛇(切片,炙黄)各二两

【制法、用法】 上为细末,醋打老米糊为丸,如梧桐子大。每服三四十丸,温酒食前、后任下。

【主治】 大麻风,毋分新久,穿破溃烂。

52. 开元固气丸

【方源】 《集验良方拔萃》卷二

【组成】 新鲜地骨皮(即枸杞子根)、生姜各四两

【制法、用法】 共捣如泥,以绢包于囊上,其痒异常,一夕即消,永不再发。

【主治】 各种疝气初起,寒热疼痛,如欲成囊痈者。

53. 木瓜丸

【方源】 《传信适用方》卷上

【组成】 肉苁蓉(好酒焙干，净洗)、川牛膝(去苗，洗，焙干)、天麻(明白者洗，焙干)、木瓜(干者，以上各捶碎，用酒三升，入瓶内密缚，春五日取出，急用沸汤漉过，焙为末)、枸杞子(拣净，洗)、黄芪(洗，涂蜜炙)、真虎骨(酒浸，炙黄)、青盐(别研)各二两

【制法、用法】 上件都拌匀，用前浸药酒入面作糊为丸，如梧桐子大，焙干。每服三五十丸，空心、食前温酒或白汤吞下。

【主治】 脚气。

54. 枣灵丹

【方源】 《解围元薮》卷三

【组成】 丢子一斤半，防风、荆芥、牛蒡子、苦参、首乌、风藤各三两，桔梗、枳壳、川乌、草乌、香附、大黄、黄芩、木贼草、石膏、薄荷、滑石、山栀、芒硝、葶苈、木香、木香、没药、胡黄连、白附子、角刺、两头尖、白芷、槟榔、乌药、车前子、黄柏各一两，甘草、蒺藜、羌活、天麻、白术、柴胡、菖蒲、藿香、蔓荆子、天花粉、僵蚕、厚朴、陈皮、藁本、威灵仙、远志、麻黄、枸杞、甘菊、蝉壳、血竭、乳香各二两，胡麻四两，梧桐皮泪、黄连、花蕊石、辛夷、麝香、青皮各五钱，牛黄一钱，冰片五分

【制法、用法】 上为末，枣肉为丸，如绿豆大。每服五七十丸，春白汤、夏茶、秋盐汤、冬酒送下。

【主治】 核桃、壁泥、白癜、鼓槌等风。

55. 矾石白术散

【方源】 《备急千金要方》卷二十三

【组成】 矾石、白术、空青、当归各二分，细辛一两，猥皮、斑蝥、枸杞、地胆各一分，干乌脑三大豆许

【制法、用法】 上药治下筛。每服方寸匕，以酢浆调下，一日三次。病在上侧轮卧，在下高枕卧，使药流下。

【主治】 蛴螬漏，始发于颈下，无头尾，如枣核块，累移在皮中，使人寒热心满。

56. 虎骨胶丸

【方源】 《济阳纲目》卷八十一

【组成】 虎骨(锉碎，洗净，用嫩桑枝、金毛狗脊去毛、白菊花去蒂各十两，秦艽二两，煎水熬虎骨成胶，收起如蜜样，如不足量，加蜜炼)二斤，大熟地四两，当归三两，牛膝、山药、茯苓、杜仲、枸杞、续断、桑寄生各二两，熟附子七钱，厚肉桂(去皮，不见火)五钱，牡丹皮、泽泻各八钱，人参二两(贫者以黄芪四两代之)

【制法、用法】 上为末，虎骨胶为丸。每早服三钱，开水送下。

【主治】 鹤膝风及瘫痪诸证。

57. 固本异功煎

【方源】 《外科医镜》

【组成】 大熟地黄五钱，白术、山药、人参、生黄芪、枸杞、萸肉各三钱，补骨脂、枣仁(炒)、甘草(生)、上猺桂各二钱，淡附子一钱

【制法、用法】 水煎服或加炮姜一钱。

【主治】 一切阴疽。溃烂不堪，气血亏损，或因凉药克伐，呕吐泄泻，形状狼狈危极。

58. 乳香搜风丸

【方源】 《疡医大全》卷二十八

【组成】 升麻、牛蒡子、胡麻、白鲜皮、连翘、豨莶草、苦参、桑寄生、当归、怀生地黄、秦艽、枸杞子、槟榔、何首乌各四两，鳖甲(重一两佳)一个，凌霄花、川芎、大风肉(去油，同川乌煮)、防己各一两，虎胫骨(酥炙)、陈皮、牛膝、甘菊花、紫草、海风藤、木瓜各二两，杜仲一两二钱，甘草一两五钱，白芷一两二钱，薏苡仁六两，芝麻二合，乳香三斤(用河水添换煮四五次为度，又用川乌十两捣碎，煎汁一钵，入乳香煮至汁干为度，再用防风、石菖蒲、荆芥、苍术各四两，煎汁一钵，入乳香煮至汁尽为度，又用石菖蒲四斤，捣汁一钵，入乳香煮干为末，每制乳香一斤，配药一斗)

【制法、用法】 用鲜皂角刺三斤捣碎，水煎去滓熬成膏，入前药为丸，如梧桐子大。初服一钱五分，三日后服二钱，又三日服二钱五分，再三日服三钱为止。服至二十日，伸指酸麻，一月后容颜光活，服至百日而愈。

【主治】 血痹馋馇，痛疯半肢，载毛泥壁，水冷疯，漏蹄雁来鸡爪疯。

59. 狐仙封脏丸

【方源】 《疡医大全》卷二十三

【组成】 枸杞子(去蒂，酒拌蒸)、菟丝子、白茯苓(乳拌，蒸晒五次)、赤茯苓、大生地黄(竹刀切片)、大熟地黄、甘菊花、女贞子、何首乌(同女贞子蒸晒五次)、山萸肉、远志肉(甘草水浸二日)、当归身、人参、莲须、柏子仁、天门冬、龙眼肉、麦门冬(去心)、酸枣仁各四两，北五味、川牛膝、粉丹皮、石菖蒲、泽泻各二两

【制法、用法】 炼蜜为丸。每服二钱，白汤送下。

【主治】 痔。

60. 鱼鳞汤

【方源】 《千家妙方》卷下引周鸣岐方

【组成】 生熟地黄各二十克，黑芝麻四十克，枸杞子、何首乌、白鲜皮、地肤子各十五克，当归二十克，川芎、桂枝各十克，丹参、苦参、防风各十五克，蝉蜕、甘草各十克，大枣三枚

【制法、用法】 水煎二次，早、晚温服。

【主治】 全身性皮肤角化症。

61. 百花膏

【方源】 《解围元薮》卷四

【组成】 透骨草、忍冬藤、蒲公英、鹤虱草、九龙藤、野天麻、旱莲草、半枝莲、地杨梅、豨莶草、苍耳草、紫地丁、地锦草、旱辣蓼、大小青、薄荷叶、灵芝草、鱼腥草、见肿消、血见愁、淡竹叶、南天竹、枸杞、头橘树头、枳椇叶、五加叶、接骨木、石楠头、地蜈蚣、萹蓄草、马齿苋、野芥菜、蛇床叶、长青草、慎火草、太湖葱各等分

【制法、用法】 捣汁，煎加蜜，炼成膏；再加沉香、檀香、冰片、麝香各等分为末入内，收贮于瓷瓶，勿泄气。每服一匙，酒下，一日三次。

【主治】 疠风。

62. 壮腰健肾汤

【方源】 《中医伤科学》

【组成】 熟地黄、杜仲、山芋、枸杞子、补骨脂、红花、羌活、独活、肉苁蓉、菟丝子、当归

【制法、用法】 水煎服。

【主治】 骨折及软组织损伤。

63. 阳春酒

【方源】 《外科正宗》卷二

【组成】 人参(切片)、白术、熟地黄各五钱，当归身(切片)、天门冬、枸杞各三钱，柏子仁、远志各二钱五分

【制法、用法】 上药用绢袋宽贮，以无灰好酒五斤，放在瓷罐内浸至一伏时，每早、午、晚各饮一杯，温服；如夏月天炎易坏，不堪久服，将药分作五份，每次用酒一斤，随便浸服亦效；如酒将完，药尚有味，再添酒浸；饮之一次以后，药淡无味，不必再浸用之。

【主治】 脑疽、诸发已溃，流脓尽时，脾胃虚弱，肌肉生迟；或气血原不足，以致肉色淡白，不能生长收敛。

64. 地鳖紫金丹

【方源】 《伤科方书》

【组成】 青皮、黄芩、赤苓、乌药、红花、赤芍各三钱，血竭八钱，朱砂二钱，然铜八钱，土狗五钱，土鳖、猴骨各三钱，虎骨八钱，牛膝、灵仙各三钱，灵脂五钱，木香二钱，寸香三钱，香附四钱，肉桂三钱，枳壳二钱，丹皮四钱，桃仁五钱，贝母、寄奴、广皮、苏木各三钱，远志二钱，归尾五钱，桂枝、木通各三钱，三棱、莪术各四钱，秦艽三钱，五加皮五钱，续断、杜仲各三钱，骨脂四钱，碎补、羌活、葛根各三钱，蒲黄四钱，泽泻三钱，松节五钱，枸杞、韭菜子各三钱，硼砂八钱

【制法、用法】 上为细末。重服三分，轻二分，再轻一分，酒送下。

【主治】 远近跌打内伤，面黄肌瘦，四肢无力，腰痛。

65. 琥珀膏

【方源】 《医学纲目》卷十九引朱丹溪方

【组成】 归须、川芎、黄芪梢、蜂房、细辛、皂角、升麻、甘草梢、蓖麻子、大鳖子、芍药、白蔹、独活、川椒、藁本、防风梢、枸杞子、菖蒲、降真香、官桂、瓜蒌、苏木、白芷、杏仁、黄连、槐枝各一两，琥珀、沉香、木香、丁香、藿香、零陵香、云母石、乳香、雄黄、朱砂、安息香、甘松各二钱半，轻粉、麝香各一钱，发灰五钱，白矾(枯)一两(以上十六味为极细末)，羊肾脂四两，蟾酥二两，香油四斤，黄丹

【制法、用法】 上先以前二十六味锉，捶碎，用水五升，文武火熬至二升半，去滓；再用水五升，又熬至二升半，去滓，与前汁一处慢火煎，用槐枝不住手搅成膏，用瓷器盛，顿起；将后琥珀等十六味研为极细末，用纸包起，于前膏内下净羊脂四两，真酥二两，同膏入香油内搅令匀，以文武火熬膏内水尽，用纸捻点油烧不爆为度；渐入黄丹，以二两五钱重为一次，仍用槐枝不住手搅，滴水中不散，软硬得所，如软添黄丹，如硬添油，再上火熬，却入前药细末五两，微煎数沸，用瓷器盛贮。如用，于纸上摊之，量疮口大小。

【主治】 五发恶疮，疔肿，瘰疬，远年冷疮、痔漏，一切无名恶疮，蛇伤、蝎咬、犬咬。

66. 跌打药酒

【方源】 《秘传打损扑跌药方》

【组成】 沉香(酒炒)五钱，没药(去油)七钱，灵仙(酒炒)五钱，虎骨(酒炒)一两，儿茶(生用)三钱，土鳖(醋炒)五钱，白芍(生用)四钱，朱砂(酒炒)三钱，乳香(去油)八钱，血竭(生用)七钱，麝香(生用)二钱，牛膝(酒炒)一两，丁香(生用)、五加皮(酒炒)各五钱，杜仲(盐炒)一两，破故纸(酒炒)、小茴(酒炒)、麦冬(去心)、知母(姜炒)各五钱，然铜(醋制)、猴骨(醋煅)、大茴(酒炒)各一两，细辛(生用)五钱，茯苓(酒炒)、当归(酒炒)、黄柏(酒炒)、菟丝子(酒炒)、枸杞(酒炒)各一两，橘红(生用)三钱，京皮(酒炒)、山药(生用)各五钱，羌活(酒炒)、独活(酒炒)、玄胡(生用)各三钱，丹皮(酒炒)五钱，川芎(酒炒)四钱，桂枝(酒炒)五两，木瓜(酒炒)一两，西香(生用)三钱

【制法、用法】 上药尽制过，放入坛内，用上好红酒十壶。煮三枝香久，窨一七。每服二杯，不可多服。

【主治】 跌打损伤。

67. 跌打养营汤

【方源】 《中医伤科学》引《林如高正骨经验》

【组成】 西洋参三克(或党参十五克)，黄芪九克，当归六克，川芎四点五克，熟地黄十五克，白芍九克，枸杞十五克，淮山药十五克，续断九克，砂仁三克，三七四点五克，补骨脂、骨碎补、木瓜各九克，甘草三克

【制法、用法】 水煎服。

【主治】 骨折中、后期。

68. 暖肝煎

【方源】 《景岳全书》卷五十一

【组成】 当归二钱，枸杞三钱，茯苓二钱，小茴香二钱，肉桂一钱，乌药二钱，沉香(木香亦可)一钱

【制法、用法】 水一钟半，加生姜三五片，煎七分，食远温服。

【主治】 昼肾阴寒，小腹疼痛，疝气。

第四章 儿科疾病

1. 调元散

【方源】 《冯氏锦囊秘录·杂症》卷三

【组成】 山药、茯苓、橘红、人参、白术(炒)、当归(炒)、甘草(炙)、枸杞各二钱,陈冬米三合

【制法、用法】 上为末。每用圆眼汤调下。

【主治】 小儿胎怯。

2. 理中定风汤

【方源】 《喉科心法》卷下

【组成】 大熟地黄五钱,全当归二钱,山萸肉一钱,枸杞子二钱,炒白术三钱,炮姜炭一钱,潞党参二钱,炙甘草一钱,熟枣仁(炒、研)二钱,上肉桂一钱,破故纸二钱,炙绵芪二钱

【制法、用法】 加生姜三片、红枣三枚、胡桃(打碎)两个为引,仍用灶心土二两煮水煎药,取浓汁一杯,加附子五分煎水掺入,量儿大小分数次灌之。如法浓煎频频与服。

【主治】 小儿精神已亏,气血大坏,形状狼狈,瘦弱至极。

3. 加味理中地黄汤

【方源】 《福幼篇》

【组成】 熟地黄五钱,当归三钱,萸肉一钱,枸杞二钱,白术三钱,炮姜一钱,党参二钱,炙草一钱,枣仁(炒、研)二钱,肉桂一钱,破故纸、炙芪各二钱

【制法、用法】 生姜三片、红枣三枚、胡桃两个为引,用灶心土二两煮水煎药,取浓汁一茶杯,另加附子五分或二三分,煎水掺入,量儿大小,分数次灌之。

【主治】 小儿精神已亏,气血大坏,形状狼狈,瘦弱至极者。

4. 加味理中地黄汤

【方源】 《吉人集验方》

【组成】 大熟地黄五钱,当归(如三四剂后,泄泻未止者,去当归)三钱,萸肉一钱六分,炙甘草一钱,枸杞三钱,炒枣仁二钱,肉桂一钱,五味子一钱,破故纸二钱,生姜三片,红枣三枚,胡桃一个(打碎为引)

【制法、用法】 用灶心土一两煮水,澄清煎药,取浓汁大半茶杯,另用附子三分,另煎水掺入,量儿大小,分数次灌之。

【主治】 小儿精神亏,气血坏,狼狈瘦弱。

5. 润肺膏丸

【方源】 《幼幼新书》卷十六引《王氏手集》

【组成】 水蓼、桑针、覆盆子、枸杞子各半两，皂儿(炮)、杜茴香、生姜、甘草各一两，京三棱(炮)、胡桃十个

【制法、用法】 上为细末，炼蜜为丸，每一两做八十丸。细嚼，温熟水送下，儿小白汤化下。

【主治】 小儿寒壅咳嗽。

第五章　妇科(男科)疾病

1. 十精丸

【方源】　《医方类聚》卷一五三引《烟霞圣效方》

【组成】　熟地黄、枸杞子、菟丝子、肉苁蓉(以上二味酒浸一宿，焙干)、桂心、甘菊花、川椒、干山药、白茯苓、柏子仁各等分

【制法、用法】　上药先将九味捣为细末，后入柏子仁，用术煎或酒糊为丸，如梧桐子大。每服十丸，温酒送下，一日二次。

【主治】　男子妇人久冷。

2. 十子奇方

【方源】　《惠直堂经验方》卷一

【组成】　凤仙花子(井水浸一宿，新瓦焙干)三两，金樱子(竹刀切开，去毛子，水淘净，春碎熬膏)、五味子(酒浸，蒸，晒干)、石莲子(研碎，用茯苓、麦冬各一两，煎汁拌蒸，晒干，净)、菟丝子(酒浸三宿，煮一昼夜，吐丝为度)、女贞子(酒浸，九蒸九晒)各三两，枸杞子(一半乳拌蒸，一半酒浸微炒)四两，小茴香(微炒为末，白菊花二两，煎汁拌，晒干)一两，桑子(极黑肥大者取汁，以瓷盆盛之，每日晒，成膏)四两，大附子(重一两，蜜煮一日，换水煮半日，人参二两煎汁拌附子，晒干，附子须切片)一个

【制法、用法】　金樱子、菟丝子、桑棋三味为膏，入诸药末，用淮山药四两，煮糊为丸，如梧桐子大。每空心服一钱五分，临卧服二钱。

【主治】　男子九种不育，四般精泄。

3. 十全济阴丸

【方源】　《济阴纲目》卷六

【组成】　当归身(酒洗)、熟地黄、香附子(童便煮)各四两，干山药、白术各二两五钱，枸杞子、人参各二两，蕲艾叶(去梗筋，同香附用陈醋、老酒煮一时，捣烂，焙干)二两，川芎、白芍药、牡丹皮、紫石英(火煅淬)各一两五钱，泽兰一两，紫河车(在净水内洗去秽血，用银针挑去紫筋)一具

【制法、用法】　上咬咀，同河车入砂锅内，用陈老酒三碗、陈米醋一碗、清白童便一碗、米泔水数碗和匀，倾入锅内，浮于药寸许，如尚少，再加米泔，以锅盖盖密，勿令透气，桑柴火慢煮，以河车溶化、汁干为度，同药俱取出，在石臼内捣极烂，捻作饼子，日晒夜露三昼夜，宜在月满之时，以受日精月华，仍焙干为末，炼蜜为丸，如梧桐子大。每服五十丸，渐加至八九十丸，空心淡盐汤送下，随用早饭，使药下行。

【主治】 月经不调，子宫寒冷不孕。

4. 振阳汤

【方源】 《医方简义》卷四

【组成】 鹿角霜二钱，淡苁蓉、怀牛膝、枸杞子各三钱，远志肉六分，菟丝子三钱，茯神二钱，破故纸(炒)、杜仲(炒)各三钱，豨莶草二钱，大枣五枚

【制法、用法】 水煎煮。口服。

【主治】 阳痿。

5. 秘传十子丸

【方源】 《摄生众妙方》卷二

【组成】 覆盆子、枸杞子、槐角子(和何首乌蒸七次)、桑葚子、冬青子(共蒸)各八两，没石子、蛇床子、菟丝子(酒蒸，捣烂)、五味子(炒干)、柏子仁(捣烂)各四两

【制法、用法】 上为末，为丸。每服五六十丸，空心以淡盐汤送下。以干物压之。

【主治】 男子肾精不坚，女子肝血不足，及五劳七伤、心神恍惚、梦遗鬼交、五痔七疝、诸般损疾。

6. 益气补冲汤

【方源】 《中医妇科治疗学》

【组成】 泡参五钱，白术、云神各四钱，秦归三钱，熟地黄四钱，黄芪、枸杞、菟丝子、甘草(炙)各三钱

【制法、用法】 水煎，温服。

【主治】 气血亏甚，经闭数月，皮肤干燥不润，形体消瘦，心累气短，动则喘逆，头晕目眩，腰酸无力，食少，舌质淡，苔正常，脉缓无力。

7. 益气培元饮

【方源】 《古方汇精》卷一

【组成】 大熟地黄、制杜仲各三钱，牡丹皮八分，茯苓一钱二分，淮山药二钱，建泽泻五分，柴胡六分，当归、山萸肉、枸杞子、炒白芍各一钱五分，甘草梢一钱

【制法、用法】 加姜皮半分，南枣三个，水煎服。

【主治】 遗精白浊，溺下砂淋，茎中痒痛，腰膝酸痛诸证。

8. 益寿固元膏

【方源】 《北京市中药成方选集》

【组成】 熟地黄九两，杜仲三两，枣仁一两八钱，五味子三两，虎骨六两，远志一两八钱，吴茱萸、何首乌、麦冬各三两，茜草一两八钱，地骨皮、淫羊藿各三两，艾叶二两四钱，黄芪、补骨脂、枸杞子、巴戟各三两，附子三两六钱，肉苁蓉三两，当归九两，牛膝一两八钱，覆盆子三两，龟板六两，狗脊三两

【制法、用法】 上药酌予碎断，用香油四百两炸枯，过滤去滓，炼至滴水成珠，

入黄丹一百七十六两，搅匀成膏，取出放入冷水中去火毒后加热溶化。摊时每十六两膏药加入细粉面二钱，每张油重五钱。微火化开，男子贴肾俞穴，女子贴脐部。

【主治】 男子气虚，梦遗滑精，偏坠疝气。妇女血寒腹痛，白带，腰腿疼痛。

9. 资生通脉汤

【方源】 《医学衷中参西录》上册

【组成】 白术(炒)三钱，生淮山药一两，生鸡内金(黄色)二钱，龙眼肉六钱，山萸肉(去净核)、枸杞果各四钱，玄参、生杭芍各三钱，桃仁二钱，红花一钱半，甘草二钱

【制法、用法】 水煎服。

【主治】 室女血枯经闭，饮食减少，灼热咳嗽。

10. 资生健乾丸

【方源】 《古今医统大全》卷八十四

【组成】 秋石、鹿角霜各四两，人参(拣明实者佳)、枸杞子、山茱萸肉、麦门冬(去心)、天门冬(去心)、杜仲(姜汁炒断丝)、生地黄(酒浸)、熟地黄(酒浸)各二两

【制法、用法】 上为末，老米面作糊为丸，如梧桐子大。男子每服五十丸，空心滚白汤送下。一月后，候女子月经方过，金水正生之时，男子空心服车前子汤半盏，至夜交会，即有子矣。

【主治】 丈夫少病而无子者。

11. 调经益气丸

【方源】 《活人方》卷六

【组成】 生地八两，当归、白芍、制香附、牡丹皮各五两，茯苓、杜仲、枸杞子、白术、牛膝、泽泻各三两，川芎、黄芪、延胡索、陈皮各二两

【制法、用法】 炼蜜为丸。每服三至五钱，早晨空腹，白滚汤服。

【主治】 妇人元气不足，失其营运转输之用，则气滞气郁，而心胸肚腹为痛，营血有亏，失其灌溉滋养之权，则血虚血热，而月信愆期，于是百病丛生，形神消烁。

12. 通补奇经丸

【方源】 《温病条辨》卷五

【组成】 鹿茸八两(力不能者以嫩毛角代之)，紫石英(生研极细)二两，龟板(炙)、枸杞子、当归(炒黑)各四两，肉苁蓉六两，小茴香(炒黑)四两，鹿角胶六两，沙苑蒺藜二两，补骨脂四两，人参(力绵者，以九制西洋参四两代之)、杜仲各二两

【制法、用法】 上为极细末，炼蜜为丸，如小梧桐子大。每服二钱，渐加至三钱。

【主治】 ①《温病条辨》：妇人肝虚而热，每殒胎必三月者。②《吴鞠通医案》：疟疾，带下，月经不调。

13. 海参丸

【方源】 《中国医学大辞典》

【组成】 海参一斤，全当归(酒炒)、巴戟肉、牛膝(盐水炒)、破故纸、龟板、鹿角胶(烊化)、枸杞子各四两，羊肾(去筋，生打)十对，杜仲(盐水炒)、菟丝子各八两，胡桃肉一百个，猪脊髓(去筋)十条

【制法、用法】 上为细末，鹿角胶为丸。每服四钱，温酒送下。

【主治】 腰痛，梦遗泄精。

14. 平补心脾汤

【方源】 《会约》卷十四

【组成】 当归三五钱(若血热者用一钱半)，熟地黄五七钱，白术二三钱，杜仲(盐炒)、枸杞、白芍(酒炒)各二钱，甘草(炙)一钱，五味子(蜜炒)八分，续断(酒浸)二三钱，牡丹皮二钱

【制法、用法】 水煎服。

【主治】 妇人心脾气虚，不能固摄经血，以致先期者。

15. 归地滋血汤

【方源】 《中医妇科治疗学》

【组成】 秦归四钱，熟地黄、鹿角霜、香附各三钱，泡参四钱，白术三钱，桑寄生四钱，枸杞、萸肉各三钱

【制法、用法】 水煎，空腹服。

【主治】 月经后期属单纯血虚者。经行量少，色淡质薄，精神短少，头晕心悸，腰酸腿软，舌淡脉弱。

16. 芙蓉海马丹

【方源】 《医级》卷九

【组成】 熟地黄(煮，捣)三两，山药(炒)、枸杞(炒)各一两半，萸肉(炒)二两，茴香(炒)、巴戟(酒炒)、肉苁蓉(洗，蒸)、淫羊藿(焙)、茯神(人乳拌，蒸)、续断(酒炒)、杜仲(盐水炒)、破故纸(炒)各一两，胡桃肉二两，桂心(研)五钱，海马一对(切，焙)，阿芙蓉(须去泥，清膏)三钱，蛤蚧(去头足，清水浸五宿，逐日换水，拭去浮鳞，炙黄)一对

【制法、用法】 上为末，先将熟地黄、肉苁蓉、胡桃三味捣膏令匀，然后用鹿胶八两溶化，入诸末，捣为丸，如梧桐子大。每日早、晚各服三钱，用开水送下。

【主治】 阳萎精衰，不能生育，或精滑不摄，不能交接。

17. 八宝丹

【方源】 《摄生众妙方》卷二

【组成】 赤、白何首乌(用竹刀刮去粗皮，米泔水浸一宿，用黑豆三斗，每次用豆三升三合三勺，用水泡涨，将豆铺一层，何首乌一层，重叠铺足，用砂锅蒸之，豆熟为节，将豆摛去，何首乌晒干，如此九次，为末听用)各一斤，赤茯苓(用竹刀

刮去粗皮，为末，用盆盛水，将药末倾入水内，其筋膜浮在水面者，捞而弃之，沉在盆底者留用，如此三次，湿团为块，然后用黑牛乳五碗，放砂锅内慢火煮之，候乳尽，入茯苓内为度，仍研为细末听用）一斤，白茯苓（制法同上，亦湿团为块，就用人乳五碗，放砂锅内煮之，候乳尽，入茯苓内为度，仍研为细末听用）一斤，川牛膝（去芦，酒浸一日，使何首乌蒸七次，将牛膝同铺黑豆内蒸之，至第九次止，晒干，研末听用）八两，破故纸（用黑芝麻炒，以芝麻熟为度，去芝麻，研末，听用）四两，当归（酒浸，晒干，为末听用）八两，怀山药（研末听用）四两，枸杞子（酒浸，晒干，研末听用）八两，菟丝子（酒浸生芽，研为泥，晒干，为末听用）八两

【制法、用法】 炼蜜为丸。先丸如大弹子者一百五十丸，每日三丸，清晨，酒浸一丸；午，姜汤一丸；晚，盐汤一丸。余为梧桐子大，每日清晨五十至七十丸，酒与盐汤任下。

【主治】 《医便》：阴虚阳弱无子者。

18. 九子丸

【方源】 《活人心统》卷下

【组成】 菟丝子（酒煮）、枸杞子、韭子（炒）、车前子、酸枣仁、覆盆子、益智子（去壳，盐炒）、鸡头子、柏子（去壳）各一两

【制法、用法】 上为末，炼蜜为丸，如梧桐子大。每服七十丸，莲子汤送下。

【主治】 男子诸虚，心气不足，遗精梦泄。

19. 九龙丹

【方源】 《医学正传》卷六引丹溪方

【组成】 枸杞子、金樱子、山果子（又名山楂）、莲肉、佛座须（莲花心也）、熟地黄、芡实、白茯苓、川归各等分

【制法、用法】 上为末，酒面糊为丸，如梧桐子大。每服五十丸，或酒或盐汤送下。如精滑便浊者，服二三日，溺清如水，饮食倍常，行步轻健。妇人厌产者，二三服便住孕。如仍欲产，服通利之药。

【主治】 肾水不足，精关不固，男子滑精，女子梦交。

20. 天根月窟膏

【方源】 《温病条辨》卷五

【组成】 鹿茸一斤，乌骨鸡一对，鲍鱼二斤，鹿角胶一斤，鸡子黄十六枚，海参、龟板各二斤，羊腰子十六枚，桑螵蛸、乌贼骨各一斤，茯苓、牡蛎各二斤，洋参三斤，菟丝子一斤，龙骨二斤，莲子三斤，桂圆肉一斤，熟地黄四斤，沙苑蒺藜、白芍、芡实各二斤，归身、小茴香各一斤，补骨脂、枸杞子、肉苁蓉各二斤，萸肉、紫石英、生杜仲、牛膝、萆薢各一斤，白蜜三斤

【制法、用法】 上药用铜锅四口，以有情归有情者二，无情归无情者二，文火次第煎炼取汁；另入一净锅内，细炼九昼夜成膏，后下胶、蜜，以方中有粉无汁之茯苓、莲子、芡实、牡蛎、龙骨、鹿茸、白芍、乌贼骨八味为极细末，和前膏为丸，

如梧桐子大。每服三钱，一日三次。

【主治】 下焦阴阳两伤，八脉告损，急不能复，胃气尚健，无湿热证者；男子遗精滑泄，精寒无子，腰膝腹痛之属肾虚者；老年体瘦者，头晕耳鸣，左肢麻痹，缓纵不收，属下焦阴阳两虚者；妇人产后下亏，淋带癥瘕，胞宫虚寒无子，数数殒胎，或少年生育过多，年老腰膝尻胯酸痛者。

21. 柏子仁丸

【方源】 《女科百问》卷上

【组成】 柏子仁(别研)、当归(洗)、熟地黄、白茯苓、牡丹皮、卷柏、白芍药、石斛、巴戟(去心)、肉苁蓉(酒浸)、山药、杜仲、白薇、蒲黄、枳壳、肉桂、京三棱(煨)、莪术(煨)、覆盆子、枸杞子各一两，附子(炮，去皮脐)半两

【制法、用法】 上为细末，炼蜜为丸，如梧桐子大。每服五十丸，空心、食前温酒或米饮送下。

【主治】 妇人血闭不通，渐成痨瘵。

22. 乌鸡丸

【方源】 《绛囊撮要》

【组成】 人参(或以西党参四两代之亦可)、大生地黄(忌铁，酒炒)、大熟地黄(忌铁，酒炒)、青蒿子、制香附、炙鳖甲各三两，白术(土炒)、枣仁(炒黑)、枸杞子(酒炒)、大麦冬(去心，烘脆)、白茯苓(晒脆)、地骨皮各二两，牡丹皮(酒炒)一两五钱、大白芍(酒炒)、白归身(酒炒黑)各二两，川芎(酒炒)、炙甘草各一两

【制法、用法】 上药如法制好，磨为细末，用白毛乌骨鸡一只(男用雌、女用雄，约重一斤外者)闷绝，去毛，竹刀破开，去肠杂并头、翅、足，煮极烂，取出骨，新瓦上炙脆，研细末，和入药末内，即用鸡汤酌和，捣千捶为丸，如椒子大。每服三四钱，空心淡盐汤送下。

【主治】 男妇血气虚劳，咳嗽吐血，骨蒸潮热，梦遗失精，赤白带下。

23. 乌鸡白凤丸

【方源】 《上海市药品标准》

【组成】 乌骨鸡(约两斤)一只，熟地黄、益母草、党参各三两六钱，黄芪、当归各二两四钱，丹参、茯苓、川断、阿胶、龟板胶、鹿角胶、鹿茸、白芍、川芎、白术、枸杞子各一两八钱，砂仁、芦子各一两二钱，人参、延胡索、香附、黄芩、白薇各九钱，甘草六钱

【制法、用法】 上为末，炼蜜为丸，每丸重一点八钱。每服一丸，化服，一日一至二次。

【主治】 妇女体虚，月经不调，经行腹痛。

24. 煮酒药方

【方源】 《摄生众妙方》卷三

【组成】 当归、人参、茯苓、草乌、乌药、杏仁、川乌(去皮尖)、缩砂、何首

乌、五加皮、枸杞子、川椒、肉苁蓉、木香各五钱，牛膝、枳壳、干姜(酥油炙)、香附子、白芷、厚朴、陈皮、麻黄、白术、川芎、独活、羌活、半夏、官桂、芍药、生地黄、天门冬、麦门冬、防风、五味子、小茴香、细辛、苍术、破故纸、甘草各一两，沉香五钱，胡桃肉、酥油、小红枣、北蜜各八两

【制法、用法】 上以生绢袋盛，用无灰好酒一大坛，浸药三日，放锅内煮三个时辰，取出，埋在土内三日除火毒。空心服三盏，每日三次。渣晒干碾末，用本酒打糊为丸，如梧桐子大。每服三十丸，用酒送下。

【主治】 男妇久患诸风寒湿，左瘫右痪，一切风气，无问老少。

25. 鳖甲养阴煎

【方源】 《中医妇科治疗学》

【组成】 鳖甲、龟板、干地黄、枸杞、麦冬、杭芍各三钱，首乌藤五钱，地骨皮、茯神各三钱，牡丹皮二钱

【制法、用法】 水煎，温服。

【主治】 经闭劳损，阴虚血标，两颧红，潮热盗汗，心烦不寐，手心热，口干唇红，苔薄而黄，脉细数。

26. 枸杞子丸

【方源】 《太平圣惠方》卷八十一

【组成】 枸杞子二两，牛膝(去苗)一两，熟干地黄二两，漏芦、当归(锉，微炒)、酸枣仁(微炒)各三分，人参(去芦头)一两，防风(去芦头)、羚羊角屑、桂心各三分，白茯苓、黄芪(锉)各一两，羌活三分，麦门冬(锉，去心，焙)一两，五加皮、白术、芎䓖各三分，甘草(炙微赤，锉)半两

【制法、用法】 上为末，炼蜜为丸，如梧桐子大。每服三十丸，以温酒或荆芥汤送下，不拘时候。

【主治】 产后风虚劳损，四肢疼痛，心神虚烦，不欲饮食。

27. 黄芪丸

【方源】 《太平圣惠方》卷七十

【组成】 黄芪(锉)、麦门冬(去心，焙)各一两，人参(去芦头)、黄芩各三分，枸杞子三分，茯神一两，百合、枳壳(麸炒微黄，去瓤)、秦艽(去苗)各半两，酸枣仁(微炒)三分，柴胡(去苗)一两，赤芍药、知母各半两，鳖甲(涂醋，炙令黄，去裙襕)三两，杏仁(汤浸，去皮尖双仁，麸炒微黄)三分，甘草(炙微赤，锉)半两，生干地黄一两，郁李仁(汤浸，去皮，微炒)三分

【制法、用法】 上为末，炼蜜为丸，如梧桐子大。每服三十丸，不拘时候，以清粥饮送下。

【主治】 妇人骨蒸烦热，四肢羸瘦疼痛，口干心躁，不得眠卧。

28. 河车种玉丸

【方源】 《景岳全书》卷六十一

【组成】 紫河车(只要母气壮盛,厚大、新鲜者。但去胞内瘀血,不必挑去鲜红血脉,以米泔水洗净,用布绞干,石臼内生杵如糊,用山药末四五两收干,捻为薄饼八九个,于砂锅内焙干,以香如肉脯为妙)一具,大熟地黄(酒洗,烘干)八两,枸杞(烘干)五两,白茯苓(人乳拌、晒三次)、归身(酒洗)、人参、菟丝子(制)、阿胶(炒珠)各四两,丹皮(酒洗)、白薇(酒洗)各二两,沉香一两,桂心、山茱萸、香附米(用酒、醋、水、三件各半碗,浸三日,晒干略烘)各三两,大川芎(酒浸、切片、晒干)二两

【制法、用法】 上为末,炼蜜为丸,如梧桐子大。每服百余丸,空心或酒、或白汤、或盐汤任下。

【主治】 令人孕育。

29. 温肾丸

【方源】 《杏苑》卷六

【组成】 枸杞子、南星、半夏、昆布、香白芷、黄柏、苍术(盐炒)、山楂子、神曲、滑石(炒)、吴茱萸各等分

【制法、用法】 上为末,酒煮面糊为丸,如梧桐子大。每服七十丸,空心温酒送下。

【主治】 木肾,顽痹硬胀大,作痛者。

30. 枸杞子丸

【方源】 《明医指掌》卷六

【组成】 枸杞子四两,南星、半夏各二两,黄柏(酒炒)四两,苍术(盐炒)、山楂(去核)三两,白芷、神曲(炒)各二两,滑石(炒)三两,昆布、吴茱萸各四两

【制法、用法】 上为末,酒糊为丸,如梧桐子大。每服七十丸,空心盐汤送下。

【主治】 木肾。

31. 活肾丸

【方源】 《医学入门》卷七

【组成】 苍术一两,黄柏、枸杞子、滑石各七钱,南星、半夏、山楂、白芷、神曲各五钱,昆布、吴萸各三钱

【制法、用法】 上为末,酒糊为丸,如梧桐子大。每服七十丸,空心盐汤送下。

【主治】 木肾,不痛者。

32. 木香补肾丸

【方源】 《外科正宗》卷三

【组成】 怀庆生地黄(酒煮捣膏)四两,菟丝子、肉苁蓉、黄精、黑枣肉、牛膝、蛇床子(微炒)、茯苓、远志各一两二钱,当归身二两四钱,丁香三钱,大茴香、木香各六钱,枸杞子一两五钱,巴戟、杜仲各一两,青盐、人参各五钱

【制法、用法】 上为细末,炼蜜为丸,如梧桐子大。每服六七十丸,空心温酒送下。

【主治】 偏坠，一名木肾，不疼不痒，渐渐而大，最为顽疾，有妨行动，多致不便；诸疝，不常举发者；精寒血冷，久无嗣息。偏坠者，灸后宜服此，俱可内消。

33. 赞育丹

【方源】 《景岳全书》卷五十一

【组成】 熟地黄(蒸捣)、白术(用冬术)各八两，当归、枸杞各六两，杜仲(酒炒)、仙茅(酒蒸一日)、巴戟肉(甘草汤炒)、山茱萸、淫羊藿(羊脂拌炒)、肉苁蓉(酒洗，去甲)、韭子(炒黄)各四两，蛇床子(微炒)、附子(制)、肉桂各二两

【制法、用法】 炼蜜为丸服。或加人参、鹿茸亦妙。

【主治】 阳萎精衰，虚寒无子。

34. 薯蓣散

【方源】 《千金》卷十九

【组成】 薯蓣、牛膝、菟丝子、肉苁蓉、巴戟天、杜仲、续断(一方用远志)各一两，五味子二分，荆实(一方用枸杞子)、茯苓(一方用茯神)各一两，蛇床子二分，山茱萸(一方用防风)十分

【制法、用法】 上药治下筛。每服方寸匕，酒下，日二次，夜一次，服三两剂。亦可为丸，每服三十丸，以头面身体暖为度。

【主治】 ①《千金》：丈夫一切病。②《千金翼方》：风劳。

35. 草仙丸

【方源】 《医钞类编》卷十四

【组成】 沙苑蒺藜(酒炒)四两，枣皮、芡实、莲须、枸杞各二两，菟丝子、续断、覆盆子、金樱子(去核)各一两

【制法、用法】 上为细末，炼蜜为丸。口服。

【主治】 精滑不痛。

36. 种子丸

【方源】 《何氏济生论》卷七

【组成】 白茯苓一两五钱，白芍七钱五分，白术一两五钱，当归一两五钱，枸杞七钱五分，薄荷七钱五分

【制法、用法】 上为末，用猪油半斤熬，去滓；再用蜜半斤熬，去沫；再用糖半斤，入前药末拌匀，置瓷罐内，隔水煮三炷香，埋土内三日。每晨服二匙，白汤送下。

【主治】 令精髓满溢，肌肤肥泽，虽七八十(男性)老人尚能生子。

37. 保真汤

【方源】 《傅青主女科·产后编》卷下

【组成】 黄芪六分，人参、白术(炒)各二钱，炙甘草四分，川芎六分，当归二钱，天冬门一钱，麦冬门、白芍、枸杞各二钱，黄连(炒)、黄柏(炒)各六分，知母、生地黄各二钱，五味子十粒，地骨皮六分

【制法、用法】 上加大枣三枚(去核)，水煎服。

【主治】 产后骨蒸。

38. 保真广嗣丸

【方源】 《全国中药成药处方集》(杭州方)

【组成】 潞党参二两，车前子一两五钱，怀牛膝(酒浸)、天门冬各二两，石菖蒲、炒远志各一两，当归(酒洗)二两，五味子一两，山萸肉、怀山药各二两，覆盆子一两五钱，杜仲(姜汁炒)、巴戟肉各二两，赤石脂(另研)一两，地骨皮一两五钱，广木香、大生地黄、枸杞子各二两，川椒(微炒)一两，泽泻一两五钱，菟丝子(酒炒)、淡苁蓉各四两，大熟地黄、柏子仁、白茯苓各二两

【制法、用法】 上为细末，炼蜜为丸。每服三至四钱，空腹淡盐汤送下；冬月温酒或开水送下。

【主治】 男子诸虚羸瘦，精神衰弱，腰膝酸痛，阳痿乏嗣；妇人下元虚冷，久不孕育。

39. 熟干地黄丸

【方源】 《太平圣惠方》卷八十

【组成】 熟干地黄、石斛(去根，锉)、黄芪(锉)、白茯苓、麦门冬(去心，焙)、肉桂(去皱皮)、枸杞子、肉苁蓉(酒浸一宿，锉，去皱皮，炙令干)、白芍药、当归(锉，微炒)、芎䓖、人参(去芦头)、续断、桑寄生各一两

【制法、用法】 上为末，炼蜜为丸，如梧桐子大。每服三十丸，食前以粥饮送下。

【主治】 产后蓐劳。虚羸气短，胸胁满闷，不思饮食。

40. 首乌枸杞汤

【方源】 《简明中医妇科学》

【组成】 首乌、枸杞、菟丝子、桑螵蛸、赤石脂、狗脊、杜仲各四钱，熟地黄八钱，藿香、砂仁各二钱

【制法、用法】 水煎服。

【主治】 白带，属肾气虚弱者。

41. 养营汤

【方源】 《不知医必要》卷四

【组成】 党参(去芦，米炒)、枸杞各一钱五分，山药(炒)二钱，熟地黄、当归各三钱，炙甘草一钱，生姜两片

【制法、用法】 水煎服。

【主治】 因血崩、小产去血过多，心无所养而作痛。

42. 养血祛风汤

【方源】 《会约》卷十四

【组成】 当归、山药、生地黄、沙参、钩藤钩、麦冬各二钱，熟地黄三五钱，

枸杞一钱半，玄参、青蒿、阿胶(蛤粉炒)各一钱

【制法、用法】 水煎，加竹沥半杯，姜汁四五匙，合服。

【主治】 妊娠血虚生热，热生风，以致拘挛昏迷。

43. 四二五合方

【方源】 《刘奉五妇科经验》

【组成】 当归、白芍各三钱，川芎一钱，熟地黄四钱，覆盆子、菟丝子、五味子、车前子各三钱，牛膝四钱，枸杞子五钱，仙茅三钱，仙灵脾四钱

【制法、用法】 水煎服，每日一剂，日服两次。

【主治】 血虚肾亏所引起的经闭，或席汉氏综合征。

44. 宁坤至宝丹

【方源】 《卫生鸿宝》卷五

【组成】 嫩黄芪(蜜炙)三两，白术(陈壁土炒)、枣仁(炒香)、归身(酒炒)、香附(杵，米酒制)、川断(酒炒)、条芩(酒炒)、甘枸杞、血余(煅，不见火)、阿胶(蛤粉炒)、杜仲(盐水炒)各二两，茯苓(乳制)、白芍(酒炒)、丹参(酒炒)各一两半，北五味子(焙)六钱，甘草(蜜炙)、朱砂(飞，为衣)各一两，大生地黄(酒煨)四两

【制法、用法】 上药各为细末，和匀，炼蜜为丸，每重三钱。按症照引调服：凡久不坐孕，经脉不调，腹痛酸胀，或赤淋白带，腰痛胃痛，夜热心烦，食少，日服一丸，莲子汤送下；胎气失调，恶心呕吐，虚烦阻食，浮肿气急，腰腹酸痛，胎漏下血，或伤胎见红，每服一丸，莲子汤送下；甚者服数丸，人参汤送下；临产疼阵作时，服一丸，白汤送下，胎自顺下；如有横逆异产，每服数丸，汤和童便送下，保全母子；或难产者，冬葵子三钱，煎汤调下；产后下血过多，汤和童便送下；恶露不行，腹痛块瘀，山楂三钱，红花一钱，煎汤调下；或寒热往来，有外感者，荆芥穗一钱，煎汤调下；兼虚汗者，人参汤送下；虚烦狂躁，腹满气急，俱白汤送下；无论老少妇女，血崩、尿血，或因血虚，周身筋骨疼痛者，白汤送下。

【主治】 妇人经脉不调，带下，崩淋，虚劳，胎前产后百病。

45. 宁坤至宝丹

【方源】 《全国中药成药处方集》(兰州方)

【组成】 益母草、香附各八两，当归、川芎、台乌药、黄芩、生地黄、白术、茯苓、丹参、砂仁、青皮、广木香、杜仲(炒)各四两，肉桂二两，党参八两，甘草、元胡、枸杞各四两，柴胡二两，沉香四两

【制法、用法】 上为细末，炼蜜为丸，每丸三钱重，蜡皮封固。每服一丸，白开水送下。

【主治】 经血不调，腰腹疼痛，赤白带下，四肢浮肿，胸口疼痛，呃逆胀满。

46. 加味七福饮

【方源】 《会约》卷十一

【组成】 人参随便，熟地黄、当归各二三钱，白术、枸杞各一钱半，甘草(炙)、

肉桂、附子、枣皮各一钱，枣仁二钱，远志六分

【制法、用法】 空心温服。

【主治】 阳痿，忧思恐惧太过者。

47. 加味大造汤

【方源】 《傅青主女科·产后编》卷下

【组成】 人参、当归各一两，麦冬、石斛(酒蒸)各八分，柴胡六钱，生地黄二两，胡连五钱，山药、枸杞各一两，黄柏(炒)七分

【制法、用法】 先将麦冬、地黄捣烂，后入诸药同捣为丸，加蒸紫河车另捣，焙干为末，炼蜜为丸。

【主治】 产后骨蒸劳热。

48. 加味六子丸

【方源】 《仁术便览》卷三

【组成】 菟丝子(酒煮)一两五钱，五味子五钱，枸杞(甘州产)、车前子、白蒺藜(炒去刺)各二两，黄芪(蜜炒)一两，覆盆子一两五钱，破故纸(青盐炒)、麦冬(去心)各二两，肉苁蓉(酒洗，去甲)二两三钱，大甘草五钱，牛膝(去苗)二两，山茱萸(去核)一两，杜仲(炒去丝)一两五钱，熟地黄(酒洗)、牡蛎(盐泥固煅)各一两

【制法、用法】 上为细末，捣饭为丸，如梧桐子大。空心盐汤送下，午间、临卧温酒送下。

【主治】 男子阳痿，及妇人久不孕育。

49. 加味益营煎

【方源】 《顾氏医经》卷四

【组成】 当归、芍药、山药、枸杞、炙甘草、牡丹皮、生地黄、知母、麦冬各六克，西洋参、五味子各三克

【制法、用法】 水煎服，每日一剂，日服两次。

【主治】 月经不调，形瘦多火，消烁津液，经水衰少。

50. 谷灵丸

【方源】 《医方类聚》卷二一二引《仙传济阴方》

【组成】 黄芪、人参、牛膝、当归各一两，附子一个，地黄半两，杜仲、苍术、白术、肉桂、枸杞子各三钱，茯苓五钱

【制法、用法】 上以酒糊为丸。人参汤送下。

【主治】 妇人气弱血虚，血海虚竭，肌肉不长，形容瘦瘁。

51. 乾坤丹

【方源】 《全国中药成药处方集》(吉林方)

【组成】 当归二两七钱，山萸、鹿胶各二两，枸杞、远志、蛇床、酒芍、茯苓各一两三钱四分，母丁香、川附子各六钱七分，香附一两七钱，龙骨一两，陈皮一两七钱，牡蛎一两，木瓜、杜仲、泽泻、淮牛膝各一两

【制法、用法】　上为细末，炼蜜为丸。每服二钱，用黄酒送下。

【主治】　男子肾亏，阳痿遗精，梦遗白浊；女子月经不调，赤白带下，子宫寒冷。

52. 坤顺丸

【方源】　《全国中药成药处方集》（南京方）

【组成】　鹿茸、五灵脂各四两，石柱参二两，紫丹参、龟板胶、延胡索、鹿角胶、淡黄芩各三两，阿胶（炒珠）四两，川断三两，潞党参五两，川芎四两，炙黄芪五两，醋制香附三两，西当归六两，炙甘草三两，大熟地黄一斤，广郁金二两，川贝母六两，春砂仁二两，菟丝子六两，白芍三两，枸杞子五两，大黄炭三两，白茯苓五两，陈皮四两，白术五两，上肉桂一两五钱

【制法、用法】　将熟地黄煮烂，和蜜为丸，每粒三钱，蜡壳封固。每服一丸，开水和下。

【主治】　妇女血气不足，腹冷腹痛，形寒，头晕，带下，腰酸，经水不调。

53. 枇杷叶丸

【方源】　《扶寿精方》

【组成】　枇杷叶（蜜炙）二斤，山药一斤，枸杞子，山茱萸（去核）半斤，吴茱萸一两

【制法、用法】　上为细末，炼蜜为丸，如梧桐子大。每服七八十丸，清米汤送下。

【主治】　妇人血崩，经事失调，或前或后，不育。

54. 救脱活母汤

【方源】　《傅青主女科》卷下

【组成】　人参二两，当归（酒洗）、熟地黄（九蒸）各一两，枸杞子、山萸（蒸，去核）各五钱，麦冬（去心）一两，阿胶（蛤粉炒）二钱，肉桂（去粗皮，研）一钱，黑芥穗二钱

【制法、用法】　水煎服。

【主治】　产后气喘。

55. 大补元煎

【方源】　《景岳全书》卷五十一

【组成】　人参适量（少则用一二钱，多则用一二两），山药（炒）二钱，熟地黄适量（少则用二三钱，多则用二三两），杜仲二钱，当归二三钱，山茱萸一钱，枸杞二三钱，炙甘草一二钱

【制法、用法】　水二钟，煎七分，食远温服。

【主治】　男妇气血大坏，精神失守。

56. 地黄醴

【方源】　《景岳全书》卷五十一

【组成】　大怀熟地黄(取味极甘者，烘晒干以去水汽)八两，沉香(或白檀三分亦可)一钱，枸杞(用极肥者，亦烘晒以去润气)四两

【制法、用法】　上约每药一斤，可用高烧酒十斤浸之，不必煮，但浸十日之外，即可用矣。服完又加酒六七斤再浸半月仍可用，宜常服之。

【主治】　男妇精血不足，营卫不充。

57. 升提汤

【方源】　《傅青主男女科》(女科)卷上

【组成】　大熟地黄(九蒸)、巴戟天(盐水浸)、白术(土炒)各一两，人参、黄芪(生用)各五钱，山萸肉(蒸)三钱，枸杞二钱，柴胡五分

【制法、用法】　水煎服。服三月而肾气大旺，再服一月未有不能受孕者。

【主治】　妇人肾气不足，久不受孕，伴见饮食少思，胸膈满闷，终日倦怠思睡，一经房事，呻吟不已，气怯力弱。

58. 上丹

【方源】　《元和纪用经》

【组成】　五味子半斤，百部(酒宿浸，焙)、玉女(即菟丝子，酒宿浸，焙)、肉苁蓉(酒宿浸)、思仙木(即杜仲，炒)、不渡草(即巴戟，去心)、细草(即远志，去心)、仙人杖(即枸杞子)、防风(无叉枝者)、白茯苓、思益(即蛇床子，炒)、柏子仁(另研)、干薯蓣各二两

【制法、用法】　上为末，蜜煎面糊为丸，如梧桐子大。每服二十丸至三十丸，食前温酒送下；不饮者，盐汤送下；春，干枣汤送下。

【主治】　男子绝阳，庶事不堪。女子绝阴，乃不能妊。腰膝重痛，筋骨衰败，面黑，心劳志昏。瘑瘰恍惚，烦溃多倦，余沥梦遗，胱邪气，五劳七伤，肌肉羸悴，上热下冷。

59. 广嗣良方

【方源】　《墨宝斋集验方》卷上

【组成】　山茱萸(水浸，去核)、天门冬(水浸，去心皮)、麦门冬(水浸，去心)各五两，黄芪(去皮，蜜炙)二两，补骨脂(酒浸，水洗，炒黄)八两，菟丝子(拣净，酒浸一宿，晒干)、枸杞子(去枝蒂)各三两，当归(酒洗，去芦，全用)二两，覆盆子(微炒)、蛇床子(水洗净，微炒)、川巴戟(酒浸，去心)各三两，山药(洗净)一两，熟地黄(酒浸，捣如泥)三两，黄犬肾(酥炙，焙干)二副，白龙骨(火煅七次，童便、盐酒淬，布包悬井底三日)二两，人参一两五钱，韭子(酒洗净，炒)三两，琐阳(酒洗，酥炙)二两，白术(水洗，土拌炒)一两，杜仲(去皮，酥炙)一两五钱，陈皮(水洗，去白，微炒)一两，紫河车(初生男胎者佳，将米泔水洗，用银针挑破，挤出紫血，待净入水坛内，好酒两斤，封固重汤煮烂如泥)一具

【制法、用法】　上为极细末，入炼蜜，木臼内捣极匀，丸如梧桐子大。每服五六十丸，渐加至一百丸止，空心盐汤送下，出外减半服之。

【主治】 男子不育。

60．五福延寿丹

【方源】 《便览》卷三

【组成】 五味子六两，肉苁蓉（酒浸、焙）四两，牛膝（酒浸）三两，菟丝子（酒浸、炒）二两，杜仲（姜炒断丝）三两，天冬（去心）二两，广木香一两，巴戟天（去心）、山药各二两，鹿茸（酥油炙透）一两，车前子（炒）二两，菖蒲（焙）、泽泻（去毛）、生地黄（酒洗）、熟地黄（酒制）、人参（去芦）、乳香（另研）各一两，没药（另研）五钱，枸杞子一两，大茴（炒）二两，覆盆子、赤石脂（煅）各一两，地骨皮二两，杏仁（去皮尖）一两，山茱萸（去核）二两，柏子仁一两，川椒（去目、合口炒）七钱，川楝肉（炒）、远志（去心）各一两，龙骨（煅）五钱，白茯苓（去皮）、当归（酒洗）各一两

【制法、用法】 上为细末，炼蜜为丸，如梧桐子大。每服三十丸，空心盐汤或盐酒送下。

【主治】 男子女人诸虚百损，五劳七伤，未及半百而顶发早白。行路艰难，形容羸瘦。眼目昏花，远年近日咳嗽，吐痰见血，夜梦遗精，并妇人久不生育。

61．固本丸

【方源】 《灵验良方汇编》卷上

【组成】 菟丝子、蛇床子（炒，去壳）、续断各一两半，鹿茸（蜜制）一对，山药、白茯苓、牛膝（酒洗）、杜仲（姜汁炒）、当归、五味子、肉苁蓉（酒蒸）、远志（甘草汤浸，去心）、益智仁各一两，熟地黄、萸肉（酒蒸）、枸杞各三两，巴戟（酒浸，去骨）二两，人参二钱

【制法、用法】 上为末，炼蜜为丸。淡盐汤送下。

【主治】 男子不育，因禀赋薄弱，或由房劳过度，以致肾水不足，气血清冷而致者。

62．固本丸

【方源】 《叶氏女科》卷四

【组成】 菟丝子（酒制）、熟地黄（酒蒸，捣）、干地黄（酒浸，捣）、天门冬（去心，酒浸）、麦门冬（去心，酒浸）、五味子、茯神各四两，淮山药（微炒）三两，莲肉（去皮心）、人参（去芦）、枸杞子各二两

【制法、用法】 上为末，炼蜜为丸，如梧桐子大。每服八九十丸，淡盐汤送下。

【主治】 男子精少艰嗣。

63．瓮头春酒

【方源】 《奇方类编》卷下

【组成】 头红花、羊藿（去毛边）各一斤，白芍（酒炒）二两，羯羊油（炒羊藿极黑）一斤，杜仲（童便浸一宿，炒）一两，苍术（炒）四两，天冬、肉苁蓉（去鳞甲）各一两，牛膝、五加皮、白茯苓各四两，砂仁（炒）五钱，破故纸（炒）、人参各一两，大附子（制）、白蔻仁（炒）各五钱，归身二两五钱，川椒（焙去汗，去目）、丁香、木香、

沉香各五钱，枸杞三两，白术(炒)四两，甘草五钱，地骨皮(蜜水炒)一两，熟地黄三两，干菊一两，生地黄二两

【制法、用法】 上为末，好糯米四斗，淘净，再浸一日夜，去浆澄清，如蒸酒法，糯米为糜，取出候冷，用原淘米浆二十斤，入锅温之，加葱白一斤，滚数沸，去葱白候冷，和入糜内，然后拌上细曲末四斤、粗曲末二斤。又将前药和入糜内拌匀，然后将羊藿、红花二味各入绢袋，先置瓮底，方将此糜入瓮，按置实，落上面，用火酒十斤盖了。春、秋三日，夏一日，冬五日。后又加火酒八十斤，仍将瓮口封固，至二七日开缸，木扒打过三四百下，再加圆肉眼二斤，红枣五升，又煮糯米饭三升，候冷，投入瓮内，又从瓮底打起二百下，再过二七日，榨出清酒，入坛封口，煮三炷香，埋三日。秋冬不必去。第二次又用糯米二斗煮饭，拌曲末二斤，火酒五十斤，入在糟内封固。过五日打扒，又封。过五日打扒，再五日上榨。人年四十以后用之。

【主治】 女子宫冷、白带等症并可用。

64. 鱼鳔种子丸

【方源】 《中国医学大辞典》

【组成】 上白鱼鳔(牡蛎粉炒成珠，磨细)一斤，当归(酒洗，晒干)、淫羊藿(去枝梗荆刺，羊油酥炙炒)、白莲蕊(拣净，去灰)、肉苁蓉(酒洗、晒干)、川杜仲(去皮，青盐水炒断丝)、菟丝子(淘净灰土，用甜酒浸一宿，又用水煮，再合酒煮成饼，晒干)、沙苑蒺藜(碧绿，猪腰形者佳，去灰土，分四股，青盐、人乳、老酒、童便各拌二两，微炒)各八两，云苓(去皮，切片，人乳拌蒸，晒干)、枸杞(红色肉厚者，拣净去带)各四两，牛膝(肥长者佳，去芦，切片，酒洗、晒干)、破故纸(拣净，青盐水炒)各六两，上肉桂(去粗皮，切片，不可见火)二两，大附子(每个重一两四钱、去脐、切四块，以甘草水浸七日，每日一换，至期用面八两裹好，放炭火中煨熟，切片、焙干)两个

【制法、用法】 上为细末，炼蜜为丸，如梧桐子大。每早服一百丸，盐汤送下，晚服一百丸，陈黄酒或甜酒送下。

【主治】 身体虚弱、酒色过度、头眩、耳鸣、目花、腰膝酸疼、四肢无力、自汗盗汗、下元虚损、梦遗精滑、阳痿；或男子精寒，肾虚，阳物不举，不能久坚，元阳衰败；或女子血寒气弱，子宫久冷，赤白崩带、经水不调、久不受孕。

65. 定坤丹

【方源】 《北京市中药成方选集》

【组成】 当归十二两，人参(去芦)五两，黄毛鹿茸(去毛)、藏红花各三两，熟地黄四两，砂术三两，汉三七、鸡血藤各二两五钱，白芍、枸杞子各三两，阿胶(炒)二两，益母草、香附(醋炙)、延胡索(醋炒)、柴胡、茺蔚子、鹿角霜、五灵脂(醋炒)、甘草各五钱，茯苓、干姜(炮)、杜仲(炒)各四钱，川牛膝、砂仁各三钱，川芎、黄芩、肉桂(去粗皮)各二钱，乌药三钱，细辛一钱五分

【制法、用法】 上药除汉三七、香附、甘草、茯苓、肉桂、砂仁、细辛为粗末铺槽外,其余群药用黄酒四十八两蒸透晒干,共为细末,炼蜜为丸,每丸重四钱,朱砂为衣,蜡皮封固。每服一丸,温开水送下,一日二次。

【主治】 妇女虚弱,经期不准,行经胀痛,腰酸带下。

66. 延寿丹

【方源】 《遵生八笺》卷十七引罗真人方

【组成】 干山药(去皮)、人参(去芦)、白茯苓(去皮)、川牛膝(酒浸)、杜仲(姜制去丝)、龙骨、川续断(去芦)、鹿茸、当归(酒浸洗)、山药苗、北五味、熟地黄(酒浸)、石菖蒲、楮实子(去瓤)、破故纸(炒)、麦门冬(去心)各一两,辽枸杞五钱

【制法、用法】 上为极细末,以酒糊为丸,如梧桐子大。每服五十丸或六七十丸,淡盐汤送下,一日二次。服至五日,体自轻健;至十日,精神倍爽;半月之后,气力壮勇;二十四日后,眼目清朗,语言响亮;一月之余,饮食大进,颜色红润,步履轻健,冬月手足常暖。此药不热不燥,老幼皆可服。

【主治】 男子五劳七伤,诸虚不足,阴痿气弱无力,心肾不交,精神欠爽,小便频数,腰膝疼痛。妇人赤白带下,起居倦怠,脚冷麻痹,不能久立,肾气不和,脐腹疼痛,经水愆期,无孕。

67. 延龄育子丸

【方源】 《医便》卷一

【组成】 天门冬(去心)、麦门冬(去心)、怀生地黄、怀熟地黄(肥大沉水者)、人参(去芦)、甘州枸杞子(去梗)、菟丝子(洗净,酒蒸,捣饼,晒干)、川巴戟(去心)、川牛膝(去芦,酒洗)、白术(陈土炒)、白茯苓(去皮,牛乳浸,晒)、白茯神(去皮心,人乳浸,晒)、鹿角胶(真者)、鹿角霜、柏子仁(炒,去壳)、山药(姜汁炒)、山茱萸(去核)、肉苁蓉(去内心、膜)、莲蕊(开者不用)、沙苑蒺藜(炒)各五两,酸枣仁(炒)、北五味子(去梗)、石斛(去根)、远志(去芦,甘草、灯心汤泡,去心)各二两

【制法、用法】 上各为末,将鹿胶以酒化开,和炼蜜为丸,如梧桐子大。男人每服九十丸、妇人每服八十丸、空心滚白汤送下。

【主治】 少年斫丧,中年无子,妇人血虚,不能孕育。

68. 延龄育子方

【方源】 《墨宝斋集验方》卷上

【组成】 腽肭脐(用桑白皮一两,楮实子一两,山楂、麦芽、神曲、补骨脂各一两,黑芝麻、黑豆各一合,以上八味用酒水各一半煎水;外用酒洗腽肭脐,入前酒水内,浸以软为度。后用竹刀切碎,去膜,用瓦一块,荷叶衬瓦上,上用瓦一块盖之,慢火烘干,碾细为末,听用)、巨胜子(酒洗净,分为四份;芝麻、萝卜子、糯米、白芥子各炒一份)五两,甘枸杞子(去梗蒂)四两,生地黄(肥大沉水者,酒洗净)、熟地黄(肥大沉水者,酒洗净)、麦门冬(去心)、白术(土炒一份,麸炒一份,

神曲炒一份，枳壳炒一份）、白茯苓（去皮心膜，乳浸，晒干）各五两，菟丝子（酒洗净，浸一昼夜，蒸，捣饼，晒干）四两，人参（去芦）、柏子仁（炒，去壳）各五两，山药（姜汁浸，炒干）四两，山茱萸（去核）、肉苁蓉（去甲膜，酒浸，晒干）各五两，远志（去芦，甘草灯心汤泡，去核）二两，何首乌（黑豆汁蒸一份，盐水蒸一份，米泔水浸一份，醋浸一份）八两，鹿角霜五分，川巴戟（酒洗，去心）四两，石菖蒲（去芦，微炒）、当归（酒洗，去芦梢）、五味子（去梗）各二两，川牛膝（去芦梢，酒洗，晒干）四两，沙苑蒺藜（炒）五两，川黄连（去须，吴茱萸汤浸一份，木香汤泡一份，姜汁泡一份，酒浸一份，晒干）三两，酸枣仁（去壳皮，炒）二两

【制法、用法】 上药各为末。春加姜汁、竹沥；夏加香薷、木瓜、薏仁；秋加姜、茶、茱萸、木香；冬加紫苏、薄荷、苍术、厚朴煎汁，用蜜炼为丸。每服九十丸，滚白汤送下。

【主治】 《何氏济生论》：男子肾气虚弱，逢阴而痿，未媾先遗等症。

69. 安奠二天汤

【方源】 《傅青主女科》卷下

【组成】 人参（去芦）、熟地黄（九蒸）、白术（土炒）各一两，山药（炒）五钱，炙草一钱，山萸（蒸，去核）五钱，杜仲（炒黑）三钱，枸杞二钱，扁豆（炒，去皮）五钱

【制法、用法】 水煎服。

【主治】 妊娠脾肾亏损，带脉无力，小腹作疼，胎动不安，如有下堕之状。

70. 并提汤

【方源】 《傅青主女科》卷上

【组成】 大熟地黄（九蒸）、巴戟（盐水浸）、白术（土炒）各一两，人参、黄芪（生用）各五钱，山萸肉（蒸）三钱，枸杞二钱，柴胡五分

【制法、用法】 水煎服。

【主治】 妇人肾气不足，不孕，饮食少思，胸膈满闷，终日倦怠思睡，一经房事，呻吟不已。

71. 琼浆药酒

【方源】 《北京市中成药规范》第二册

【组成】 人参（去芦）二两，鹿茸（去毛）、桂元肉各一两，川附片二两，陈皮三两，狗脊（砂烫去毛）、枸杞子、补骨脂（盐水制）各四两，黄精（酒炙）二两，金樱肉（去毛）、韭菜子、淫羊藿（羊油制）各四两，冬虫草二两，怀牛膝（去头）、灵芝各四两，当归、佛手、驴肾各二两，麻雀头五十个（约一两），红糖六斤，红曲八两，白蜜十斤

【制法、用法】 上置洁净容器内，装入回流罐，另取四十五度白酒一百斤，分别放入白酒五十斤、三十斤、二十斤，加入红曲八两兑色，每次均加热至酒沸半小时后，放弃药液，将残渣压榨，榨出液与三次浸出液合并，置罐内，混匀，储存一个月，静止滤过，分装即得。本品为橘红色液体，气清香，味辛微苦，每瓶装药酒重

十两，上下不超过 1%，含乙醇量应为 35%～39%，口服，每次三～五钱，每日二～三次。

【主治】 体质虚弱，肾衰寒盛，神情倦怠，腰酸腿软，四肢无力，阳痿不举，遗精早泄，妇女白带。

72. 斑龙种子丸

【方源】 《医学正印》卷上

【组成】 鹿角(截半寸长，浸七日。用淫羊藿一斤，当归四两，黄蜡二两，如法熬，去滓成胶，取鹿角胶一斤；角焙燥，取鹿角霜半斤)十斤，天门冬(去心)、麦门冬(去心)各四两，黄柏(盐酒炒褐色)、知母(去毛，盐酒炒)、虎胫骨(酥炙)、龟板(去裙，酥炙)各三两，枸杞子(甘州者)、干山药、肉苁蓉(酒洗，去浮甲、白膜，晒干)、茯苓(去皮)、山茱萸(净肉)、破故纸(盐酒炒)、生地黄(酒洗)、当归(酒洗)各四两，菟丝子(酒煮，捣成饼，焙干)、熟地黄(制如法)各六两，白芍(酒炒)、牛膝(去芦，盐酒炒)、杜仲(盐酒炒去丝)、人参(去芦)、白术(土炒)各三两，五味子、酸枣仁(炒)各一两，远志、甘草(汤浸，去骨皮)各二两，砂仁一两

【制法、用法】 上为末，炼蜜化鹿角胶为丸，如梧桐子大。每服百丸，空心淡盐汤或酒送下。

【主治】 男子中年以后无子者。

73. 葱白饮

【方源】 《圣济总录》卷一八三

【组成】 葱白(切)四两，葫叶(切)、莽草(锉)、枸杞(碎)各一两

【制法、用法】 上为粗末。每取二两，以水二碗，煎至一碗，去滓，分温三服，空心、日午、近晚各一服。

【主治】 乳石发，热渴。

74. 援土固胎汤

【方源】 《傅青主男女科》

【组成】 人参一两，白术(土炒)二两，肉桂(去粗皮)二钱，山药(炒)一两，制附子五分，炙甘草一钱，杜仲(炒黑)三钱，续断三钱，枸杞子三钱，山茱萸(蒸，去核)一两，菟丝子(酒炒)三钱，砂仁(炒，研)三粒

【制法、用法】 水煎服。

【主治】 妊娠脾胃虚极，上吐下泻，胎动欲坠，腹痛难忍，急不可缓。

75. 鲁府遇仙传种子药酒

【方源】 《寿世保元》卷七

【组成】 白茯苓(去皮，净)一斤，大红枣(煮，去皮、核，取肉)半斤，胡桃肉(去壳，泡，去粗皮)六两，白蜂蜜(入锅熬滚，入前三味调匀，再用微火熬膏，倾入瓷坛内，又加南烧酒二十斤，糯米白酒十斤，共入密坛内)六斤，绵黄芪(蜜炙)、人参、白术(去芦)、当归、川芎、白芍(炒)、生地黄、熟地黄、小茴香、覆盆子、陈

皮、沉香、木香、甘枸杞子、官桂、砂仁、甘草、乳香、没药、北五味子

【制法、用法】 上为细末，共入密坛内和匀，竹箬封口，面外固，入锅内。大柴火煮两炷香取出，埋于土中三日，去火毒。每日早、午、晚三时，男女各饮数杯，勿令太醉。

【主治】 妇人子宫虚冷，带下白淫，面色萎黄，四肢酸痛，倦怠无力，饮食减少，经脉不调，面无颜色，肚腹时痛，久无子息。

76. 益气补冲汤

【方源】 《中医妇科治疗学》

【组成】 泡参五钱，白术、云神各四钱，秦归三钱，熟地黄四钱，黄芪、枸杞、菟丝子、甘草（炙）各三钱

【制法、用法】 水煎，温服。

【主治】 气血亏甚，经闭数月，皮肤干燥不润，形体消瘦，心累气短，动则喘逆，头晕目眩，腰酸无力，食少，舌质淡，苔正常，脉缓无力。

77. 紫河车丸

【方源】 《医略六书》卷二十七

【组成】 紫河车（白酒洗，银针挑净紫筋）一具，大熟地八两，当归身四两，白芍药（酒炒）二两，冬白术（制）、淮山药（炒）各四两，金香附子（酒炒）二两，拣人参、紫石英（醋煅）、甘枸杞各四两，蕲艾叶（醋炒）、川芎各二两

【制法、用法】 各药同紫河车入陈酒煮烂，收干晒脆，为细末，炼蜜为丸。每服三五钱，温酒送下。

【主治】 妇女虚寒不孕，脉软弱者。

78. 催乳汤

【方源】 《医学集成》卷三

【组成】 黄芪、熟地黄各八钱，人参、当归各五钱，川芎、枸杞、通草、王不留行各二钱

【制法、用法】 用上药炖猪蹄服。

【主治】 产妇乳汁过少。

79. 黄芪丸

【方源】 《妇人大全良方》卷五

【组成】 黄芪、麦门冬（去心）、茯神、北柴胡、甘草、生干地黄各一两，酸枣仁（炒）、郁李仁、杏仁（去皮尖、双仁，麸炒黄）、枸杞子、人参（去芦）、黄芩各三分，百合、枳壳（去瓤，麸炒）、赤芍药、知母各半两，鳖甲（制）二两

【制法、用法】 上为细末。炼蜜为丸，如梧桐子大。每服三十丸，清粥吞下，不拘时候。

【主治】 妇人骨蒸烦热，四肢羸瘦，疼痛口干，心躁不得眠卧。

80. 膃肭补天丸

【方源】 《医学入门》卷七

【组成】 膃肭脐、人参、白茯苓(姜汁煮)、当归、川芎、枸杞、小茴香各一两半,白术二两半,粉草(蜜炙)、木香、茯神各一两,白芍、黄芪、熟地黄、杜仲、牛膝、破故纸、川楝、远志各二两,胡桃肉三两,沉香五钱

【制法、用法】 上为末,用制膃肭酒煮面糊为丸,如梧桐子大。每服六十丸,空心盐酒送下。

【主治】 男妇亡阳失阴,诸虚百损,阴痿遗精,健忘,白带,子宫虚冷。

81. 长春益寿广嗣丹

【方源】 《慈禧光绪医方选议》

【组成】 天冬(去心)、麦冬(去心)、大熟地黄(不见铁)、山药(炒)、牛膝、大生地黄(不见铁)、杜仲(盐水炒)、山萸、云苓、柏子仁(去油)、巴戟、木香各五钱,川椒(炒)、泽泻、石菖蒲、远志各二钱五分,菟丝子、肉苁蓉各一两,枸杞子、覆盆子、地骨皮各四钱

【制法、用法】 上为细末,炼蜜为丸,如绿豆大。每服三钱,淡盐汤送下。

【主治】 腰酸体倦,神衰力弱,饮食不振、遗精,阳痿早泄。久不生育,须发早白等。

82. 毓麟珠

【方源】 《竹林女科证治》卷四

【组成】 熟地黄、当归、菟丝子(制)各四两,淮山药(姜汁制)、枸杞子、胡桃肉、巴戟肉、鹿角胶、鹿角霜、杜仲(酒炒)、山茱萸(去核)、川椒(去目)、人参、白术(蜜炙)、茯苓、白芍(酒炒)各二两,川芎、炙甘草各一两

【制法、用法】 上为末,炼蜜为丸,如梧桐子大。每服七八十丸,空心白汤送下。

【主治】 男子肾中精寒,精虽射入子宫而元阳不足,阴无以化,不孕或孕而多女。

83. 大补天丸

【方源】 《古今医统大全》卷四十八

【组成】 黄柏(蜜炒褐色)、知母(乳汁炒)、龟板(酥炙)各三两,怀熟地黄五两,牛膝(酒洗)、麦门冬(去心)、肉苁蓉(酒洗)、虎胫骨(酥炙)、山药(炒)、茯神、黄芪(蜜炙)各两半,杜仲(制)、甘枸杞子、何首乌(制)、人参各二两,当归(酒洗)、天门冬、五味子各一两,怀生地黄(酒洗,用砂锅煮烂,捣)一两,白芍药(酒炒)二两(冬月只用一两),紫河车(取初胎者,米泔洗净,入小砂罐内,水一碗、煮沸,候冷取起,放竹篮中,四围用纸糊密,烘干为末,入群药和匀)一具

【制法、用法】 上为细末,炼蜜加猪脊髓三条为丸,如梧桐子大。每服八十丸,空心淡盐汤下,冬月酒送下。

【主治】 男妇虚损劳伤,形体羸乏,腰背疼痛,遗精带浊。

第六章 其他疾病

1. 十八味戒烟丸

【方源】 《饲鹤亭集方》引林文忠公方

【组成】 明党参、纹党参、橘红、杜仲、枣仁各三钱，茯苓四钱，法半夏五钱，玉竹、旋覆花、益智仁、罂粟壳各二钱，枸杞、炮姜、炙甘草各一钱五分，沉香六分，赤糖四两，红枣十个，烟灰五钱

【制法、用法】 熬膏，或为丸。随瘾大小，酌量加减。

【主治】 戒烟。

2. 地仙丹

【方源】 《本草纲目》卷三十六引《保寿堂方》

【组成】 天精草(春采枸杞叶)、长生草(夏采枸杞花)、枸杞子(秋采)、地骨皮(冬采枸杞根)

【制法、用法】 并阴干，用无灰酒浸一夜，日晒夜露四十九昼夜，取日精月华气，待干为末，炼蜜为丸，如弹子大。每早、晚各用一丸细嚼，以隔夜百沸汤下。

【主治】 常服除邪热，明目，轻身。

3. 龙虎小还丹

【方源】 《惠直堂经验方》卷一

【组成】 鹿角胶、虎掌(酒炙，虎胫尤妙)、川草薢(酒洗)、肉苁蓉各四两，熟地(牛膝三两拌蒸)八两，金钗石斛一斤，川续断、破故纸(研碎，拌胡桃肉蒸，炒)龟板(酥炙)、茯苓(人乳拌蒸)、山萸肉、山药各四两，天冬(去心)三两，巴戟肉三两，沉香五钱，枸杞六两

【制法、用法】 上为末，将石斛用酒、水煎膏，入鹿角胶调化，加神曲六两，为糊为丸，如梧桐子大。每服百丸，早晚淡盐汤或酒送下。

【主治】 一切手足拘挛，血气凝滞，阳事不举，齿豁目昏，心神散乱。

4. 坎离丸

【方源】 《何氏济生论》卷五

【组成】 知母、黄柏、菊花、熟地黄、白芍、川芎、枸杞、当归

【制法、用法】 炼蜜为丸，如梧桐子大。空心盐汤送下。

【主治】 火症。

5. 壬水金丹

【方源】 《惠直堂经验方》卷一

【组成】 绵纹川大黄(切薄片，滴烧酒一斤，白蜜四两，拌匀，用柳木甑一口，

下铺柳叶寸余厚，以绿豆二升，水浸一夜；黑铅二斤打作薄片，剪碎，同绿豆拌匀，一半铺柳叶上，盖新夏布一块，将大黄铺上；又盖新夏布一块，将所留一半铅豆铺上面，再将柳叶盖满，蒸七炷大线香，待冷起甑，柳叶、铅豆不用，只将大黄晒干露之，如此九次，听用）五斤、乌梅肉、薄荷叶、枳壳（酥炒）、广木香（不见火）、陈皮、九制胆星各一两，文蛤（去瓠，炒黄）四两，贝母（去心）二两，檀香（不见火）、枸杞子各一两，沉香（不见火）、茯苓各五钱

【制法、用法】 水十数斤，熬汁约三斤，去滓，取净汁，浸前九制大黄，至汁尽晒干，以瓦罐收贮，听配后药：九制玄明粉八钱，七制青礞石五钱，官白珊砂五钱，真血琥珀八钱，角沉香（净末）八钱，郁金五钱，乌犀角二钱，羚羊角（净末）五钱，钟乳粉（研细末，水飞净）三钱，上药九味，共为极细末，将前九制大黄称准一斤，研末和匀，用文蛤膏捣为丸，金箔和朱砂为衣。每用药一丸，舌下化咽。

【主治】 痰迷风瘫，蛊膈虚损，哮喘痰壅，噫气吞酸，及各般风症，羊癫、醉醒、消渴、下元虚弱。

6. 枸杞酒

【方源】 《外台秘要》卷十七

【组成】 米（黍糯并得酿酒米，用上好曲末一斗，加五升弥佳）一石、枸杞（去赤皮，半寸锉之，以水一石，浸之三日，煮取五斗汁）三十斤、生地黄（洗去土，细切，共米同炊之）二十斤、秋麻子（微熬细粉，蒸汽出，以枸杞汤淋取汁）三斗、豆豉（以枸杞汤煮取汁）二斗

【制法、用法】 上药地黄共米同蒸，余三物药汁，总合得五斗，分半渍米，馈半及曲和酿饭，如人肌温，总和一甓，盖瓮口，经十四日，压取封泥，复经七日。初一度酿，用麻子二斗。多即恐令人头痛。日可饮三杯。

【主治】 五内邪气，消渴，风湿，胸胁间气，头痛，五劳七伤，胃中宿食，鼻衄吐血，内湿风疰，恶血石淋，伤寒瘴气，烦躁满闷，虚劳喘息及脚气肿痹。

7. 枸杞酒

【方源】 《韩氏医通》卷下

【组成】 枸杞子五钱、黄连（炒）三钱、绿豆一钱

【制法、用法】 上药绢袋盛之，凡米五升，造酒一樽，煎一袋，窨久乃饮。

【主治】 火证。

8. 枸杞子散

【方源】 《外台秘要》卷十二引《删繁方》

【组成】 枸杞子五升、干姜五两、白术五两、吴茱萸一升、蜀椒（汗）三合、橘皮五两

【制法、用法】 上六味，切，捣五味，三筛下为散，取枸杞子燥，瓷器贮，研晒如作米粉法，七日晒之，一晒一研，取前药散和之，又研。每服一方寸匕，和酒食进之。

【主治】 百病。

9. 枸杞子煎

【方源】 《外台秘要》卷十七引《张文仲方》

【组成】 枸杞子三升，杏仁（去皮尖，研）一升，生地黄（研取汁）三升，人参十分，茯苓十分，天门冬（捣汁，干者为末亦得）半斤，白蜜五升，牛髓（无亦得）一具，酥五升

【制法、用法】 上各别依法料理，先煎汁等如稀饧，纳诸药煎，候如神膏，入水不散即成。一服两匙，酒和服之。

【主治】 万病，并妇人久无子，冷病。

10. 枸杞石决明酒

【方源】 《医心方》卷十三引杂酒方

【组成】 石决明干者一大斤（洗，炙）、枸杞、根白皮小一斤

【制法、用法】 上细切，盛绢袋，以清酒四斗五升渍之，春五日、夏三日、秋七日、冬十日，去滓。始服，多少不拘。

【主治】 腰脚疾，疝癀，诸风痹，恶血，目翳，目赤膜痛，眵眵泪出，瞽盲。

11. 保命延寿丹

【方源】 《扶寿精方》

【组成】 胡桃仁、小红枣、白蜜各半斤，酥四两，苍术、甘草、厚朴（各去皮）、陈皮（去白）、生熟地黄、天门冬（去心）、麦门冬（去心）、破故纸、川芎、白芍药、白术、牛膝、香附、肉桂、五味子、半夏、枳壳、荆芥、防风、独活、白芷、细辛、麻黄、小茴香、五加皮、虎胫骨（酥炙）各一两，当归、白茯苓、人参、肉苁蓉（去甲）、枸杞子、何首乌、砂仁、干姜（煨）、杏仁、乌药、川草乌（去皮）、川椒、木香、沉香各五钱

【制法、用法】 上各制洗净，锉片，生绢袋盛，堆花烧酒一大坛，入药固封，锅内水煮三时，木棍不住手顺搅，使水周旋，取起埋地三日毕，将药晒干为末，酒糊为丸，如梧桐子大。每日三十丸，黄酒送下；其药酒空心午、戌任意进一三酌。

【主治】 虚损风气，湿积心腹，腹胃膀胱疼痛，淋痔膈噎，肤燥疮癫，一切恶症。及妇女赤白带、癥瘕。

12. 济字丸

【方源】 《疯门全书》

【组成】 羌活、独活、防风、荆芥、豨莶、灵仙、桑寄生各二钱，白芷、僵蚕各一钱半，细辛一钱，首乌一两，龟板、枸杞、当归各五钱，川芎、白芍、玄参、丹皮各二钱，乌药五钱，槟榔、银花、牛蒡子各二钱

【制法、用法】 米糊为丸。每次服二钱，早、午、晚三次，茶水送下。

【主治】 疯病已愈，只皮肤不能复原光润，或骨节间有酸疼。

13. 首乌甘菊散

【方源】 《杏苑》卷八

【组成】 何首乌、蔓荆子、石菖蒲、荆芥穗、甘菊花、枸杞子、威灵仙、苦参各等分

【制法、用法】 上为细末。每服三钱，蜜茶送下，不拘时候。

【主治】 大风，眼断白仁，鼻梁崩塌，皮肤疮疥，手足皲裂，睡卧不稳，步履艰辛，筋骨疼痛，四肢少力；及紫白癜风。

14. 神仙不醉丹

【方源】 《万病回春》卷二

【组成】 白葛花、白茯苓(去皮)、小豆花、葛根、木香、天门冬(去心)、缩砂仁、牡丹皮、人参(去芦)、官桂、枸杞子、陈皮、泽泻、海盐、甘草各等分

【制法、用法】 上为细末，炼蜜为丸，如弹子大。每服一丸，细嚼，热酒送下。一丸可饮酒十盏，十丸可饮酒百盏。

【主治】 令饮酒不醉。

15. 神仙延龄丹

【方源】 《鲁府禁方》卷二

【组成】 旱莲(取汁，晒干成膏子)半斤，破故纸(炒香，为末)一斤，五加皮(酒浸一昼夜，晒干)、赤茯苓(去皮，乳浸，牛乳可代)、生地黄(酒浸一昼夜，取汁，晒成膏子)、红枣(去皮，煮熟)、生姜(取汁，晒干成膏子)各二斤，杜仲(去皮，炙炒去丝，为末)、核桃仁(去皮)各半斤，川芎、枸杞(去蒂，酒浸)各四两，没石子、蜂蜜(炼老熟)各二两，细辛一两

【制法、用法】 上除核桃仁、红枣、蜂蜜外，其余各为细末，将核桃仁、红枣、蜂蜜煮熟为丸，如梧桐子大。每服三五十丸，酒或盐汤送下。服二十日后，退白生黑，久服延年。

【主治】 瘫痪，五劳七伤，颜色枯干，身体羸瘦，妇人久不成胎，男子精神减少、行步艰难、筋骨疼痛。

16. 神仙固真丹

【方源】 《普济方》卷二一九

【组成】 苍术(切片，米泔水浸)一斤，川乌(炮，去皮尖，切片)、青盐、川楝子(去核)、当归、枸杞子、茴香(炒)、破故纸(同术炒黄)、菟丝子(酒浸)、地黄(切细，焙干)各一两

【制法、用法】 上为末，同术一斤细末，酒和为丸，如梧桐子大。每服三十丸，男子以酒送下，女子醋汤送下。

【主治】 男子元阳气虚，妇人七伤，日渐瘦弱，饮食无味，小肠膀胱清精寒湿，小便并多，妇人胎前产后诸般冷疾，赤白带下血崩，子宫久冷，面色痿黄，四肢倦怠。

17. 神仙延寿药酒丹

【方源】 《古今医鉴》卷二

【组成】 人参(去芦)、白术(土炒)、甘草(炙)、白茯苓各三两,当归、川芎、白芍药(炒)、生地黄(姜汁炒)、熟地黄、枸杞子、肉苁蓉(酒洗)、何首乌(米泔浸)、牛膝(去芦)、天门冬(去心)、麦门冬(去心)、砂仁(炒)各二两五钱,川椒(去梗目)、川乌(去皮、脐)、草乌(圆者,泡)、乌药各一两,五加皮、虎胫骨(酥炙)、枳壳(炒)、干姜(泡)、厚朴(姜汁炒)、陈皮(去白)、沉香、茴香(盐酒炒)、香附(童便浸,炒)、羌活、独活、防风(去芦)、白芷、麻黄(不去节)、细辛(酒洗)、半夏(制)、苍术(米泔浸,炒)、五味子、破故纸(炒)、肉桂各二两、红枣(去核)、酥油、蜂蜜各半两,胡桃肉(汤泡,去皮)

【制法、用法】 上锉,绢袋盛之,用烧酒一大坛,浸三昼夜,置锅中重汤煮三时许,取出,埋土内泄火毒。每日饮一二杯,随病之上下以定空心或食后。酒将饮尽,复以药滓晒干为末,酒为丸,如梧桐子大。每服三十丸,空心酒送下。

【主治】 久近风邪,左瘫右痪,语言謇涩,手足拘挛,紫白癜风,风寒暑湿四气交攻,身体虚羸,腰疼膝痛,耳聋眼聩,下部诸虚;女子经血不调,脐腹绞痛,胸膨胁胀,呕吐恶心,子宫虚冷,赤白带下。

18. 癸字化毒丸

【方源】 《疮疡经验全书》卷六

【组成】 牛黄五分,鹿角屑三钱,沉香、生牛乳各一钱,朱砂、雄黄、月月红、白鲜皮、乳香、穿山甲各一钱半,神水(用出山铅十斤打薄片二十块,块上贴银箔,取尖底缸二只一样的,上缸开一孔,底中绳穿铅片悬上缸,下缸盛米醋、火酒各十隅,缸口架瓷盆一个,将缸合好,用面条封固,以文火下烧,俟酒醋干,取出盆中者是)一钱,人中白(择乡间诚实人家,不生疮毒疾病者,取制入药有效)二钱五分,制何首乌三钱

【制法、用法】 上为末,用神曲末五钱,打稠糊,入药捣均为丸,如梧桐子大,另研朱砂为衣。每早空心服十五丸,晚空腹服九丸,人参汤送下(枸杞汤亦可)。

【主治】 毒结于膀胱并肾经,内作骨痛流注,上下抽掣,时痛发块,百会、委中、涌泉等穴,或阳物腐烂不已,或阴囊肿胀作溃,或生独脚杨霉疮,或传他经,致生别病。

19. 仙传药酒

【方源】 《万病回春》卷二

【组成】 茯神(去皮木)、陈皮、枳壳(去瓤)、青皮(去瓤)、牛膝(去芦)、熟地黄、肉苁蓉、白茯苓(去皮)、当归、山药、吴茱萸、防风、人参(去芦)、沉香、广木香、丁香、乳香(去芦)各七钱,没药、缩砂、小茴香、大茴香、红豆、白术(去芦)、草果、黄芩、杏仁、甘草、猪苓、黄芪、三棱、莪术、半夏(姜制)、南星(姜制)、牡丹皮、槟榔、青木香、官桂、大腹皮、泽泻、天门冬(去心)、栀子、红曲、

白花蛇(砂土炒)各五钱，荆芥穗、苍术、川乌(火炮)、白芍、桂皮、知母(酒洗)、细辛、贝母(去心)、麻黄(去节)、麦门冬(去心)、草乌(火炮)各三钱，藿香、山楂、白芷、白附子、软石膏、羌活、薄荷、木瓜、木通、葛根、山茱萸(去核)、独活各四钱，香附、破故纸(炒)、虎胫骨(酥炙)、天麻、枸杞子、川芎各六钱，良姜二钱半，川椒二钱

【制法、用法】 上药修合一处，用药绢袋装盛，外用蜂蜜、核桃仁、红枣(去核)各一斤，同小黄米烧酒共装入一大坛内，竹叶封固七日，下锅煮三炷香取出，土埋二～七日去火毒。每早用一小钟。久服有功。

【主治】 男妇左瘫右痪，口眼㖞斜，手足顽麻，筋骨疼痛，一切诸风，痔漏，寒湿脚气，疝气，十膈五噎，胎前产后，子宫久冷，赤白带下，不受胎孕，经水不调，气滞痞块。

20. 仙传种子药酒

【方源】 《鲁府禁方》卷三

【组成】 白茯苓(去皮，净)一斤，大红枣(煮，去皮核，取肉)半斤，胡桃肉(去皮，泡，去粗皮)六两，白蜂蜜(入锅熬滚，入前三味搅匀，再用微火熬滚，倾入瓷坛内，又加高烧酒三十斤，糯米白酒十斤，共入密坛内)六斤，黄芪(蜜炙)、人参、白术(去芦)、川芎、白芍(炒)、生地黄、熟地黄、小茴香、枸杞子、覆盆子、陈皮、沉香、木香、官桂、砂仁、甘草各五钱，乳香、没药、五味子各三钱

【制法、用法】 上为细末，共入密坛内和匀，竹箬封口，面外固，入锅内，大柴火煮二炷香，取出，埋于土中三日，去火气。每日早、午、晚、三时，男女各饮数杯，勿令大醉。

【主治】 安魂定魄，改易颜容，添髓驻精，补虚益气，滋阴降火，保元调经，壮筋骨，润肌肤，发白再黑，齿落更生，目视有光，心力无倦，行步如飞，寒暑不侵，能除百病，种子。

21. 仙传秋石配合＋精五子丸

【方源】 《济阳纲目》卷六十八

【组成】 阳炼龙虎石十两，阴炼龙虎石六两，人参、当归(酒洗)、葫芦巴(微炒)、芡实、莲花蕊(微焙)、鹿茸(酒浸，酥炙黄)、仙灵脾叶、苍术(米泔水浸，炒，以上十味十精药)、枸杞子(酒浸，晒干)、菟丝子(酒浸，蒸七次)、巨胜子、车前子(酒浸，炒)、柏子仁(以上五味五子之药)各二两，沉香、粉草各一两，辰砂(水飞极细，三味升降之药)五钱，白铅(即人乳)一两

【制法、用法】 将上众药均对分两，用枣肉加炼蜜捣合为丸，如梧桐子大。每服一百丸，白汤送下，日进三服，服至百日。

【主治】 消除百疾，轻身健体。

22. 加味地黄丸

【方源】 《会约》卷九

【组成】 怀庆元支地黄八两(加元砂仁微炒，三钱，研末，与米酒同蒸同晒九次，勿少)，淮山药四两，枣皮(去核，酒、蒸)三两，白茯苓(去皮)四两，粉丹皮一两七钱，建泽泻(淡盐水浸，晒)一两三四钱，甘枸杞(去梗，酒蒸)、菟丝子(淘尽泥砂，酒浸，蒸，晒干)、真阿胶(蛤粉炒成珠)各三两，麦冬(去心，酒蒸)二两，杜仲(淡盐水炒断丝)三两，北五味子(微炒)七八钱

【制法、用法】 先将地黄、枣皮、枸杞、麦冬于石臼内捣成膏，然后将余药磨成细末，合前膏加炼蜜捣匀为丸。每晨服七八钱，用淡盐水送下。凡一切虚弱之人，每年夏季制服一料，可以扶体，免阴虚火炎之病，但须间服温脾汤更妙。

【主治】 阴虚失血，胸背痛，小便赤，遗精、潮热，咳嗽气喘。

23. 加味逍遥散

【方源】 《医学入门》卷八

【组成】 白芍、白术各一钱，白茯苓、麦门冬、生地黄各六分，甘草、桔梗各二分，地骨皮、当归各八分，山栀仁、黄柏各三分(虚甚者，加山药、破故纸、枸杞子)

【制法、用法】 水煎，温服。

【主治】 ①《医学入门》：潮热咳嗽。②《杂病源流犀烛》：外感风寒湿邪，颈项强痛，湿气胜者；瘰疬。

24. 加减四物汤

【方源】 《医钞类编》卷八

【组成】 生地黄、白芍、当归、枸杞、牛膝、杜仲、黄柏、酸枣仁

【制法、用法】 水煎服。

【主治】 阳旺阴衰，强中不收。

25. 加减瑞莲丸

【方源】 《古今图书集成·医部全录》卷三三一引《医贯》

【组成】 苍术(酒浸四两，酢浸四两，米泔水浸四两，生用四两)一斤，枸杞子、破故纸、五味子(去梗)各二两，莲肉(去心，酒浸软，入健猪肚内，煮极烂，取出焙干，为末，猪肚汁仍留为丸)一斤，熟地黄(酒浸蒸)三两

【制法、用法】 上为细末，用煮猪肚膏和酒糊为丸，如梧桐子大。每服四五十丸，空心温酒送下。

【主治】 腰膝酸软，五脏虚损。体倦纳呆，心悸不宁，遗精早泄。

26. 加味补益养血汤

【方源】 方出《刘惠民医案》，名见《千家妙方》卷上

【组成】 生黄芪、党参各三钱，山药六点二钱，白术三钱，茯苓、砂仁、远志各二点四钱，柏子仁三钱，炒酸枣仁五钱，狗脊(去毛)三钱，枸杞子二点四钱，菟丝子五钱，当归三钱，丹参三点六钱

【制法、用法】 水煎两次，混合，分两次温服。

【主治】 白细胞减少症。

27. 加味滋阴大补丸

【方源】 《医便》卷五

【组成】 枸杞子(去枝蒂，酒拌，蒸)四两，沙苑蒺藜(酒洗，蜜酒拌蒸)三两，当归身(酒洗)二两，人参(去芦)一两，黄芪(蜜炙)、山药(人乳拌晒三次)、山茱萸(水洗，去核，童便拌晒)、白茯苓(去皮，漂去筋膜，人乳拌晒三次)、牡丹皮(酒洗，去心)、怀生地黄(酒洗)、怀熟地黄(酒洗)、天门冬(水洗，去心)、麦门冬(水洗，去心)各二两，黄柏(川秋石入酒炒褐色)、知母(川秋石入酒炒褐色)各一两五钱，龟板(酒洗，酥炙)、杜仲(去粗皮，姜汁炒断丝)、牛膝(去芦，酒洗，同黑豆蒸二时去豆)、补骨脂(酒浸，蒸)各二两，鹿角胶四两，菟丝子(水淘去沙，酒浸蒸，捣成饼，焙干)二两，肉苁蓉(酒洗，酥炙)一两五钱，锁阳(酒浸，酥炙)一两二钱，虎胫骨(酒浸，酥炙)二两

【制法、用法】 上药各为细末，先以鹿角胶用无灰好酒溶开，后和炼蜜为丸，如梧桐子大。每服三钱，空腹用淡盐汤送下(温酒亦可)。

【主治】 养气血，滋肾水，固元阳，添精髓，壮腰膝，润肤体，育心神，久服驻颜延年。

28. 还元秋石乳酥丸

【方源】 《万氏家抄方》卷四

【组成】 秋石(只同乳粉等分，收秋露数晚，复晒干听用)半斤，乳粉(晒制之法，乳汁若干，即下铜锅内煎熬成膏，用大瓷盘取起，盛于日下晒之，以水浸于盘下易干)四两，白茯苓(为末，以水淘去浮面心梗)一斤，天门冬(洗净，去心，晒干)、人参(去芦)、熟地黄(酒浸洗，烘干)、生地黄(酒浸洗，烘干)、麦门冬(洗净，去心，晒干)、甘州枸杞(净)各四两

【制法、用法】 上为末，炼蜜为丸，如梧桐子大。每服三十丸，白滚汤或醇酒送下。

【主治】 心肾两亏，精血不足，须发早白，未老先衰，健忘遗精。

29. 扶桑延年至宝丹

【方源】 《集验良方拔萃》卷二

【组成】 巨胜子一斤、枸杞子一斤、何首乌一斤、冬青八两、破故纸八两、山萸肉一斤、巴戟四两、桑叶十斤、柏子仁一斤、蛇床子一斤、川椒半斤

【制法、用法】 上为极细末，同金樱子膏十五斤、白蜜二十斤，同炼至滴水成珠，和群药为丸，如梧桐子大。每日清晨淡盐汤送服三钱，晚上临睡时再服三钱。

【主治】 养心血，健脾胃，理气和中，宽胸益志，添精补髓，明目乌须，壮阳固齿，通五脏，杀九虫，益元神，祛百病，延年益寿，种子。

30. 心肾种子丸

【方源】 《医学正印》卷上

【组成】　何首乌赤、白鲜者(米泔洗净,用竹刀切片,分四制。用砂锅、柳木甑蒸,黑芝麻、羊肉、酒、黑豆各蒸一次,晒干)各半斤,怀生地黄(酒洗)、麦门冬(去心)、天门冬(忌铁,去心)、怀熟地(用生者,酒洗净,砂仁拌,酒浸,隔汤煮黑烂)、怀山药(炒褐色)、白茯苓(人乳拌,蒸)、赤茯苓(牛乳拌,蒸)、枸杞子、人参(去芦)、鹿角胶(溶化)各四两,白芍药(酒炒)、锁阳(酥制)、酸枣仁(炒)、五味子、牛膝(盐、酒炒)、牡丹皮、龟板(去裙,酥制)、当归(酒洗)、泽泻(去毛)、黄连(酒炒金色)、菟丝子(酒煮)、黄柏(盐、酒、蜜拌炒三次,金色)各二两

【制法、用法】　每服三～四钱,空心淡盐汤送下。

【主治】　难嗣。

31. 何仙姑庆世丹

【方源】　《普济方》卷二二三引《卫生家宝》

【组成】　枸杞子、菊花(去萼用)、远志(须用硬物捶破,去心)、车前子、巴戟、生地黄(用干者,去芦头)、覆盆子、白术、肉苁蓉(用有肉者,酒浸七日)、菖蒲(细小九节者)、牛膝(去芦头,酒浸七日)、地骨皮、菟丝子(酒浸七日,昼夜晒干,炒令黄色为度)、续断、细辛(去苗用)、何首乌(上各用本土所生者)各等分

【制法、用法】　上逐药择洗,为末,炼蜜为丸,如梧桐子大。每服二十丸至三十丸,空心、食前温酒下。

【主治】　一切危疾,及瘫痪痛楚,久在床褥;或五脏不安,四肢少力,口干气虚,神乱,骨节疼痛,毛发焦枯;或有恶疾,居体不安,行履艰难,饮食不进;或寝寐不安;或痛连筋骨。

32. 应验打老丹

【方源】　《普济方》卷二二三

【组成】　白茯苓(去皮)、甘菊花、川芎、干山药、乌药、金铃子、覆盆子、钟乳粉(研)、山茱萸、云母石(火飞过,研)、续断(去芦头)、肉苁蓉(酒浸一宿,焙)、附子(炮,去皮脐)、蛇床子、桂心、天雄(炮,如无,附子代之)、巴戟(水浸,去心)、鹿茸(去毛)、远志(去心)、白术、麦门冬(去心)、牡蛎(煅)、生地黄、玄参(去芦)、独活(去芦)、柏子仁、五味子、干姜(炮)、泽泻、丹参(去芦)、紫菀(去芦)、黄芪(去芦)、蔓荆子(去萼)、枸杞子、牡丹皮、密蒙花、芍药、甘草、苦参(去皮)、石斛(去根)、熟地黄(去芦)、杜仲(炒)、人参(去芦头)、牛膝、荜茇、赤石脂(研)、天门冬(去心)、沙参、菟丝子(酒浸一宿)、茴香、藁本(去毛,拣净)各等分

【制法、用法】　上为细末,炼蜜为丸,如梧桐子大。每服三十丸,不拘时候。温酒送下,一日三次。服至六十日见效。

【主治】　补丹田,安魂魄,壮筋骨,暖下元,添精髓,身轻体健,益寿延年,除百病,长生不老,驻颜色。

33. 沉香内补丸

【方源】　《遵生八笺》卷十七

【组成】　沉香、广木香各五钱，乳香，人参五钱，母丁香三钱，石燕(烧红，醋浸)一对，海马(酥)一对，鹿茸(酥炙)、仙灵脾(酥炙)、穿山甲(灰炒)、韭子、八角、茴香各五钱，木通(炒)、小茴香(炒黄)各一两，甘菊花(盐炒)五钱，川楝子(酒浸一宿，去皮核)、蛇床子、白茯苓各一两，大附子(炮，去皮)一个，川椒(去目)、枸杞各一两，麝香少许，葫芦巴(入羊肠内，酒煮)一两，丁香五钱

【制法、用法】　上为细末，酒糊为丸，如梧桐子大。每服三十丸，空心以温酒送下，仍以干物压之。服之年余，身轻髓健。妇人服之尤妙。

【主治】　除百病，补诸虚，健脾胃，进饮食，添精补髓，延年益寿。

34. 沉香羊肉丹

【方源】　《普济方》卷二一九引《兰室秘藏》

【组成】　羊肉(去筋膜)一斤，葱白一握，陈皮一两，青盐五钱，破故纸(炒)、远志、生地黄、花椒(去目闭口者，用好酒煮糊，加葱白等再煮羊肉)各五钱，牛膝、干地黄、木香、韭子、菖蒲、沉香、覆盆子、木瓜、北五味子各一两，麝香一钱，胡桃肉二两，鹿茸(酥炙)四两，肉苁蓉一两，枸杞子、山药、茴香各一两

【制法、用法】　上为细末，炼蜜为丸。每服三十丸，空心以盐汤送下。

【主治】　升降阴阳，调理三焦，通经络，生气血，壮元阳，补脏腑。

35. 补阴丸

【方源】　《证治准绳·类方》卷四引丹溪方

【组成】　败龟板(酒炙)、黄柏(酒炒)、知母、侧柏叶、枸杞子、五味子、杜仲(姜汁炒去丝)、砂仁各等分，甘草减半

【制法、用法】　上为末，猪脊髓加地黄膏为丸服。

【主治】　①《证治准绳·类方》引丹溪方：腰痛。②《杂病源流犀烛》：咳血。阴虚、火动、劳瘵等疾。

36. 黄芪丸

【方源】　《太平圣惠方》卷九十八

【组成】　黄芪(锉)一两，熟干地黄一两，天门冬(去心，焙)一两半，石斛(去根，锉)一两，桂心、五味子、白术、防风(去芦头)各三分，巴戟一两，薯蓣、山茱萸、远志(去心)、人参(去芦头)、白茯苓、枳壳(麸炒微黄，去瓤)各三分，枸杞子二三分，肉苁蓉(酒浸一宿，刮去皱皮，炙干)、菟丝子(酒浸三日，晒干，别捣为末)各一两

【制法、用法】　上为末，炼蜜为丸，如梧桐子大。每服三十丸，空心以温酒送下，晚食前再服。渐加至四十丸。

【主治】　益肾气，强骨髓，治风气，补虚乏。

37. 雀儿药粥

【方源】　《太平圣惠方》卷九十七

【组成】　雀儿(剥去皮毛,剥碎)十枚,菟丝子(酒浸三日,晒干,别捣为末)一两,覆盆子一合,五味子、枸杞子各一两,粳米、酒各二合

【制法、用法】　上捣罗为末。将雀肉先以酒炒,入水三大盏,次入米煮粥,欲熟,下药末五钱,搅转,入五味调和令匀,更煮熟。空心食之。

【主治】　①《太平圣惠方》:下元虚损,阳气衰弱,筋骨不健。②《药粥疗法》:肾气不足所致的阳虚羸弱,阴痿(即性机能减退),早泄、遗精,腰膝酸痛或冷痛,头晕眼花,视物不清,耳鸣耳聋,小便淋沥不爽。遗尿多尿,妇女带下。

38. 鹿肾丸

【方源】　《全国中药成药处方集》(兰州方)

【组成】　鱼鳔四两,怀牛膝三两,虎骨二钱,鹿肾六两,金樱子一两,核桃仁、枸杞各四两,当归、莲须各二两,元桂五钱,党参五两,五味子一两,破故纸、麦冬、续断各二两,酒地黄四两,山药、黄肉各二两,丹皮一两,苓块、建膝各一两五钱,巴戟天、芡实、黄芪各三两,覆盆子四两,生龙骨二两,鹿茸一两,首乌五两,旱莲草三两,车前草、韭子各一两

【制法、用法】　上为细末,炼蜜为丸。每服三钱,淡盐汤送下。

【主治】　身体衰弱,气血双虚,面黄肌瘦,梦遗滑精,阳萎。

39. 大黄散

【方源】　《鸡峰普济方》卷二十五

【组成】　大黄、瞿麦、白干葛、牛蒡子、地骨皮、苍术各一两,升麻、大青、芍药(赤者)、枸杞子、当归、吊藤、黄芩、黄连、连翘、羌活、青皮、郁金、芎劳、桑白皮、甘草、牵牛(黄者)、荆芥穗各二两

【制法、用法】　上为细末。每服一二钱,食后、临卧用生姜自然汁调下。

【主治】　百种毒。

40. 广嗣延龄至宝丹

【方源】　《仙拈集》卷三引赤霞方

【组成】　鹿茸(酥油炙脆)一两,大石燕(重六～七钱者,真米醋浸一日夜,再以姜汁浸透)一对,熟地黄六钱,肉苁蓉六钱,川山甲(烧酒浸一日夜,晒干,酥炙黄色)、枸杞、朱砂(荞面包蒸一日,去面)、附子(去皮脐,用川椒五钱,甘草五钱,河水煮三炷香)各五钱,天冬、琐阳(烧酒浸,焙七次)各四钱,破故纸(酒浸,焙)、当归(酒浸)、紫梢花(捶碎,河水漂,取出,酒焙干)、凤仙花子(酒浸,焙干)各一钱半,海马(酥炙黄)一对,淫羊藿(剪去边,人乳浸一日夜,炙黄)一钱半,砂仁(姜汁煮,炒)、丁香(用川椒微火焙香,去椒)、地骨(水洗,蜜浸)、杜仲(童便化青盐拌,炒断丝)、牛膝(酒洗)、细辛(醋浸)、甘菊(童便浸,晒)、甘草(蜜炙)各两钱半

【制法、用法】　各药精制如法,各为极细末,以童便、蜜、酥油拌匀,入瓷瓶,

盐泥封固，重汤煮三炷香，取出露一宿，捏作一块，入银盒内按实，外以盐泥封固，晒干，再入铁铸钟铃内，其铃口向上，将铁线从鼻内十字栓定，用黑铅一二十斤熔化，倾铃内，以不见泥球为度，入灰缸，火行三方，每方一两六钱，先离四指，渐次挨铃，寅戌更换，上置滴水壶一把，时时滴水于内，温养三十五日，用烙铁化去铅，开盒，其药紫色，瓷罐收贮，黄蜡封口，埋净土内一宿。每服一分，放手心内，以舌舐之，黄酒送下。渐加至三分为止，久服奇效。

【主治】 久服浑身温暖，百窍通畅，口鼻生香，齿落重生，发白转黑，行走如飞，视暗若明，种子。

41. 门冬饮子

【方源】 《医垒元戎》引易老方

【组成】 人参、枸杞、白茯苓、甘草各三钱，五味子、麦门冬（去心）各半两

【制法、用法】 上为粗末，加生姜，水煎服。

【主治】 ①《医垒元戎》：老弱虚人大渴。②《风劳臌膈》：肺虚，皮肤干燥，日渐黑瘦。

42. 不醉丹

【方源】 《济阳纲目》卷十一

【组成】 白葛花、天门冬、白茯苓、牡丹蕊、小豆花、缩砂仁、葛根、官桂、甘草、海盐、木香、泽泻、人参、陈皮、枸杞

【制法、用法】 上为细末，炼蜜为丸，如弹子大。每服一丸，细嚼，热酒送下。

【主治】 令人不醉。

43. 五气朝元丹

【方源】 《青囊秘传》

【组成】 雄黄三两、雌黄三两、硫黄五钱、乌玄参四钱、青铅二两

【制法、用法】 用直口香炉一个，外用细泥和铁花、头发调匀泥炉，用铜丝扎紧，以泥不燥裂为度，约厚至半寸。先将乌玄参、青铅放匀内烊化，蔑丝作圈，置于地上，将药味倾入，作饼两块，先放一块于香炉内，次将前三味药放上，再盖饼一块于上，用铁打灯盏仰盖之，用盐泥封固，用文武火煅一日，盏内以水汲之，则丹飞升于盖盏底内，以刀刮下听用。男子病症药引：左瘫右痪，黄酒；中风不语，南星；半身不遂，黄酒；腿痛难行，木瓜；腰痛挫气，肉苁蓉；虚弱痨症，人参、杏仁；五淋常流，赤苓；胃气疼痛，艾醋；遗精梦泄，龙骨；脾胃两伤，陈皮；下部痿软，归尾、牛膝；肛门虫积，槟榔；各种痧症，川椒；咳嗽吐血，青韭菜、地栗汁；水肿、膨胀，芫花；胸腹胀满，木瓜；手足浮肿，苍术；噎膈反胃，靛缸水；少腹偏坠，葫芦巴；阳事不举，枸杞子。妇人病症药引：经候不调，当归；久无孕育，益母；崩漏带下，赤石脂；流白不止，白薇；口眼歪斜，天麻；经闭不通，红花、桃仁；症瘕血块，莪术；阴寒肚痛，生姜、黄酒；夜间不寐，枣仁；下元虚冷，艾汤、百香汤；小肠疼痛，小茴香；咳嗽吐血，蒺藜；痢下赤白，粟壳；午后发热，

黑栀；麻木不仁，黄酒；四肢木硬，黄酒；心神恍惚，枣仁、赤苓；心血不足，茯苓；左瘫右痪，黄酒。上将药丹研末，黑枣为丸，如梧桐子大。每服五分，轻者三分，照症用引，慎勿错误。

【主治】 半身不遂，腰疼腿痛，痨症，五淋，胃气疼痛，遗精梦泄，肛门虫积，胸腹胀满，手足浮肿，咳嗽吐血，各种痧症，症瘕血块，痢下赤白，经候不调，崩漏带下。

44. 固本遐龄酒

【方源】 《万病回春》卷四

【组成】 当归(酒洗)、巴戟(酒浸，去心)、肉苁蓉(酒洗)、杜仲(酒炒，去丝)、人参(去芦)、沉香、小茴(酒炒)、破故纸(酒炒)、石菖蒲(去毛)、青盐、木通、山茱萸(酒蒸，去核)、石斛、天门冬(去心)、熟地黄、陈皮、狗脊、菟丝子(酒浸，蒸)、牛膝(去芦)、酸枣仁(炒)、覆盆子(炒)各一两，枸杞子二两，川椒(去子)七钱，神曲(炒)二两，白豆蔻、木香各三钱，砂仁、大茴香、益智(去壳)、乳香各五钱，虎胫骨(酥炙)二两，淫羊藿(新者)四两，糯米、大枣各一升，生姜(捣汁)二两，远志(甘草水泡，去心)一两，新山药(捣汁)四两，小黄米明流烧酒七十斤

【制法、用法】 上为末，糯米、枣肉、粘饭同姜汁、山药汁、炼蜜四两和成块，分为四块，四绢袋盛之，入酒坛内浸二十一日取出。每次饮一二盏，早晚热服。

【主治】 解宿醒，强精神，悦颜色，助劳倦，补诸虚。

45. 固精明目菟丝子丸

【方源】 《济阳纲目》卷六十四

【组成】 赤、白何首乌(极大者，米泔、冰浸一宿，瓷瓦片刮去粗皮，捶碎，如指顶大。取黑豆、牛膝酒洗同入砂锅木甑，铺作数层，上多盖黑豆蒸之，待黑豆香熟取出晒干，务以九蒸九晒为度)各八两，菟丝子(无灰酒浸，砂锅煮裂，入石臼中捣成饼，晒干，焙干，杵碎，用人乳拌，晒干)、川当归(酒洗，去头尾用身)、大贝母(圆白无浊者，去心)各八两，川续断(折断，有烟尘出者，去芦)四两，甘枸杞(人乳拌，晒，焙干)、山茱萸(鲜红润泽者，去核)、川牛膝(去芦，以手折断，不见铁)各八两，补骨脂(去浮子，以黑脂麻半斤拌炒出火)四两，芡实、莲肉(去心)、白茯苓(人乳拌，晒干三次)、赤茯苓(用黑牛乳拌，晒干三次)、远志肉(甘草水煮，去骨，晒干)各八两，辽参(量其人可服几何，但不得过八两)

【制法、用法】 上为极细末，须用石磨、石碾，不见铁，每药末一斤，用好蜜十二两，炼得滴水成珠，和药入石臼，木杵三千下，为丸如梧桐子大。每日空心白滚汤吞服二钱五分，晚用酒吞服二钱。

【主治】 血气两虚，精神不适，无血养心，腰足酸软，四肢少力，或幼年亏损，或耳目失于聪明，精少寒心，动而精自出，中痿而无子，及痰火风湿，心劳少食，健忘，遗精梦泄，头目晕昏，耳鸣眼花，久患白浊。

46. 金髓煎

【方源】 《寿亲养老》卷四

【组成】 枸杞子不拘多少

【制法、用法】 逐日旋采，摘红熟者，去嫩蒂子，拣令洁净。便以无灰酒，于净器中贮之；须是瓮，用酒浸，以两月为限，用蜡纸封闭紧密，无令透气，候日数足，滤出，于新竹器内盛贮，旋于沙盆中研令烂细，然后以细布滤过，候研滤皆毕，去滓不用，即并前渍药酒及滤过药汁搅匀，量银锅内多少升斗，作番次慢火熬成膏，切须不住手用物搅，恐粘底不匀，候稀稠得所，然后用净瓶器盛之，勿令泄气。每服二大匙，早晨温酒送下，夜卧服之。

【主治】 身轻气壮、积年不废，可以延寿。

47. 服枸杞方

【方源】 《医心方》卷二十六引《大清经》

【组成】 枸杞

【制法、用法】 正月上寅之日取其根，二月上卯之日捣末服之；三月上辰之日取其茎，四月上巳之日捣末服之，五月上午之日取其叶，六月上未之日捣末服之；七月上申之日取其花，八月上酉之日捣末服之；九月上戌之日取其子，十月上亥之日，捣末服之；十一月上子之日取其根，十二月上丑之日捣末服之。其子赤，捣末，以方寸匕，着好酒中，日三服之。

【主治】 消除百病，强健身体，益气力，行如走马，肤如脂膏。

48. 鱼鳔丸

【方源】 《摄生秘剖》卷一

【组成】 明净鱼鳔(分四份，用牡蛎粉、蛤粉、陈壁土、麦麸各拌炒成珠)一斤，鹿角胶、鹿角霜各四两，人参(去芦)、天门冬(去心)、麦门冬(去心)、当归(酒洗)、泽泻(去毛)、山茱萸(去核)、石菖蒲(去毛)、莲须、赤石脂、五味子(去梗)、覆盆子(去萼)、白茯苓、车前子、白术(土炒)、广木香(不见火)、柏子仁(白净者)、酸枣仁各一两，山药(姜汁炒)、金钗石斛、川巴戟(去心)、川牛膝(去芦、酒洗、川椒(去目与梗及闭口者，微炒，去汁)、生地黄、熟地黄、地骨皮(去木与土)、杜仲(炒断丝)、远志(去土与芦，甘草汤泡去心)、肉苁蓉(酒洗，去心膜，晒干)、枸杞子(酒蒸)、菟丝子(洗去土，用酒拌蒸，捣饼，晒干)各二两，白蒺藜(水洗净，酒煮烂，焙干)四两

【制法、用法】 上为末，炼蜜为丸，如梧桐子大。每服三钱，空心白滚汤送下；或好酒下亦佳。

【主治】 固精，明目，种子。

49. 参茸丸

【方源】 《全国中药成药处方集》(吉林方)

【组成】 熟地黄一两，龟板、山药、归身各八钱，益智、茯神、元肉、茅术、

牛膝、破故纸、枸杞、辰砂各五钱，远志、焦栀、草梢、酒柏、柏子仁、枣仁、酒母、山参、鹿茸各三钱，琥珀、贡桂、盐砂各二钱

【制法、用法】 上为细末，炼蜜为小丸，如梧桐子大。每服二钱，早晚空腹服，白水送下。

【主治】 气血衰弱，体弱神倦，气短无力，腰膝酸痛，怔忡健忘，自汗晕眩，失眠惊悸，消化不良，溏泄清白，以及肾虚阳痿，遗精滑精。

50. 百药长

【方源】 《摄生秘剖》卷四

【组成】 当归一两，川芎五钱，白芍一两，怀地黄四两，白术(土炒)、白茯苓各一两，天门冬(去心)、麦门冬(去心)各二两，牛膝(炒)、杜仲(炒)、破故纸、茴香、五味子各一两，枸杞子四两，陈皮、半夏、苍术、厚朴、枳壳、香附各一两，砂仁五钱，官桂、羌活、独活、白芷、防风(去芦)、乌药、秦艽、何首乌、川草薢、干茄根、晚蚕沙、干姜各一两，红枣一斤，烧酒六十斤

【制法、用法】 各药共用一绢袋盛之，悬挂缸中，再入烧酒封固，窨半月。随其量之大小多寡饮之，不拘时候。其药滓晒干，研为细末，为丸服亦妙。

【主治】 男妇诸虚百损，五劳七伤，身体羸瘦，胸膈胀满，脾胃不调，四肢无力，筋骨疼痛，并风痰寒湿。

51. 延寿酒

【方源】 《中藏经》卷下

【组成】 黄精四斤、天门冬三斤、松叶六斤、苍术四斤、枸杞子五升

【制法、用法】 上药以水三石，煮一日取汁，如酿法成，空心任意饮之。

【主治】 百疾。

52. 延龄广嗣酒

【方源】 《同寿录》卷一

【组成】 头红花(入袋候用)半斤、淫羊藿(去边茎，净洗)一斤(用羯羊油拌，入袋候用)、羯羊油(臊而肥者，用腰眼油，切碎入锅内熬化候冷，拌淫羊藿)一斤、厚杜仲(童便浸一日，用麸炒去丝)二两、天冬(去心，酒浸软，晒干)一两、肉苁蓉(河水洗净，浸去鳞甲，晒干)一两、人参一两、砂仁(姜汁拌炒)五钱、破故纸(酒浸一宿，微火焙干)一两、川牛膝(去芦，酒浸，晒干)一两、白豆蔻(去皮)五钱、真川附子(童便浸透，蜜水煮三炷香，晒干)一两、真川椒(有小卵者真，去子，焙干)、甘枸杞子四两、甘草(去皮，蜜炙)五钱、地骨皮(蜜水浸一宿，晒干)一两、生地黄(乳浸，焙干)二两、熟地黄(九蒸九晒，焙干)三两、当归(酒洗，晒干)二两、白茯苓(牛乳浸透，晒干)二两、甘菊花(童便浸，晒干)一两、五加皮四两、白术(米泔水浸，土炒)四两、苍术(米泔水浸，晒干)四两、母丁香(不见火)五钱、广木香(不见火)五钱、沉香(不见火)五钱、白芍(酒炒)一两、麦冬(去心，炒)一两

【制法、用法】 上药各为细末，入上好面曲内，拌匀，用元占米四斗，淘净，再

浸一宿，如造酒法蒸透，取出候冷；用淘米第三次之极清米泔水二十斤，入锅内，加葱白一斤，切寸许长，入浆内滚三沸，去葱白，只用净浆，候冷和入蒸熟之米饭内，然后拌上好细曲末四斤、粗曲米二斤，并药末一总和匀；将羊油所拌淫羊藿，同头红花二味，各入绢袋内，先置缸底，方将曲药拌匀米饭，拍实，上用干烧酒十斤盖之，春发三日、夏一日、秋二日、冬四日后，再加烧酒八十斤，将缸口封固，过二至七日开看，木扒打转三四百下；如喜用甜者，加红枣三斤，同糯米三斤，煮成粥倾入，又从底打起，二三百下；再过二至七日，即成功矣，将酒榨清，入坛内封固，重汤煮三炷香，埋土内三日。每日随量饮之。如做二酒，再用米二斗，面曲六斤，蒸法如前，下缸再入烧酒四十斤，封三七日榨出。如三次酒，只入烧酒四十斤，不用米曲矣。头酒系上好者，二酒三酒，可串和匀，入瓶封固，日常慢慢饮之，亦妙。

【主治】　一切腰腿酸痛，半身不遂，肾精虚滑，小便急数，阳痿艰嗣，女人子宫寒冷、赤白带下，胎前产后诸疾。

53. 延龄聚宝丹

【方源】　《扶寿精方》

【组成】　何首乌(去皮)赤、白各一两、生地黄(肥嫩者)八两、熟地黄(鲜嫩者，俱忌铁)、白茯苓(去皮)、莲蕊、桑椹子(紫黑者)、甘菊花(家园黄白二色)、槐角子(十一月十一日采，炒黄)、五加皮(真正者)各四两、天门冬(去心)、麦门冬(去心)、茅山苍术(去皮，泔浸一宿，忌铁)各二两五钱、石菖蒲(一寸九节者)、苍耳子(炒，捣去刺)、黄精(鲜肥者)、肉苁蓉(酒洗，去甲心膜)、甘枸杞(去蒂，捣碎)、人参、白术(极白无油者)、当归(鲜嫩者)、天麻(如牛角尖者)、防风(去芦)、牛膝(酒洗)、杜仲(姜汁浸一宿，炒断丝)、粉甘草(去皮，炙)、沙苑白蒺藜(炒，舂去刺)

【制法、用法】　上锉细，生绢袋盛，无灰醇酒九斗，瓷坛中春浸十日、夏浸七日、秋冬浸十四日，取出药袋，控干，晒，碾为末，炼蜜为丸，如梧桐子大。每服五十丸，无灰酒送下，每五更服三小杯药酒，仍卧片时；年久亦然；但觉腹空，并夜坐服三杯，最益。

【主治】　畅快百骸，潜消百病，强身壮体，聪耳明目，固齿坚牙。

54. 延寿酒药仙方

【方源】　《遵生八笺》卷十七

【组成】　当归(去芦)、人参(去芦)、白茯苓(去皮)、草乌(去皮)、乌药、杏仁(去皮尖)、何首乌(去皮)、川椒(去目)、川乌(去皮尖)、五加皮、肉苁蓉(去皮尖)、枸杞子、砂仁(净)各五钱、木香、牛膝(去芦)、枳壳(去瓢)、干姜(火炮)、虎骨(酥炙黄色)、川芎、香附子(炒去毛)、白芷、厚朴(姜汁浸)、陈皮(去白)、白术(炒)、独活、羌活、麻黄(去节)、官桂(去皮)、白芍药、半夏(姜汁浸)、生地黄、熟地黄、天门冬(去心)、五味子、防风、细辛(拣净，酥酒洗，去芦)、沉香、苍术(米泔浸，去皮)、小茴香(盐炒黄)各三钱、破故纸(酒浸，微炒)、核桃仁(汤浸去皮)、甘草

（火炙，净)各一两，红枣肉、酥油各半斤，白砂糖一斤

【制法、用法】 上药用细绢袋盛之，用烧酒一大坛，浸药三日，放在大锅内，用汤浸坛，煮两个时辰，取起掘一坑，埋三日，除火毒取出。每日用酒一小钟，病在上，食后服；病在下，空心服。饮酒毕后，将药滓晒干，研为细末。用好花烧酒打糊为丸，如梧桐子大。每服三十丸，空心好酒送下。

【主治】 男妇远年近日，诸虚百损，五劳七伤，左瘫右痪，偏正头风，口眼歪斜，半身不遂，语言謇涩，筋脉拘挛，手足麻木，浑身疥疮，肠风痔漏，紫白癜风，寒湿脚气，膀胱疝气，十膈五噎，身体羸瘦，腰腿疼痛，四肢无力，皮肤生疮，耳聋眼昏，下部虚冷，诸般淋沥；妇人经脉不调，脐腹疼痛，胁背膜胀，黄瘦面肌，口苦舌干，呕逆恶心，饮食无味，四肢倦怠，神鬼惊悸，夜多盗汗，时发潮热，月事或多或少、或前或后，心中闷塞不通，结成痕块，时作刺痛，或子宫积冷，气毒虚败，赤白带下，渐成虚瘵。

55. 彭真人还寿丹

【方源】 《万病回春》卷五

【组成】 大辰砂(研细，水飞过)一两、补骨脂(酒浸炒)二两、核桃仁(去皮炒，捶去油)四两、杜仲(姜酒炒)二两、牛膝(去芦，酒洗)一两、天门冬(去心)一两、麦门冬(去心)一两、生地黄(酒洗)二两、熟地黄二两、当归(酒洗)一两、白茯苓(去皮，为末，水飞晒干，入乳浸再晒)、川芎一两、远志(甘草水泡，去心)一两、石菖蒲(去毛，盐水浸)、巴戟(酒浸，去梗)一两、白茯神(去皮木，同煎，茯苓一样制)、青盐一两、黄柏(盐水炒)二两、小茴香(盐水炒)一两、知母(酒炒，去毛)二两、川椒(微炒去子，去白隔)四两、乳香(箬炙)一两、拣参一两、黄精(米泔水煮一沸，拣去烂的，竹刀切片晒干，却用旱莲十四两，生姜汁二两，各取自然汁，并酒三味，停兑熬膏，浸黄精半日，炒苍色)四两、何首乌(捶碎，煮于黑豆水上，九蒸九晒，再用人乳浸透晒干)四两(一方加山茱萸、枸杞子、菟丝子、山药、柏子仁各一两)

【制法、用法】 上为末，炼蜜为丸，如梧桐子大。每服七十丸，空心盐汤或酒送下。

【主治】 补心生血，滋肾壮阳，黑须发，润肌肤，返老还童，延年益寿，种子。

56. 滋肾丸

【方源】 《玉案》卷三

【组成】 当归、生地黄、人参各一两，杜仲、石斛、枸杞子、山茱萸、破故纸各二两，五味子八钱，何首乌、龟板胶各一两五钱

【制法、用法】 上为细末，炼蜜为丸。每服三钱，空心滚汤送下。

【主治】 口咸。

57. 愈风汤

【方源】 《保命集》卷中

【组成】 羌活、甘草、防风、蔓荆子、川芎、细辛、枳壳、人参、麻黄、甘菊、

薄荷、枸杞子、当归、知母、地骨皮、黄芪、独活、杜仲、吴白芷、秦艽、柴胡、半夏、前胡、厚朴、熟地黄、防己各二两，茯苓、黄芩各三两，石膏四两，芍药三两，生地黄、苍术各四两，桂枝一两

【制法、用法】 上锉。每服一两，水二盏，煎至一盏，去滓温服；如遇天阴，加生姜煎，空心一服，临卧再煎药滓服，俱要食远服，空心一服，嚼下二丹丸，为之重剂，以安神，临卧一服，嚼下四白丹，为之轻剂，以清肺。

【主治】 中风证内邪已除，外邪已尽者；及小儿惊痫搐急，慢惊风；脾肾虚，筋弱语言难，精神昏聩；内弱风湿，一臂肢体偏枯，或肥而半身不遂，或恐而健忘者。

58. 蜜煮朱砂丹

【方源】 《普济方》卷二六五《家藏经验方》

【组成】 辰砂（去夹石者）十两，蜜十斤，人参、白茯苓、白术、附子、川椒、仙灵脾、龙胆草、白芍药、熟地黄、黄芪、肉苁蓉、远志、巴戟、破故纸、石斛、菟丝子、益智、五味子、柏子仁、黄菊花、覆盆子、麦门冬、枸杞子各一两

【制法、用法】 上锉细，各取一半于瓶内盛，以绢袋子盛好块砂十两，以麻线悬于瓶口竹片子上，注河水半瓶，重汤煮过三昼夜，取出候干，再入蜜十斤，并前件一半余药，倾于蜜内搅匀，复入砂子袋子内，依前悬挂，河水煮十五昼夜，取出焙干，研过令细，以糯米粽子尖角为丸，如梧桐子大。每服五至七丸，空心煎人参或枣汤送下。

【主治】 定心志，轻身体，明目。

59. 打老儿丸

【方源】 《万氏家抄方》卷四

【组成】 石菖蒲（去须毛，嫩桑枝条拌蒸，晒干，不犯铁器）、干山药（蒸出晒干）、川牛膝（去头，用黄精自然汁浸，滤出，酒浸一宿，若无黄精，酒浸三日，滤出，细挫，焙干）、远志（去心，甘草汤浸一宿）、巴戟（去心，枸杞子汤浸一宿，滤出，酒浸一伏时，菊花同焙令黄，去菊花）、续断（去筋，酒浸一伏时，焙干）、五味子（蜜浸蒸，从巳至申。又以浆水浸一宿，焙干）、楮实子（水浸三日，去浮者，晒干，酒浸一伏时，滤出蒸，从巳至亥，焙干）、杜仲（去皮，酥油、蜜炒去丝）、山茱萸（取肉，暖火焙干）、茯神（去皮心，捣细，于水盆内搅，去浮者）、熟地黄（瓷锅柳木甑蒸之，摊令气歇，拌酒再蒸，晒干，勿犯铜铁器）、小茴香（酒浸一宿，炒）、肉苁蓉（酒浸一宿，刷去沙土浮甲，劈破中心，去白膜）、枸杞子各等分

【制法、用法】 上为细末，酒糊为丸，如梧桐子大。每服三十丸，空心温酒送下；或白汤送下亦可。

【主治】 五劳七伤，体虚羸弱，尿频阳萎，遗精白浊，久无子嗣。①《万氏家抄方》：五劳七伤，阳事不举，真气衰弱，精神短少，小便无度，眼目昏花，腰膝痹痛，两脚麻冷，不能行走。②《医方集解》：脾肾虚寒，血气羸乏，不思饮食，发热

盗汗，遗精白浊，肌体瘦弱，牙齿浮痛。③《会约》：诸虚百损。④《北京市中药成方选集》：气血两亏，肾寒精冷，腰疼腿炎，久无子嗣。

60. 浸黄酒

【方源】　《仁术便览》卷三

【组成】　人参(拣肥大者，去芦)五钱、白术(去梗，泔浸，土炒)一两二钱、茯苓(坚白者，去皮，为末，水澄去浮，晒干)八钱、大甘草(炙)五钱、当归(全用，酒浸，姜制)六钱、生熟地黄(拣，酒浸)各五钱、白芍(酒炒)五钱、牛膝(去苗，酒浸，焙)八钱、杜仲(姜汁炒，净)六钱、生姜(洗，切)五钱、黄柏(厚者，酒洗，炒)一两、知母(南者，去皮毛，酒炒)八钱、破故纸(盐、酒炒)三钱、甘州枸杞(去萼)一两、茅山苍术(浸，炒)六钱、山药(大者，焙)五钱、琐阳(酥炙)七钱(如无，以肉苁蓉代)、山茱萸(去核)七钱、石菖蒲(去毛，焙)五钱、远志(甘草水煮，去心)五钱、陈皮(去白，盐水浸，焙)七钱、莲肉(去心，焙)八钱、鹿角霜(如无，加菟丝子)五钱、天门冬(去心)五钱、麦门冬(去心)五钱

【制法、用法】　上各制净，各称足、冬用黄酒(夏用烧酒)五十壶，坛内用生绢袋装药系口，入坛中，春浸十四日、夏浸七日、秋浸十四日、冬浸二十一日出。日饮数杯，药滓焙干，炼蜜为丸，如梧桐子大。每服七八十丸，酒送下，可以常服。

【主治】　补气血，理脾胃，滋肾水，强腰脚，益精神，开心明目。

61. 益元七宝丹

【方源】　《遵生八笺》卷十七

【组成】　赤白何首乌(用米泔水浸一日，竹刀刮去皮，打块如棋子大)各一斤、牛膝(用黑豆五升，木甑沙锅蒸三次，晒三次，为末，加盐一二钱同浸)、枸杞子(酒浸，洗净，晒干，为末)各八两、赤白茯苓(赤者用牛乳浸、白者用人乳浸一宿，晒干，研末)各一斤、菟丝子(酒浸三日，晒干，为末)、破故纸(炒干，为末)、当归(酒浸一宿，晒干，为末)各八两

【制法、用法】　上药俱不犯铁器，炼蜜为丸，如弹子大。每服一丸，早晨空心酒送下，午后姜汤送下，临卧盐汤送下。

【主治】　去五脏杂病，生津液，健体轻身，益精明目，乌发固齿，壮阳增力。

62. 保真丸

【方源】　《纲目拾遗》卷七

【组成】　玫瑰花(取净末，去蒂摘瓣，以竹纸糊袋装之，薄摊晒干，不宜见火)一斤、补骨脂(淘净泥土，用芪、术、苓、甘各五钱，煎汁一碗，拌晒，以汁尽晒燥，炒)一斤、炒菟丝子(用芎、归、芍、生地黄各五钱，煎汁去滓，以汁煮菟丝子，俟吐丝为度，晒干，炒)一斤、胡桃仁(连皮捣如泥)六两、杜仲(盐水炒去丝)四两、韭子(淘净，微火炒)四两(一方加鱼鳔四两，或加鹿角胶、枸杞子)

【制法、用法】　上药各为细末，炼蜜为丸，如梧桐子大。每服四钱，早晨空心白汤送下。

【主治】 通经络，和百脉，壮腰肾，健脾胃，加饮食，健步履，固真元，除一切痼疾。

63. 补心丸

【方源】 《魏氏家藏方》卷二

【组成】 酸枣仁(炒，去壳)、沉香(不见火)、薏苡仁(炒)、乳香(别研)、柏子仁(炒)、鹿茸(酥炙)、车前子(炒)、当归(去芦，酒浸)、五味子(去枝)、人参(去芦)、覆盆子(炒)、防风(去芦)、穿心巴戟(去心)、枸杞子、菟丝子(淘净，酒浸，研成饼)、白茯苓(去皮)、肉苁蓉(去皱皮，酒浸)、熟干地黄(洗)各等分

【制法、用法】 上为细末，炼蜜为丸，如梧桐子大。每服五十丸，莲心汤送下，一日二次；盐汤、饭饮亦得。

【主治】 生养气血，补不足，泻有余，滋润精血，养固其元，使邪气无侵，令营卫坚守。主男子妇人，童男童女，忧愁思虑，食饱恚怒，耗伤心气，精神不守，酒后行房，百脉离经，营卫失调，脏腑遂生疾病；阴阳不足，则寒热往来；气血虚耗，皮毛枯槁；心气不足，怔忡冒乱，梦寐惊惶；肾不足，则乏力失精，小便淋沥；肝气不足，目昏疲倦，四肢烦疼；肺不足，则秘利不常，痰嗽喘急；脾不足，则面黄腹急，饮食无味。并治鼻衄，沙石淋及妇人产后蓐劳，平日恶露，肌瘦骨蒸，久无子嗣，或妊月未足，多致损堕，诸虚不足，日久淹延之疾。